PUBLICATIONS DU *PROGRÈS MÉDICAL*

MALADIES DE LA LANGUE

PAR

Le Dr Henry T. BUTLIN

CHIRURGIEN ASSISTANT ET PROFESSEUR DE CHIRURGIE PRATIQUE ET DE LARYNGOLOGIE
A SAINT-BARTHOLOMEW'S HOSPITAL;
EX-PROFESSEUR DE PATHOLOGIE (CHAIRE ERASMUS-WILSON)
AU COLLÈGE ROYAL DES CHIRURGIENS

TRADUIT DE L'ANGLAIS

Par le Dr Douglas AIGRE

ANCIEN INTERNE DES HÔPITAUX DE PARIS
MÉDECIN ADJOINT ET CHEF DE LA CLINIQUE LARYNGOLOGIQUE
DE L'HÔPITAL SAINT-LOUIS (BOULOGNE-SUR-MER)
MEMBRE DE LA SOCIÉTÉ FRANÇAISE D'OTOLOGIE ET DE LARYNGOLOGIE
MEMBRE CORRESPONDANT DE LA SOCIÉTÉ ANATOMIQUE

PARIS

AUX BUREAUX DU PROGRÈS MÉDICAL
14, rue des Carmes, 14

LECROSNIER ET BABÉ
ÉDITEURS
Place de l'École-de-Médecine

1889

MALADIES DE LA LANGUE

PUBLICATIONS DU *PROGRÈS MÉDICAL*

MALADIES DE LA LANGUE

PAR

Le Dr Henry T. BUTLIN

CHIRURGIEN-ASSISTANT ET PROFESSEUR DE CHIRURGIE PRATIQUE ET DE LARYNGOLOGIE
A SAINT-BARTHOLOMEW'S HOSPITAL;
EX-PROFESSEUR DE PATHOLOGIE (CHAIRE ERASMUS-WILSON)
AU COLLÈGE ROYAL DES CHIRURGIENS

TRADUIT DE L'ANGLAIS

Par le Dr Douglas AIGRE

ANCIEN INTERNE DES HÔPITAUX DE PARIS
MÉDECIN ADJOINT ET CHEF DE LA CLINIQUE LARYNGOLOGIQUE
DE L'HÔPITAL SAINT-LOUIS (BOULOGNE-SUR-MER)
MEMBRE DE LA SOCIÉTÉ FRANÇAISE D'OTOLOGIE ET DE LARYNGOLOGIE
MEMBRE CORRESPONDANT DE LA SOCIÉTÉ ANATOMIQUE

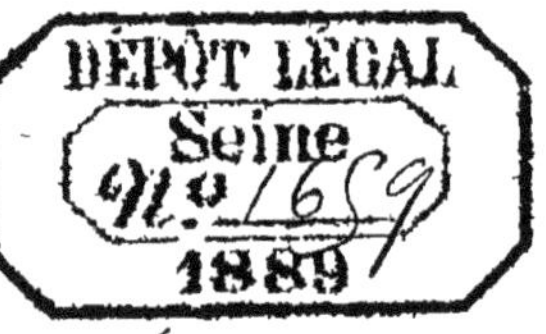

PARIS

AUX BUREAUX DU PROGRÈS MÉDICAL
14, rue des Carmes, 14

LECROSNIER ET BABÉ
ÉDITEURS
Place de l'École-de-Médecine

1889

LES
AFFECTIONS DE LA LANGUE

CHAPITRE PREMIER

INTRODUCTION

Il n'est aucun de nous, je pense, à qui il ne soit arrivé, devant un de ces cas rares et difficiles qui nous embarrassent, d'avoir recours à ses livres pour résoudre la difficulté. Mais il n'est pas toujours facile de faire ces recherches précisément à cause de la manière toute spéciale dont sont ordonnés les livres de médecine et de chirurgie. Supposons, par exemple, que le mal siège sur la lèvre ou sur l'amygdale et que la lésion consiste dans le premier cas en une perte de substance et dans l'autre en une tache. On ouvre un bon ouvrage de chirurgie et on cherche aux chapitres qui traitent des affections des lèvres et des amygdales; mais on ne trouve pas plus de paragraphe spécial pour les pertes de substance dans le premier cas qu'on n'en trouve pour les taches dans le second. Les ulcérations des lèvres peuvent être dues à beaucoup de causes diverses; il en est de même pour les taches sur les amygdales, et pour trouver la nature de telle ou telle ulcération, il faudra parcourir attentivement la description de toutes les maladies de ces organes. Même alors n'est-on pas certain de trouver ce que l'on cherche, car la lésion que l'on a sous les yeux peut être l'expression de quelque désordre constitutionnel. C'est alors qu'on souhaiterait de voir les ouvrages techniques compris tout autrement, et les divers sujets traités comme dans un dictionnaire ou une encyclopédie. Dans un ouvrage conçu d'après ce plan, on trouverait un chapitre sur les affections de la lèvre et dans ce chapitre un paragraphe traitant des ulcérations. De même dans le chapitre sur les affections des amygdales on trouverait un paragraphe intitulé *taches*. Parfois même il nous vient à l'idée d'écrire un ouvrage conformément à cette donnée et ce n'est qu'à regret qu'on renonce à son projet et qu'on recule devant les difficultés sans nombre d'une pareille entreprise. Car il faut bien reconnaître que c'est là un plan impossible à adopter pour les traités complets de médecine et de chirurgie ; il est rarement pratique, même pour les affections des organes spéciaux.

Quand j'eus l'idée d'écrire ce livre, il me sembla que la langue est précisément un des rares organes du corps à propos duquel on pourrait suivre la méthode encyclopédique. Il y a tant d'affections de la langue qui se montrent à sa surface sous forme de plaques, de taches, d'ulcères, d'excroissances, d'excoriations, d'impressions dentaires. Je résolus donc d'en faire la tentative ; jusqu'à quel point ai-je réussi, c'est ce que la suite démontrera.

Et cependant, même pour la langue, on rencontre certaines difficultés à adopter la méthode encyclopédique. Quelques affections sont de telle nature que chacune d'elles comprend un ensemble de lésions bien différentes ; il en est ainsi par exemple de la glossite chronique superficielle, où se rencontrent à la fois des plaques à surface unie, des taches blanches, des ulcérations et des excoriations. Chacune de ces lésions demande à être décrite dans un chapitre spécial et cependant, il est nécessaire aussi de montrer l'affection dans son ensemble. D'autre part, certaines affections de la langue offrent des caractères physiques différents selon qu'elles se montrent dans les couches superficielles ou dans les couches profondes ; quelquefois aussi la nature de telle ou telle affection est si évidente malgré des caractères physiques variables, qu'il serait ridicule de la classer exactement d'après ces mêmes caractères. Par exemple, un kyste présentera un aspect bien différent, selon qu'il sera situé superficiellement sous la muqueuse ou dans l'épaisseur de la couche musculaire. Aussi comme la plupart des kystes offrent des signes tels qu'on ne peut hésiter sur leur nature, il vaut mieux les classer tous sous le même en-tête : *kystes*, quitte à faire observer que quand ils sont situés plus profondément ils peuvent revêtir les caractères physiques d'une tumeur, d'une nodosité dans l'épaisseur de la langue. Les tumeurs bénignes devraient à la rigueur être rangées sous les noms d'excroissances, polypes, etc., mais il est plus commode de les réunir ensemble en un chapitre et de les classer comme dans les ouvrages de chirurgie ; car s'il est vrai qu'il se présente des cas où le diagnostic de la nature de ces tumeurs n'est pas facile, il faut reconnaître que ce qui est surtout difficile, c'est de distinguer entre deux ou trois variétés de tumeurs bénignes bien plus qu'entre une tumeur bénigne et une tumeur maligne.

La méthode encyclopédique comporte encore d'autres inconvénients. Par exemple, il est fâcheux que la description des diverses affections se trouve scindée et cependant cela est inévitable. Prenons par exemple la gomme syphilitique. Une gomme avant son ulcération est une nodosité, une grosseur dans la langue, puis elle devient ulcère. Aussi sa description se trouve-t-elle en partie au chapitre des tumeurs et en partie dans celui des ulcères. Un autre défaut consiste dans des redites inévitables. Une affection qui revêt dans le cours de son développement des caractères physiques divers et qui se trouve par suite décrite tantôt dans un chapitre tantôt dans un autre, exige une description plus complète à chaque chapitre que si on la faisait en une fois, car il est impossible de reprendre cette description juste au point où on l'a laissée à un chapitre précédent. C'est surtout dans les paragraphes qui traitent de la thérapeutique que ces redites sautent aux yeux. Néanmoins j'ai cru préférable de me répéter à propos de certaines indications, plutôt que de renvoyer le lecteur à tel ou tel chapitre, à telle ou telle page.

A la fin du volume se trouve une liste de monographies et de travaux ayant trait aux affections de la langue. Avons-nous besoin de dire que nous avons puisé largement dans beaucoup de ces ouvrages, quoi qu'il ne nous soit pas possible en ce moment de distinguer ce que nous y avons appris.

L'ordre dans lequel se suivent les chapitres dans notre livre a été dicté par la commodité ; nous reconnaissons qu'il n'est pas rigoureusement conforme à la méthode encyclopédique. Pour suivre strictement cette méthode, nous aurions dû faire un bien plus grand nombre de courts chapitres et réunir en un seul plusieurs de ceux qui ont le plus de développement. Nous espérons que l'index et la table pourront suppléer à ce qu'il y a de défectueux de ce côté.

Afin de faciliter les recherches nous avons fait imprimer en gros caractères les en-têtes de chaque paragraphe traitant d'un sujet nouveau, et en italiques les divers alinéas, diagnostic, traitement, etc., d'un même sujet.

CHAPITRE II

TRAUMATISMES DE LA LANGUE

Brûlures. — Piqûres et morsures. — Plaies. — Corps étrangers.

Brulures. — La langue est souvent le siège aussi bien chez les enfants que chez les adultes de brûlures insignifiantes dues à l'introduction dans la bouche d'aliments trop chauds. La surface brûlée est douloureuse, sensible pendant quelque temps, plus rouge, plus lisse que le reste de la surface ; elle peut même être excoriée. Il est rare que la température du corps brûlant soit assez élevée, ni qu'on l'ait gardé dans la bouche assez longtemps pour amener la suppuration du derme muqueux, ni même pour soulever l'épiderme, mais les franges des papilles sont détruites et il reste à leur place une surface lisse. Au bout de quelques heures, un jour au plus, la douleur se calme, la rougeur disparaît et les papilles reprennent leur aspect normal. Ces brûlures superficielles exigent rarement un traitement quelconque ; mais si la douleur persistait, on badigeonnerait la partie malade avec du miel boraté ou une lotion astringente ou encore un collutoire au chlorate de potasse.

Les brûlures les plus graves sont celles qui sont produites

par des agents chimiques, les acides minéraux, les alcalins caustiques et le sublimé corrosif. Dans les brûlures de cette espèce la langue n'est pas aussi atteinte en général que le fond de la gorge ; quelquefois même le liquide est si bien projeté en arrière que la langue n'est pas touchée. La brûlure qui résulte du contact de la langue avec un de ces agents ne revêt pas les mêmes caractères que s'il s'agissait d'un corps quelconque porté à une haute température, et son aspect et ses effets varient aussi selon la nature de l'acide et selon le temps pendant lequel le contact a duré.

C'est ainsi que :

Le *sublimé corrosif* produit le plus souvent une lésion caractéristique ; la langue est blanche et recroquevillée, avec hypertrophie des papilles à sa base ;

L'*acide sulfurique* produit une surface blanche et lisse et simulant assez bien soit du parchemin détrempé, soit une couche de peinture ; bientôt elle devient grise ou gris-brun, et s'excorie ;

L'*acide nitrique* produit du gonflement et une coloration jaune citron : la muqueuse est ramollie et s'enlève facilement;

L'*acide chlorhydrique* est suivi de gonflement et de sécheresse ;

L'*acide oxalique* produit aussi du gonflement avec un revêtement blanc épais comme au contact d'un corps en ignition ;

L'*acide phénique* donne à la muqueuse une coloration blanche et une consistance dure ;

La *potasse* et la *soude* ramollissent la muqueuse qui se détache facilement, et produisent une coloration rouge-bleu ou jaune brun ; *l'ammoniaque* colore en blanc ; ces trois alcalins produisent aussi souvent des excoriations.

Les poisons végétaux ne produisent pas de changement dans l'aspect de la langue quand l'empoisonnement est aigu.

La seule exception peut-être est la teinture de cantharides qui est suivie de gonflement et d'excoriations.

Il est inutile de faire observer que l'action de ces caustiques violents ne se limite pas à la langue, mais s'étend souvent à tout l'intérieur de la bouche. Ce n'est que dans l'empoisonnement par le sublimé corrosif que l'aspect de la langue est caractérique : la couleur blanche, l'aspect recroquevillé dont nous avons parlé feront toujours reconnaître le poison.

Il n'est pas rare de rencontrer des brûlures de la langue surtout chez les enfants ; on peut même dire que chez les enfants du peuple c'est un accident relativement fréquent en Angleterre et qui est dû à ce que les enfants essaient de boire directement au bec de la bouilloire à thé. En général, il n'entre dans la bouche qu'une très petite quantité de liquide, mais cette goutte d'eau et surtout la vapeur d'eau qui l'accompagne suffisent à produire de graves accidents. La langue est cependant l'organe qui souffre peut-être le moins : ce qui met parfois la vie en danger, ce sont les lésions du côté des voies respiratoires. La langue se gonfle et devient très douloureuse au point que l'alimentation devient difficile. Le surface de l'organe est rouge et il se forme parfois des vésicules. Il m'est arrivé souvent de voir des brûlures de ce genre, mais je n'ai jamais vu de glossite s'ensuivre. Le gonflement et la douleur de la langue disparaissent rapidement et le malade est souvent capable d'avaler sans trop de gêne au bout de quelques heures ; et cependant il est rare qu'on fasse intervenir un traitement quelconque, soit à cause des difficultés que cela comporte chez les jeunes enfants, soit surtout parce qu'il est parfaitement avéré que les désordres de la bouche guérissent rapidement tout seuls. Le milieu chaud et humide naturel qui entoure l'organe malade peut avoir une certaine influence sur la marche heureuse de la maladie, mais j'estime que leur jeune âge et les conditions propices dans lesquelles se trouve la muqueuse de la bouche concourent puissamment à la guérison. On a proposé d'écraser avec le doigt les vésicules qui se forment parfois sur la langue et à l'intérieur de la bouche, mais je n'ai pas rencontré de cas où cela fût indiqué, ni où le malade en ait retiré quelque bénéfice. Chez les adultes les douleurs occasionnées par les brûlures de la langue peuvent être calmées en faisant sucer de petits morceaux de glace.

Piqures et morsures d'insectes et de reptiles. — Nous renvoyons au chapitre qui traite de l'inflammation de la langue pour tout ce qui a trait aux suites de ce genre de traumatisme. La langue est rarement mordue par des reptiles. Cependant il existe des cas authentiques de morsures de serpent. Les piqûres d'insectes sont au contraire communes : et il en est résulté parfois des accidents sérieux. La morsure de reptiles venimeux est rapidement mortelle à cause de la grande vascularité et des nombreux lymphatiques de la langue. Mais si le reptile est peu venimeux, il n'en résultera qu'un peu d'inflammation, ni plus ni moins que s'il s'agissait d'une guêpe ou d'une abeille. Les symptômes sont les mêmes que ceux décrits à propos d'autres traumatismes et ne demandent pas une description spéciale. Le malade souffre beaucoup et le gonflement et la douleur sont tels qu'ils menacent de se terminer d'une façon fatale. Néanmoins, il est très rare que les piqûres même les plus graves produisent la mort. L'inflammation se calme sans que l'asphyxie menaçante s'effectue et le malade revient rapidement à la santé. Il est également rare de voir survenir la gangrène et la suppuration, quelque aigu que soit le processus inflammatoire.

Le traitement ne diffère guère de celui des autres espèces d'inflammation parenchymateuse. Il est rare qu'on soit obligé de recourir aux incisions. J. Clarke recommande de faire des lavages fréquents dans la bouche avec une solution alcaline, dans l'espoir de neutraliser l'acide formique qui est l'agent actif du poison et il donne la préférence à une solution faible d'ammoniaque. Je n'ai pas eu l'occasion de mettre en pratique ce traitement pour les piqûres de la langue, mais je le ferais certainement le cas échéant, à cause des bons effets qui suivent rapidement l'application d'une solution d'ammoniaque sur les autres parties du corps. Mais il me semble qu'il faut que le topique soit appliqué immédiatement après la morsure si on espère en obtenir de bons effets.

Les PLAIES peuvent être produites par toute espèce d'instruments, mais les plus fréquentes sont incontestablement celles causées par les dents. En général les morsures par les dents ne donnent pas lieu à des accidents sérieux, néanmoins il existe des cas où elles ont amené la mort. Le Dr Wickam Legg a rapporté des observations d'hémophilie dans lesquelles une morsure de la langue a été suivie de mort. Et il existe au moins un cas où de la suppuration et de l'empoisonnement septique ont compliqué ce traumatisme et ont amené un dénoûment fatal. Ce sont là de rares exceptions et la règle est que les plaies de la langue guérissent vite et bien. Il arrive même que des plaies assez graves pour enlever presque un morceau de la langue guérissent si bien qu'il ne se fait même pas de suppuration et qu'après la guérison, il ne reste pas trace de la lésion.

Les morsures de la langue résultent en général de coups sur le menton ou de chute, la langue pendant hors de la bouche. Ces morsures prennent surtout un caractère grave quand elles surviennent pendant des attaques épileptiques ou apoplectiques. Un morceau de l'organe peut être complètement détaché ou n'être relié au moignon que par un lambeau. Souvent il en résulte une plaie à direction transversale, située un peu en arrière de la pointe : la solution de continuité est plus ou moins profonde sur la partie médiane, mais n'intéresse pas les parties latérales. Les morsures insignifiantes ne réclament d'autre traitement qu'un lavage au borax ou avec une faible solution d'alun ou de nitrate d'argent. Mais les morsures graves demandent des soins plus sérieux. Il se fait rarement d'hémorrhagie ; cependant si l'écoulement de sang est abondant, il faut rechercher les vaisseaux et les lier au catgut, ce qui d'ailleurs ne retardera pas la guérison. Si on ne trouve pas le vaisseau qui donne et que l'hémorrhagie se fait plutôt en nappe qu'en jet, il suffira souvent pour l'arrêter de confronter les surfaces de la plaie et de les unir solidement. On n'a presque jamais besoin d'avoir recours au cautère actuel ni aux hémostatiques pour les plaies récentes chez les personnes bien portantes. On ne doit pas s'en servir non plus dans les opérations sur la langue nécessitant de profondes incisions, ni même dans les tissus pathologiques ; à plus forte raison ne doit-on y avoir recours pour de petites blessures qu'après avoir épuisé tous les autres moyens.

Plus la section est complète, plus on tâchera d'éviter les cautères et les hémostatiques, car c'est surtout avec une cicatrisation par première intention qu'on peut espérer rétablir l'intégrité de l'organe. Or ces moyens-là sont la négation absolue d'une cicatisation par première intention. Parmi les vaisseaux de la pointe de la langue, les seuls qui puissent saigner un peu sérieusement sont la *ranine* et la *sublinguale* et si la plaie n'intéresse que la partie antérieure de la langue d'une part, et que d'autre part les artères ranines ont été liées il n'y a pas d'autre vaisseau qui puisse donner d'une façon inquiétante. Dans ce cas, il ne se fait qu'une hémorrhagie en nappe qui, ou bien cessera d'elle-même, ou que l'on arrêtera facilement par la compression ou avec de la glace dans la bouche. Les ranines elles-mêmes ne réclament que rarement une ligature et cessent souvent de saigner spontanément.

Pour en finir avec les hémorrhagies de la langue indépendantes de la présence de corps étrangers, il faut bien se rappeler qu'il est de règle de les arrêter complètement aussitôt que possible. Si la plaie est située à la partie antérieure, cela ne présente en général pas de difficulté, mais si elle siège loin en arrière, il peut en être tout autrement et cela peut entraîner à une opération grave. Dans ce cas, il faut arrêter provisoirement l'hémorrhagie par la compression digitale ou avec de l'amadou que l'on tient appliqué en attendant une intervention chirurgicale. Quand il s'agira de faire la ligature, on placera le malade bien dans la lumière, on administrera du chloroforme si c'est possible, on tiendra la bouche largement ouverte au moyen d'un bâillon solide, on attirera alors la langue dehors au moyen de deux gros fils qui traverseront la pointe de part en part et on examinera la plaie avec soin. Le temps qu'on passe à ces préparatifs est en général du temps gagné, car le malade perdra beaucoup moins de sang, de cette façon que si on prend des demi-mesures, et de plus on a bien plus de chances d'arriver à arrêter l'hémorrhagie. Si après avoir bien découvert la plaie on trouve une artère qui donne, on la liera bien entendu ; mais si le sang s'écoule seulement de la surface de la plaie ou qu'il semble remonter du fond d'une plaie conique, on n'hésitera pas à l'agrandir, jusqu'à ce qu'on trouve l'artère intéressée. Si l'examen semble démontrer que l'hémorrhagie n'est pas artérielle, mais se fait en nappe ou vient des veines, l'affrontement des bords de la plaie par des sutures profondes après le nettoyage et l'enlèvement des caillots suffira à arrêter la perte de sang. Toutes les fois qu'on se trouve en face d'une hémorrhagie de la langue que l'on croit être d'origine artérielle, il faut bien se rappeler que les grosses artères sont situées profondément ; donc, d'une part, une plaie superficielle ne saurait les atteindre, et, d'autre part, pour les retrouver au fond d'une plaie conique, il ne faudra pas craindre d'aller profondément. La ligature de l'artère linguale au cou n'est pour ainsi dire jamais nécessaire dans les hémorrhagies primitives de la langue.

On pourra objecter à la ligne de conduite que je viens de tracer, que si elle est facile à suivre à l'hôpital ou dans une grande ville où on peut se procurer facilement les instruments nécessaires et des aides, il en est tout autrement dans une petite ville ou à la campagne. C'est ce que je reconnais volontiers et je dirai que dans ces conditions si l'hémorragie est assez grave pour menacer la vie du blessé, tant pis pour lui. Néanmoins, même dans ce cas, une intervention intelligente peut beaucoup pour éviter un malheur. Un chirurgien seul ou aidé par quelqu'un d'étranger à l'art peut examiner la blessure, enlever les caillots, nettoyer la surface de la plaie et en se mettant bien au jour il pourra retrouver l'artère qui saigne et la lier surtout si le malade a assez de courage pour rester immobile pendant l'opération, qui est nécessairement douloureuse et quelquefois longue. S'il ne réussit pas et que l'écoulement de sang continue, ce qu'il y a de mieux à faire, c'est la compression qu'on maintiendra aussi longtemps qu'il faudra et qu'on fera avec un doigt enveloppé d'un morceau de linge et introduit dans la plaie. De cette façon, on arrêtera au moins l'hémorrhagie jusqu'à ce qu'on ait pu obtenir les secours nécessaires.

Les hémorrhagies secondaires sont très rares dans les plaies simples de la langue, à moins que ces plaies ne soient compliquées par la présence de corps étrangers. Dans ce cas, la situation est très grave et peut se terminer par la mort. Ici comme pour l'hémorrhagie primitive, la meilleure chance de succès consiste à découvrir complètement la plaie et à en faire l'examen dans de bonnes conditions. Cette façon de procéder est encore bien plus indiquée dans les hémorrhagies secondaires que dans les primitives, car les difficultés sont plus grandes. Si on ne parvient pas à découvrir l'artère qui saigne ou si elle est dans un tel état qu'il est impossible d'y appliquer une ligature, il peut devenir urgent de lier la linguale. Et quand la plaie est située à la base de la langue et intéresse également les amygdales et les autres organes du fond de la bouche, la question peut se poser de la ligature de la carotide externe ou même de la primitive.

Une fois l'hémorrhagie arrêtée dans une plaie de la langue, le reste du traitement est très simple. Si cette plaie n'est pas grande il n'y a rien à faire. On nettoiera la bouche avec le liquide de Condy ou une solution d'acide phénique et on donnera de la glace à sucer s'il y a du gonflement ou de l'inflammation. Si la plaie est longue et que les deux lèvres ne s'affrontent pas convenablement, on posera quelques points de suture. Si le traumatisme a intéressé toute l'épaisseur de l'organe, on réunira avec soin la partie ainsi séparée ; si même la séparation est presque complète et que le segment ne tient plus que par un mince lambeau de tissu musculaire ou muqueux, on le rattachera néanmoins au moignon. En aucun point du corps les plaies ne se guérissent aussi bien qu'à la langue, quoiqu'il survienne presque toujours dans les premiers jours du gonflement et de l'inflammation. De toutes les substances auxquelles on peut avoir recours pour les sutures, je crois devoir donner la préférence au fil de soie ; elle est plus facile à appliquer et à se procurer que le catgut ou le fil d'argent. On attirera bien la langue au dehors en la saisissant avec un linge ; on se servira d'une aiguille courbe et on aura soin de faire des sutures profondes et de procéder avec le plus grand soin à la co-aptation. Chez un adulte, tout cela ne présente pas de grandes difficultés. Mais il en est autrement chez les enfants et il peut être nécessaire de recourir au chloroforme. L'hémorrhagie en nappe qui se fait toujours au niveau de la surface de section disparaît par l'affrontement. Le traitement ultérieur consiste à calmer l'inflammation, à tenir la bouche propre, à administrer des aliments liquides ou semi-liquides et à enlever les sutures au bout de quelques jours. On fera bien pour assurer l'antisepsie de saupoudrer d'iodoforme la surface de section.

Si on n'intervenait que plusieurs jours après l'accident, il sera impossible évidemment d'obtenir une réunion par première intention. Dans la majorité des cas, il n'y aura lieu d'instituer aucun traitement spécial. Si un lambeau de la langue a été presque détaché, il aura suppuré et vraisemblablement sera tombé et on n'aura à traiter que le moignon; mais si à la suite d'une plaie longue et profonde les deux surfaces ne sont pas affrontées, il faudra les nettoyer complètement et les réunir par des sutures.

Les plaies par armes à feu sont bien plus graves que les plaies simples, même quand elles ne se compliquent pas de traumatisme grave d'autres organes. Car elles s'accompagnent souvent d'inflammation et de désordres généraux. Néanmoins, une simple perforation de la partie antérieure de la langue par une balle de fusil ou de pistolet n'est pas un accident sérieux, à moins que la balle n'atteigne un gros vaisseau. Dans ce cas, on aurait affaire à une plaie profonde compliquée d'hémorrhagie. Ce qui fait la gravité des plaies par armes à feu en général, c'est que souvent elles se compliquent de la présence de corps étrangers dans l'épaisseur de la langue; ce sont surtout des dents ou des éclats de mâchoire ; il est arrivé que la balle elle-même est restée pendant plusieurs années dans la profondeur de l'organe.

Le traitement général des plaies par armes à feu ne diffère pas de celui des plaies simples. On aura recours aux mêmes moyens pour arrêter l'hémorrhagie et on prendra les mêmes précautions pour obvier à l'inflammation. On aura le plus grand soin de tâcher de découvrir et d'enlever tout corps étranger au moment même de l'accident. Le plus souvent, il ne faudra pas espérer obtenir une réunion par première intention et par conséquent, il sera inutile de suturer les lèvres de la plaie.

Corps étrangers. — Après ce que nous venons de dire sur les plaies par armes à feu, il ne sera peut-être pas hors de propos d'attirer l'attention sur les symptômes produits par la présence de corps étrangers dans la langue.

Quand la nature de l'accident a donné à penser qu'un corps étranger est enfermé dans l'épaisseur de la langue il va sans dire qu'on doit le rechercher avec soin et l'enlever le plus tôt possible. Mais il arrive parfois qu'on ne soupçonne pas la présence de ce corps étranger et soit à cause de son petit volume ou à cause de sa situation profonde il peut ne pas exister d'induration à ce niveau. Le corps étranger reste ainsi enfoui, mais la plaie ne guérit pas. Au bout de quelques jours le premier symptôme sérieux sera une petite hémorrhagie secondaire ; cet accident devra donner l'éveil. S'il s'est fait une hémorrhagie, celle-ci se répète généralement et si on ne retire pas bientôt le corps étranger pour mettre à nu le vaisseau et le lier, une terminaison fatale peut s'ensuivre. Au lieu d'une hémorrhagie il peut survenir de l'inflammation, on voit apparaître alors une tuméfaction dure, circonscrite, indolore, traversée parfois par un trajet fistuleux. Quelquefois aussi il se fait une inflammation bien autrement sérieuse ; la suppuration s'établit, il se forme des trajets fistuleux multiples qui s'ouvrent et qui s'emplissent de granulations fongueuses. Ce processus peut amener l'élimination du corps étranger, surtout s'il est petit. En somme, il est rare de voir se produire tous ces désordres, et le plus souvent le corps étranger reste enfoui dans la tumeur inflammatoire indolore qui s'est fait autour de lui. On cite beaucoup de cas dans lesquels un corps étranger est resté ainsi caché pendant des années et dans quelques cas les symptômes observés ont été bien singuliers. Un des plus intéressants de ce genre est celui rapporté par Legouest et Mauget : il s'agissait d'un blessé qui portait une balle enfouie dans la langue depuis six ans. Pendant tout ce laps de temps, le blessé avait bégayé d'une façon très marquée, le bégaiement cessa aussitôt qu'on lui eut retiré la balle. Seiler raconte un cas qu'il est intéressant de rappeler. Le malade, âgé de vingt-huit ans, avait souffert de maux de gorge, de toux, d'un peu d'enrouement, de difficulté et de douleur à la déglutition ; il avait en outre une expectoration blanche ressemblant à de l'amidon. Tous ces symptômes remontaient à plusieurs semaines et son état empirait. On l'examina au laryngoscope et on constata les symptômes ordinaires de la laryngite chronique ; mais en outre, il y avait un corps étranger long et mince en forme d'aiguille, qui proéminait d'un demi-pouce de la surface de la langue près du repli glosso-épiglottique. On l'enleva facilement avec une pince et on constata que c'était un poil de brosse à dents légèrement augmenté de volume par une longue macération dans les liquides de la bouche. Les symptômes laryngés disparurent immédiatement.

Ce sont là des complications très rares de corps étrangers de la langue ; je ne les ai rapportées que pour montrer combien les symptômes peuvent être variés et bizarres. Dans les cas ordinaires, on sera porté à soupçonner la présence d'un corps étranger quand une plaie — surtout si elle est étroite et profonde — ne se guérit pas complètement dans un délai normal. Une tuméfaction indolore et la présence d'un trajet fistuleux survenant à la suite d'une plaie de la langue constituent de grandes probabilités en faveur d'un corps étranger : on sondera le trajet fistuleux et souvent la probabilité se changera en certitude. La disparition de tous les symptômes et la guérison rapide suivent ordinairement de très près l'extraction du corps étranger. Cependant, il n'en est pas toujours ainsi, et il existe des cas où l'extraction d'un corps étranger, tel qu'un bout de pipe qui aurait pénétré profondément et aurait occasionné des hémorrhagies, n'est pas toujours suivie d'un succès aussi complet. Plus d'une fois il s'est fait dans ces conditions une perte de sang qui a entraîné la mort. Ces accidents terribles sont bien plus communs hâtons-nous d'ajouter, quand la lésion siège sur l'extrémité inférieure de l'amygdale, que sur la base de la langue.

CHAPITRE III

VICES DE CONFORMATION DE LA LANGUE

Absence complète de la langue. — Langue bifide ou ankyloglosse. — Langue adhérente. — Filet. — Déglutition de la langue. — Macroglossie. — Hypertrophie papillaire congénitale.

Absence complète de langue. — C'est une malformation si rare, que tous les ouvrages qui traitent des affections de cet organe citent le cas rapporté par Jussieu en 1718. Et en réalité, il semble que ce soit le seul cas connu, car les auteurs les plus complets n'en mentionnent pas d'autres, et ne donnent pas d'indication d'ouvrages où il en soit question. Il semble que Weber en aurait vu un cas ; il décrit à la place de la langue qui faisait totalement défaut deux nodules mobiles ; le sujet dont il est question dans Jussieu n'avait à la place de la langue qu'un seul nodule. On a de la peine à croire que Weber ait réellement été témoin d'un fait aussi rare, sans en donner une description complète et détaillée.

A l'âge de quinze ans, la jeune fille dont il est question dans Jussieu avait à la place de la langue un petit mamelon situé sur le milieu du plancher de la bouche et mesurant 3 à 4 lignes de hauteur. Ce nodule était légèrement mobile, car les muscles de la base de la langue présentaient un certain degré de développement,et remplissaient évidemment un rôle important dans la déglutition et la parole. La parole était très peu affectée, elle était même tellement nette,qu'il était impossible de soupçonner l'existence d'une malformation aussi considérable. Ce fut là un problème physiologique qui excita le doute et la surprise au commencement du siècle dernier, mais qui ne nous surprendrait pas autant aujourd hui. Nous avons vu si souvent dans ces dernières années la persistance de la parole, alors que la langue tout entière avait été enlevée, que nous ne trouvons plus là matière à étonnement. Cette jeune fille ne se plaignait que de difficulté dans la mastication et la déglutition des aliments solides: la mastication était difficile, parce qu'elle ne pouvait ramener les aliments d'entre les arcades dentaires et les replis gingivaux ; la déglutition du bol alimentaire était aussi difficile, parce qu'elle ne pouvait le ramener en arrière vers le pharynx. Elle était obligée pour suppléer à son vice de conformation de s'introduire les doigts dans la bouche pour ramasser les aliments et les repousser en arrière. Les nerfs de la sensibilité tactile et dégustative paraissaient avoir conservé toute leur action. Il est probable que la branche linguale de la cinquième paire et la portion antérieure du glosso-pharyngien se distribuaient à la muqueuse du plancher de la bouche et se terminaient là en filets normaux dans l'épithelium ou immédiatement au-dessous ; mais il est peu probable qu'il existât des papilles caliciformes gustatives.

Je me suis demandé parfois si c'était bien là un cas d'absence congénitale de la langue ou si cela ne devait pas rentrer plutôt dans cette espèce de perte de la langue décrite par Aurran et de Bellebat comme le résultat de quelque processus destructif. Chez les anciens auteurs, on trouve la description de plusieurs cas de perte de la langue, à la suite de la variole, accident apparemment beaucoup plus fréquent autrefois du temps où cette maladie était plus pernicieuse. Les lésions telles qu'elles sont décrites dans quelques-uns de ces cas, ne diffèrent pas beaucoup de celle rapportée par Jussieu. Cependant il est probable que Jussieu connaissait ces cas et il ne devait pas se laisser facilement induire en erreur. Bien plus, la situation de la petite proéminence sur le plancher de la bouche de la jeune fille en question cadre très bien avec la théorie de l'arrêt de développement ; l'apparition de la langue chez le fœtus se faisant, d'après Kolliker, sous forme d'un bourgeon sur la partie moyenne de la face interne du premier arc (Kiemenbogen). Ce bourgeon s'unirait à une période plus avancée de la vie fœtale avec un deuxième bourgeon prenant naissance sur le deuxième arc pharyngien. Il est donc possible que dans le cas rapporté par Jussieu, le développement de la langue se soit arrêté à la formation d'un de ces deux bourgeons. La situation de ce bourgeon indiquerait plutôt une absence complète de celui venant de l'arc maxillaire inférieur et un développement incomplet de celui qui précède l'arc du deuxième pharyngien.

Langue fendue ou bifide. — Les enfants naissent parfois avec une fente longitudinale qui divise l'extrémité antérieure de la langue en deux moitiés égales et qui s'étend quelquefois assez loin en arrière. Cette malformation étrange rappelle, ainsi qu'on l'a dit souvent, l'aspect normal de cet organe chez certains animaux inférieurs. Parmi les mammifères, la loutre a une langue bifide ; parmi les oiseaux, le corbeau, mais c'est surtout chez les reptiles que cette bifidité de la langue se rencontre. On peut citer comme exemple la langue fourchue des vipères. Il ne semble point que la bifidité entrave d'une façon sérieuse les fonctions de l'organe : il n'y a donc pas lieu d'essayer de réunir les deux moitiés par une opération. Mais il peut se faire qu'on réclame l'intervention du chirurgien à cause de l'aspect désagréable qui résulte de ce vice de conformation, et, dans ce cas, il n'y a pas de raison pour ne pas intervenir, si le sujet est fort et bien portant. On avivera la surface des deux moitiés et on les réunira par des sutures ; il n'y a pas grande perte de sang et on a toutes les chances du monde d'avoir une réunion par première intention.

On ne voit pas bien tout d'abord comment expliquer la bifidité de la langue par un arrêt de développement. Si cet organe se développait par deux moitiés égales qui procéderaient de deux bourgeons situés chacun d'un côté de la partie médiane de l'axe maxillaire inférieur et qui tendraient à se rejoindre, il ne serait pas difficile de comprendre comment une langue bifide pourrait être le résultat du défaut de jonction de ces deux moitiés. Mais l'histoire du développement de la langue nous apprend qu'il se fait par un bourgeon unique situé sur la ligne médiane, et d'après certains embryologistes, ce bourgeon s'unirait plus tard à un second procédant, du deuxième axe pharyngien et situé également sur la ligne médiane. Donc, les deux moitiés de la langue semblent provenir d'un bourgeon médian, unique, et non de deux bourgeons latéraux. On ne peut donc admettre que la bifidité soit due à une union incomplète. Ahlfeld pense que dans les cas de bifidité peu accentués, on doit en accuser le trop peu de longueur du frein, et que c'est là probablement la cause de la plupart des langues bifides remarquées chez des enfants, d'ailleurs vigoureux et bien portants. Quand la fente est très marquée, il existe le plus souvent en même temps une tumeur sur le plancher de la bouche et on a affaire à un monstre. Ahlfeld a aussi observé des cas de langue bifide compliqués d'autres bifidités de la figure.

Langue adhérente ou ankyloglosse. — On voit des enfants présenter à leur naissance une langue qui adhère au plancher de la bouche par des prolongements ou replis de la membrane muqueuse. Ces adhérences siègent le plus souvent sur les parties latérales et à la face inférieure de l'organe. En général, il n'en existe qu'un ou deux, mais on en a vu qui s'étendaient depuis la pointe de la langue de chaque côté en arrière, de manière à immobiliser l'organe sur presque toute son étendue. Ces replis de la muqueuse, au lieu d'adhérer au plancher de la bouche, se continuent parfois jusqu'à la mâchoire inférieure et donnent ainsi un aspect plus élargi à la face dorsale de la langue. Pour peu que ces adhérences présentent une certaine étendue, les fonctions de l'organe sont sérieusement compromises ; l'existence d'un ou de deux points d'adhérence seulement suffit pour faire obstacle à sa mobilité normale.

Parfois chez l'adulte, à la suite d'ulcérations ou de longues suppurations, la langue contracte des adhérences avec le plancher de la bouche ; aussi est-il permis de se demander si les adhérences congénitales doivent être considérées comme un vice de conformation, ou bien si elles ne pourraient pas être la conséquence d'une affection intra-utérine qui aurait guéri.

Quelle qu'en soit l'origine, on remédie facilement à ce défaut par une simple section. Si les adhérences sont très-minces, il n'y a pas à craindre d'hémorrhagie ; mais si elles sont épaisses et solides et si l'enfant est très jeune et chétif, il est plus prudent de passer un fil sous chaque repli, de le lier fortement et d'attendre que la section se fasse par le travail ulcératif.

Filet. — Le filet est dû soit à un développement exagéré du frein en largeur, soit à son implantation trop en avant sur la langue. Quand on fait tirer la langue, celle-ci s'incurve et l'enfant ne parvient pas à lui donner la forme de gouttière ou de fourreau nécessaire à la succion. Chez les enfants plus âgés, la parole est embarrassée, difficile. Mais il est bon de dire aussi qu'on exagère singulièrement la fréquence de ce vice de conformation, ainsi d'ailleurs que ses effets. Bien des fois on fait la section du filet chez des enfants sans la moindre nécessité. C'est presque toujours la mère qui insiste auprès du médecin pour qu'il intervienne, et comme en somme, il s'agit d'une opération absolument anodine et très facile à faire, là où il y a le moindre doute, celui-ci cède aux sollicitations et opère. Il n'y a pas d'indication de faire la section, si on peut introduire le doigt sous la pointe de la langue, ou bien si l'enfant peut la tirer jusqu'à ce que la pointe dépasse les arcades dentaires. Et si avec une langue fonctionnant ainsi, l'enfant ne peut pas ou ne veut pas prendre le sein, c'est ailleurs qu'il faut en chercher la cause. D'un autre côté, il est évident que si un nouveau-né ne parvient pas à téter, la première chose à laquelle il faut penser, c'est l'existence possible d'un filet trop long. Je dis cela, parce que c'est presque toujours la mère ou la nourrice qui appelle l'attention du médecin sur ce point; ce dernier ayant très peu l'habitude de faire cette recherche peut ne pas y penser.

Pour sectionner le frein, on introduit l'index et le médius de la main gauche sous la pointe de la langue, de façon à prendre le frein entre les deux doigts, puis, en soulevant la pointe de la langue, on tend la membrane à sectionner. Au lieu des doigts, on peut se servir de l'extrémité fendue d'une sonde cannelée. On coupe alors le frein d'un seul coup de ciseaux à pointe arrondie, et, sur une étendue de deux millimètres. Il s'écoule une gouttelette de sang, mais il n'y a pas à s'en occuper. Il n'est pas nécessaire d'enlever une partie du filet; on doit même éviter soigneusement de le faire, car c'est cette pratique, et cette pratique seule, qui a été la cause des rares accidents qu'on a pu signaler. Il est presque impossible de blesser les artères ranines, à moins que l'incision ne soit ridiculement longue ou mal dirigée.

Déglutition de la langue. — Si certains enfants viennent au monde avec un filet trop court ou trop étroit, chez d'autres au contraire, il est trop long. A première vue, il semble étonnant que ce soit là une malformation qui doive attirer l'attention du médecin ou de l'entourage, mais il est prouvé par une série d'observations que c'est un vice de conformation bien plus sérieux que l'autre. Un filet trop court n'a jamais, que je sache, occasionné la mort d'un enfant, tandis qu'il en est mort quelques-uns qui avaient le filet trop long.

C'est Petit qui le premier, en 1742, dans un mémoire adressé à l'Académie Royale des Sciences, appela l'attention sur ce point. Il y était fait mention de trois observations d'enfants chez lesquels le filet était tellement long qu'il ne retenait plus la pointe de la langue, si bien que deux d'entre eux moururent étouffés pour avoir ramené leur langue en arrière vers le pharynx dans l'acte de la déglutition. On ne parvint à sauver le troisième enfant d'une mort semblable que par une surveillance constante. Depuis 1742, il a paru plusieurs travaux sur la question ; mais cette malformation qui expose ainsi au danger de mort ne semble pas fréquente ; ou bien, si elle est fréquente, elle doit passer souvent inaperçue et la mort est attribuée à une tout autre cause. Je dirai même que dans bien des cas où des enfants sont morts pour avoir avalé leur langue, le vice de conformation n'était pas congénital : le filet présentait probablement sa longueur normale au moment de la naissance, mais il fut sectionné presque immédiatement. En effet des trois observations de Petit, il y en a deux où cette section fut faite quelques heures après la naissance. On a de la peine à croire à ce genre d'accident, et cependant, il est démontré par des autopsies nombreuses ainsi que par la description du genre de mort.

Les deux petits malades de Petit succombèrent en effet avec tous les symptômes de la suffocation quelques heures après la section du filet, et Petit procéda aux autopsies. Pratiquant une incision sur la joue de manière à ne pas déranger les rapports des organes intrabuccaux, il trouva la cavité de la gorge entièrement obstruée par la langue dont la pointe était retournée sur sa face dorsale et figée comme un coin dans l'extrémité supérieure de l'œsophage. L'obstruction du larynx était complète : le passage de l'air était impossible.

Fairbarn rapporte une observation qui diffère un peu de celles de Petit. Il s'agissait d'un enfant affligé d'un bec-de-lièvre palatin et chez qui il survenait des accès de toux avec menaces de suffocation, toutes les fois qu'il essayait d'avaler autre chose qu'une très petite quantité de liquide. Cet enfant ne vécut que deux jours, et il semble qu'il est mort de suffocation : à l'autopsie, on trouva une langue courte et épaisse avec un filet insuffisant. La pointe de la langue n'était pas retournée, mais l'organe tout entier était refoulé tellement en arrière, que l'on n'en voyait que la pointe au fond de la bouche. La face dorsale était en contact avec la paroi postérieure du pharynx et la base comprimait l'épiglotte et les aryténoïdes, de façon que l'ouverture du larynx était complètement obstruée. Fairbarn raconte qu'il a eu un autre cas à peu près semblable, mais l'enfant a survécu.

Hennig rapporte deux cas dans lesquels des enfants de trois et quatre mois sont morts suffoqués dans un accès de coqueluche, probablement pour avoir avalé leur langue dans une des longues inspirations qui suivent la quinte de toux, mais il n'avait pas vu ces cas lui-même ; c'est dans la clientèle d'un confrère qu'ils se sont présentés. Hennig parle de la chute en arrière de la langue pendant le sommeil ; pour lui, c'est un accident assez fréquent et une source de dangers à prévoir chez les enfants qu'on commence à nourrir à la cuiller. Son travail mérite d'être lu, mais il me semble accorder trop d'importance à cette possibilité de suffocation par déglutition de la langue.

En étudiant les divers cas de mort produits par cet accident, il semble que la position que prend la langue est plutôt celle indiquée par Fairbarn que celle décrite par Petit. C'est une simple chute en masse de l'organe en arrière sans qu'il y ait de changement dans la situation relative de ses diverses parties. On sait que cette chute en arrière de la langue se montre parfois à la suite d'opérations dans lesquelles les muscles hyo-génio-glosses ont été séparés de la mâchoire inférieure. On connaît si bien la possibilité de cet accident qu'on le prévient maintenant dans les opérations où l'on enlève la symphyse du menton ou dans toute opération intéressant les insertions antérieures des muscles de la langue. Avec ces données, on se représente facilement l'accident décrit par Fairbarn. Mais j'avoue qu'il est plus difficile de rendre compte des modifications de position que nous a décrites Petit. Non seulement il a fallu que la pointe de la langue fût très longue et très peu adhérente, mais le petit malade a dû lui imprimer des mouvements que n'ont pas l'habitude de faire les enfants de cet âge. Il est vrai que Ingals rapporte le cas d'une femme dyspeptique et hystérique, âgée de vingt-huit ans, qui souffrait souvent de suffocations et qui se plaignait que sa langue tombait au fond de la gorge, bien plus loin qu'elle ne pourrait le faire par un mouvement volontaire et que la pointe pressait en haut contre le palais et semblait enroulée en arrière. Cet enroulement ne fut pas constaté par le médecin ; ce n'était là qu'une supposition de la malade, basée sur une fausse sensation et dont il n'y a pas lieu de tenir compte.

Devant tous ces faits, il me semble impossible de nous refuser à admettre qu'il arrive parfois que la langue est ramenée en arrière si loin au fond de la gorge, que la suffocation s'ensuit et que cet accident se montre en général chez les jeunes enfants. De plus, les lésions qui rendent cet accident possible peuvent être congénitales ou acquises : hâtons-nous d'ajouter qu'il semble extrêmement rare. Néanmoins, quand on voit se présenter chez des nouveau-nés des accès répétés de suffocation, on doit toujours porter son attention sur l'état de la langue et surtout sur la longueur du filet et du plus ou moins de mobilité de la pointe.

Si l'enfant est pris d'accès subit de suffocation, on n'aura pas le temps de se procurer le secours de l'art, mais si l'enfant est menacé de suffocation et y échappe une première fois et que l'on constate que la cause est la déglutition de la langue, on pourra par des soins intelligents prévenir une terminaison fatale. Fairbarn et Petit citent tous deux des cas où il y a eu menaces de mort par suffocation, mais dans lesquels on parvint néanmoins à élever les petits malades. Dans chaque cas, la personne qui avait la charge de l'enfant apportait le plus grand soin dans son alimentation, ne lui donnant jamais que de toutes petites bouchées à la fois : quand survenait l'accès de suffocation, elle introduisait le doigt au fond de la bouche et ramenait la langue à sa place. Toutes les fois que l'enfant dont parle Petit semblait vouloir sucer et avaler sa langue, on s'empressait de lui donner à téter soit le bout du sein soit un doigt. A mon avis, on peut poser en principe que, dans le traitement de ces cas rares, il est nécessaire que l'enfant soit élevé au sein ; faute de quoi, au biberon, de préférence à la cuiller. Dans les cas semblables à celui rapporté par Fairbarn, il serait probablement impossible d'élever l'enfant au sein, à cause du bec-de-lièvre palatin. S'il survient un accès de suffocation soit pendant une tétée ou dans les intervalles, il faut introduire immédiatement le doigt dans la bouche, entre la langue et le palais, le plus loin possible et attirer la langue en avant. Cette petite manœuvre ne présente pas la moindre difficulté, si on a soin d'aller assez loin. La femme dont parle Ingals se guérit elle-même de cette façon : il ne me semble pas d'ailleurs qu'il y ait lieu d'insister sur ce cas, à cause du tempérament nettement hystérique de la malade.

La LONGUEUR EXAGÉRÉE DE LA LANGUE doit être plutôt considérée comme une particularité congénitale que comme un défaut de conformation. Les deux seuls exemples qu'on possède dans la littérature médicale sont ceux cités par Clarke d'après Fournier. Dans l'un, il s'agissait d'une dame dont la langue était tellement longue qu'en la faisant sortir de la bouche elle retombait en plis par-dessus l'arcade dentaire inférieure; l'autre était celui d'une jeune fille qui arrivait avec la pointe de la langue à se toucher la poitrine. Cette longueur exagérée ne semble avoir occasionné d'inconvénient ni dans l'un ni dans l'autre cas, et nous n'en avons fait mention que pour ne rien omettre de ce qui a trait au sujet dont nous nous occupons.

A ce propos, rappelons que dans l'antiquité, aussi bien d'ailleurs que dans les temps modernes, on a attribué à des dimensions exagérées de la langue le défaut de prononciation qui consiste à mal articuler et à prononcer indistinctement. Il peut y avoir du vrai dans cette façon de voir. Cependant il est bon de faire remarquer, ainsi que nous le ferons ressortir au chapitre de l'hypertrophie de la langue, que souvent, un développement considérable au point que l'organe ne peut plus être contenu dans la bouche, ne gêne en rien la parole.

HYPERTROPHIE PAPILLAIRE CONGÉNITALE. — Souvent les petites excroissances de la langue doivent leur origine à l'hypertrophie d'une ou plusieurs papilles, mais j'ai rencontré un cas d'hypertrophie papillaire s'étendant à toute la surface dorsale et accompagnée de production de papillômes en forme de touffes, ne ressemblant pas aux excroissances ordinaires, mais que cependant, l'on n'aurait pas pu classer parmi les véritables tumeurs de la langue.

CHAPITRE IV

VARIATIONS DE COULEUR DE LA LANGUE

Taches jaunes (Xanthelasma). — Taches noires de la maladie d'Addison. — Taches sanguines. — Nigritie (langue noire). — Colorations diverses dues à des teintures ou à des applications caustiques.

Dans ce chapitre, il ne sera question que des variations de couleur de l'enduit de la langue et des taches situées sur la muqueuse ou dans le tissu sous-muqueux ; nous réservons pour un chapitre spécial les plaques blanches et bleuâtres qui caractérisent le psoriasis, etc.

TACHES JAUNES (XANTHELASMA). — Les plaques jaunes sont très rares sur la langue. Un des plus beaux exemples connus est celui qui est rapporté par le Dr Wickham Legg dans les Annales de l'Hôpital Sainte-Bartholomée (Londres). Le malade était atteint d'ictère et présentait en outre du xanthelasma aux paupières, à la conjonctive, à la paume des mains, au coude gauche, à l'oreille droite et à la moitié gauche du nez. Sur les bords de la langue, de chaque côté, existaient des plaques blanc-jaunâtres, allongées légèrement proéminentes, mais sans induration ; il y avait aussi une tache jaune de même nature sur la ligne médiane de la voûte palatine, et une autre près de la veine linguale. Ces plaques de la langue étaient nettement délimitées et variaient de la dimension d'un pois à celle d'une pièce de cinquante centimes. Vers la pointe de la langue, deux de ces plaques étaient le siège d'une légère perte de substance que recouvrait une croûte sanguinolente. Au microscope, on constatait à un faible grossissement des traînées noires longues et étroites immédiatement sous la membrane muqueuse; et, à un grossissement plus fort, ces stries noires se montraient sous la forme d'une prolifération de cellules de tissu conjonctif, dont la plupart avaient subi la dégénérescence graisseuse ; ce qui n'est d'ailleurs que la reproduction des lésions que l'on trouve dans la peau.

Taches noires de la maladie d'Addison. — Souvent dans la maladie d'Addison, outre la décoloration générale de la peau, on rencontre des taches sombres ou noires sur la muqueuse des lèvres, de la langue et autres parties de l'intérieur de la bouche. Elles ont l'air de simples taches, sont nettement délimitées, ne sont ni déprimées ni proéminentes et se rencontrent ordinairement vers les parties latérales ou la pointe de l'organe. Elles présentent des dimensions fort variées. Ces plaques noires dans l'intérieur de la bouche n'ont, au point de vue clinique, aucune importance. Il m'a semblé qu'on ne les rencontre jamais en dehors des cas sans qu'il existe en même temps la coloration spéciale de la peau; elles ne peuvent dès lors aider beaucoup au diagnostic dans les cas douteux de maladie d'Addison. Elles ne produisent aucune gène et le plus souvent, les malades ne s'en doutent pas; il n'y a donc pas lieu d'instituer de traitement.

Le Dr Greenhow a décrit un cas dans lequel il y avait des plaques blanc-bleuâtres à la pointe et sur les parties latérales de la langue avec des plaques brunes à l'intérieur des lèvres et des joues ; ces dernières étaient absolument semblables à celles qu'on rencontre dans la maladie d'Addison ; mais il n'y avait pas le moindre changement de coloration de la peau sur aucun autre point du corps, et les taches sur la langue existaient depuis trois ans au moins. Le malade est mort de phtisie pulmonaire et à l'autopsie, on trouva les capsules surrénales parfaitement normales. Arnots fit un examen microscopique des parties colorées de la muqueuse et put constater que le pigment n'existait que dans les cellules du tissu conjonctif des papilles et de la couche sous-muqueuse ; tandis que dans la maladie d'Addison, la pigmentation siège dans les cellules profondes de l'épiderme et peu ou pas dans le tissu conjonctif.

Les *taches sanguines* se rencontrent parfois dans le purpura. Froriep a donné le dessin de la langue d'un malade atteint de purpura hémorrhagique : sur la face dorsale se voient deux larges taches d'une coloration foncée. Cette figure ne donne qu'une idée bien imparfaite de la lésion, car elle est très ancienne et n'a jamais dû être d'une exécution très artistique.

D'autres causes, en dehors du purpura, peuvent produire des ecchymoses dans l'épaisseur de la muqueuse et dans le tissu sous-jacent : à mesure que le sang épanché se résorbe, il en résulte des taches brunes et jaunes qui sont très longues à disparaître. Il est possible que les taches foncées dont parle Greenhow n'étaient que le résultat d'un épanchement ecchymotique.

Les taches sanguines sont très faciles à reconnaître : qu'elles soient idiopathiques ou symptomatiques d'une affection générale, elles ne réclament pas de traitement spécial.

Le diagnostic est en général très facile. La tache colorée est située dans le tissu même de la langue, et on ne peut la faire disparaître qu'en détruisant couche par couche une épaisseur plus ou moins grande de l'organe. Les taches produites par les divers caüstiques sont beaucoup plus superficielles que celles-ci ; quand elles sont plus profondes, cela ne peut tenir qu'à la destruction préalable des couches superficielles de la muqueuse.

L'affection qui va nous occuper maintenant est souvent simulée, car il existe plusieurs solutions colorées pouvant produire la teinte exacte qui la caractérise.

Langue noire (Nigritie. Lichenoïde). — L'attention a été appelée tout dernièrement sur cette affection à la suite de la publication dans les journaux de médecine d'un cas de *langue noire*. Immédiatement, il s'en publia d'autres semblables : on voulait démontrer que cette affection n'était pas aussi rare que l'on avait cru jusque-là ; néanmoins, on doit admettre qu'elle est très peu commune. Le seul cas que j'aie vu depuis de longues années est celui que M. Stoker a montré à une séance récente de la Société pathologique. Le malade était un homme d'un certain âge que M. Stoker soignait pour une tout autre maladie ne paraissant présenter aucune relation avec son affection de la langue ; de fait ce n'est que par hasard qu'on s'aperçut de la coloration noire de cet organe, car n'en éprouvant aucun inconvénient, il ne s'en était jamais plaint. Tout ce qu'on put savoir c'est que cette coloration remontait à plusieurs mois et peut-être même bien au delà : le malade ne pouvait donner aucun renseignement précis à cet égard. La tache était constituée par une surface brun-noirâtre ou presque noire, de la dimension d'une pièce de cinq francs en argent, au milieu de la face dorsale de la langue, et elle simulait à s'y méprendre une tache qu'aurait laissée une potion au fer ou de l'encre. La partie malade ne présentait aucune inégalité, mais les papilles à ce niveau étaient plus nettement dessinées à cause de leur coloration noirâtre et paraissaient plus proéminentes qu'à l'état normal ; la coloration s'était arrêtée aux papilles et à la surface libre de la muqueuse et n'avait pas envahi l'épaisseur de celle-ci. On a remarqué que cette pigmentation siégeait toujours au milieu de la face dorsale de la langue et, en général, au devant du V formé par les papilles caliciformes. La tache est complètement noire au centre et prend vers les bords une teinte brun-clair. Elle est en général peu étendue au début, mais augmente lentement jusqu'à couvrir au bout de deux, trois ou quatre semaines une grande partie de la langue. Puis elle disparaît petit à petit de la circonférence vers le centre et présente au moment où elle s'éteint une coloration jaune-brunâtre sur son contour. Quand cette tache disparaît il se fait généralement à son niveau une desquamation qui débute dans le sillon médian. La même série de phénomènes se répète tant que dure la maladie : extension en largeur, point d'arrêt, desquamation, et cela dure un temps variable de quelques jours à six semaines ou deux mois.

En général, on ne constate rien d'anormal au niveau de cette tache autre que la coloration ; cependant, il arrive parfois que les papilles sont hypertrophiées et Raynaud cite un cas dans lequel la muqueuse présentait l'aspect d'un champ de blé couché par la pluie et le vent ; mais il est bon de se rappeler à ce propos qu'il y a des personnes dont les papilles linguales sont très développées, de même que d'autres ont la langue très lisse.

Le seul symptôme subjectif que cette coloration spéciale semble produire est une sensation de grande sécheresse au niveau de la tache quand elle est à l'apogée de son développement. Ni la sensibilité gustative ni la sensibilité tactile ne sont atteintes, et il n'y a pas la moindre gêne dans les mouvements de l'organe. N'était cette sensation de sécheresse et la découverte accidentelle d'une coloration spéciale devant son miroir ou par une autre personne, il est probable que la maladie passerait inaperçue pour tout le monde.

Il y a plusieurs années que l'on discute sur la nature de cette coloration noire et on n'est pas encore arrivé à une explication satisfaisante. Raynaud croyait à une affection parasitaire et a décrit de très fines sporules rondes ou ovales adhérant aux papilles filiformes. Quelques médecins ont confirmé sa description, mais le plus grand nombre au contraire la contestent. Cet auteur semble oublier en effet qu'il existe toujours sur les papilles filiformes des spores de micrococcus et que c'est à eux en grande partie qu'est due la formation de l'enduit normal de la langue. Il est probable que les amas de spores qu'il a observés n'étaient autres que des micrococci. D'ailleurs, indépendamment de ces spores, qu'il considérait comme l'élément essentiel de la maladie, Raynaud a signalé aussi la pigmentation noirâtre des cellules épithéliales superficielles. Armaingaud pense qu'on doit attribuer la coloration noire de la langue à un trouble vaso-moteur et émet l'avis que cet état peut être regardé comme l'analogue de la chromhydrose de la peau. M. Hutchinson, dans ses conférences au Collège des chirurgiens à Londres en 1884, semblait admettre que la plupart des cas de coloration noire, sinon tous, doivent être mis sur le compte de la supercherie ; les rares cas authentiques pourraient être attribués à des causes diverses et accidentelles.

J'avoue que, pour ma part, je suis plus porté à croire que cette affection est de nature parasitaire que de supposer une simple supercherie de la part des malades. Ce n'est pas que je pense qu'il faille l'attribuer à un parasite spécial ; mais il ne me répugne pas d'admettre que cette coloration est due à une modification dans la manière d'être, dans l'action, dans les fonctions des parasites qui se trouvent normalement sur la langue et surtout dans les environs des papilles filiformes. Quand on songe à la grande variété de couleurs, — quelques-unes sont très brillantes, — que produit l'agglomération des micro-organismes, on ne s'étonnera pas qu'ils puissent produire, dans certaines conditions, à la surface de la langue une couleur très différente de l'enduit normal ou même pathologique. Quelle est cette condition spéciale? On ne la connaît pas encore. Je me propose, quand l'occasion s'en présentera, d'essayer de cultiver ce parasite noir et j'espère ainsi découvrir si le microbe colorant est susceptible de reproduction avec ses propriétés colorantes.

Les raisons qui, à mon avis, militent le plus contre la théorie de la simulation sont les états pathologiques bien différents dans lesquels on a rencontré cette pigmentation, la ténacité de la coloration noire, et la ressemblance que présentent entre eux les nombreux cas de cette affection, quoique les observations soient très éloignées les unes des autres et que quelques-uns même des auteurs n'aient pas connu ce qui avait déjà été écrit sur la matière. La plupart des sujets étaient mal portants au moment où l'on remarqua la coloration en question. Plusieurs d'entre eux étaient d'un âge avancé et dans un cas, il s'agissait d'une femme de quatre-vingt-trois ans. Chez cette dernière, la tache noirâtre se serait accrue lentement jusqu'à couvrir une surface mesurant quatre centimètres sur deux, elle serait ensuite restée stationnaire un an et puis les papilles seraient tombées les unes après les autres. La place qu'occupe cette coloration est toujours la même, à savoir le milieu du dos de la langue, au devant des papilles caliciformes, et, dans tous les cas aussi, la tache a augmenté de dimensions jusqu'à couvrir une grande partie de la surface dorsale de l'organe. Souvent on a constaté une marche croissante alternant avec une marche décroissante. Il me semble aussi que si cette coloration était le fait d'une supercherie, les pseudo-malades lui attribueraient des symptômes plus graves qu'aucun de ceux qu'on lui ait jamais reconnus. Et puis, il ne faut pas oublier que dans un certain nombre de cas, ce n'est que par hasard que le malade s'en est aperçu.

Je ne crois donc pas que les taches noires de la langue soient ordinairement le fait d'une supercherie, et cependant je pense aussi qu'il est bon de se méfier dans chaque cas particulier jusqu'à ce qu'on se soit assuré qu'il s'agit bien là d'un cas pathologique. On doit surtout se méfier des jeunes filles à disposition hystérique. Il suffira, dans ces cas, comme l'a suggéré M. Hutchinson, de les prendre par surprise et d'examiner la langue au moment où elles ne s'y attendent pas.

Il y a peu à dire relativement au traitement. On a eu recours à des collutoires et à des topiques nombreux et variés ; aucun ne semble avoir un effet durable. Aucun traitement interne n'a réussi non plus. Étant admis que presque tous ces malades sont dans un état de santé générale peu satisfaisant au moment de l'apparition de ce symptôme, il sera toujours bon de les tonifier un peu. Heureusement que la question du traitement ne présente pas grand intérêt, car ce changement de couleur ne s'accompagne d'aucun autre symptôme fâcheux. Ou bien la coloration disparaît spontanément et petit à petit en quelques semaines ; ou bien elle persiste plus longtemps et dure des mois et des années. Quelquefois même, la durée a été si longue qu'on n'a même pas signalé l'époque du retour à l'état normal.

Colorations et taches produites par des teintures et des caustiques. — Il n'est peut-être pas inutile de donner ici sous forme de tableau les colorations et les taches que peuvent produire les diverses teintures ou l'application des caustiques. Ce tableau est en grande partie la reproduction de celui que Rigal a publié dans le Dictionnaire de médecine et de chirurgie pratiques.

Noir. — Encre, vin rouge, mûres, certaines espèces de cerises. Vin ferrugineux et autres préparations martiales.

Brun. — Tabac, jus noir. noix fraîches, prunes.

Rouge brun. — Chocolat,

Jaune safran. — Laudanum, rhubarbe.

Rouge. — Quinquina rouge, ratanhia, framboises, cerises.

Les effets des caustiques sont :

Gris blanc. — Acide sulfurique, acide oxalique, acide phénique.

Jaune. — Acide nitrique (si l'action est superficielle), acide chromique.

Rouge. — Nitrate acide de mercure.

Gris gélatiniforme. — Potasse caustique.

Blanc ou *gris perle.* — Nitrate d'argent, sublimé corrosif.

L'effet colorant de quelques-uns de ces agents, tels que le tabac, le fer, l'encre, le jus noir, le nitrate d'argent, la rhubarbe, les fruits, est connu de tout le monde. Parmi les autres, j'ai constaté par moi-même que ce qu'en a dit Rigal est presque toujours correct ; cependant, j'ai quelque peu modifié et corrigé ce qu'il dit par rapport aux caustiques.

CHAPITRE V

INFLAMMATION DE LA SUBSTANCE PROPRE DE LA LANGUE

Glossite (parenchymateuse) aiguë. — Hémiglossite. — Inflammation de la base de la langue. — Glossite mercurielle. — Glossite septique et glossite par morsures venimeuses, etc. — Gangrène.

Glossite aigue. — L'inflammation aiguë de la substance propre de la langue est, de l'aveu de tous les auteurs une affection rare. Dans les plus grands hôpitaux même de ce pays, on est souvent des années sans en voir un seul cas. Néanmoins, on peut en donner une description assez détaillée et exacte, car sa rareté même a été la raison de la publication dans la littérature médicale d'un assez grand nombre de cas.

En étudiant ces diverses observations nous voyons que la glossite aiguë se rencontre bien plus souvent chez les adultes que chez les enfants ou que chez les vieillards; que les hommes y sont plus sujets que les femmes et qu'elle se rencontre en hiver plus souvent qu'en été.

Le début de l'inflammation est presque toujours très rapide. Le malade éprouve d'abord un peu d'endolorissement dans la mastication des aliments solides, les mouvements de la langue s'accompagnent d'un peu de douleur et de raideur; il y a de la douleur aussi dans les muscles du cou et de la région sous-maxillaire. Au bout de quelques heures, il survient un gonflement qui augmente rapidement si bien qu'en douze ou vingt heures la langue a acquis un volume double ou triple ; elle est projetée hors de la bouche, les dents y laissent leur empreinte, et elle est fixe et immobile. Elle est pesante, très douloureuse et très sensible au toucher et toute tentative de mouvement est très pénible. La surface dorsale est recouverte d'un enduit épais blanc jaunâtre et sous cet enduit, la muqueuse est lisse, livide, vitreuse ; ou si l'organe tombe hors de la bouche depuis quelques jours, cette surface est brune, sèche, fissurée. Une salivation abondante se montre en même temps, la parole est impossible ; il y a toujours de la dysphagie et souvent de la dyspnée. Très souvent, il existe un gonflement considérable des ganglions lymphatiques ainsi que des glandes salivaires.

Cependant les symptômes ne se présentent pas toujours avec la même acuité ; le gonflement de la langue est plus ou moins considérable ; et, dans certains cas, est surtout appréciable à la base de l'organe ; parfois la douleur est intolérable. Il y a toujours de la fièvre, mais la température dépasse rarement 38°5 quelque graves que soient les symptômes.

Il résulte de cet exposé de la symptomatologie que l'inflammation aiguë de la langue n'est pas sans danger. Malgré l'intervention thérapeutique, la mort peut arriver en quelques heures, soit par suppuration diffuse dans l'épaisseur de l'organe, soit par épuisement ou fièvre septique, soit par pneumonie. L'organe peut aussi être atteint de gangrène et alors, la mort peut survenir plus tard de ce fait ; heureusement c'est là une terminaison rare. La suppuration même n'est pas fréquente, et quand elle se fait, elle est ordinairement limitée. Cette inflammation a de la tendance à se résoudre spontanément. Au bout de trois, quatre ou cinq jours, le gonflement diminue, il se fait à la surface de petites collections purulentes, produisant des ulcérations superficielles, et au bout de la semaine, la langue a presque repris son aspect normal. En même temps que l'inflammation s'éteint, la fièvre tombe, et les autres symptômes disparaissent; la voix revient, d'abord sous forme de chuchotement, puis elle reprend petit à petit toute sa force; la dyspnée disparaît rapidement; la dysphagie qui survit seule aux autres symptômes finit par disparaître aussi. Il reste une modification permanente de la langue qui est en raison directe de l'étendue de la suppuration, mais elle est rarement assez marquée pour attirer l'attention. Il est très rare qu'il se fasse des adhérences anormales, au point de gêner les mouvements de l'organe. Quelquefois, il arrive que le gonflement a disparu en partie, la fièvre aussi, que les symptômes alarmants ont cédé, mais que la langue est restée épaisse en tout ou en partie pendant plusieurs jours, pendant des semaines, et quelquefois pour toujours. On cite un cas dans lequel le gonflement et la gêne dans les mouvements étaient entretenus par le frottement des dents; aussitôt qu'on eut enlevé celles-ci, l'affection guérit rapidement.

On a assigné des causes nombreuses à la glossite aiguë; le froid, l'humidité, le traumatisme, l'introduction dans la bouche de substances septiques, des piqûres, des morsures d'animaux, l'administration interne du mercure, l'application de substances acides ou corrosives, l'action de certaines fièvres ou maladies éruptives. Nous nous occuperons plus loin de la glossite mercurielle et de celle qui suit les morsures et les piqûres. De toutes les autres causes que nous venons d'énumérer, je ne crois pas qu'il y en ait aucune aussi puissante que le froid; pas seulement l'abaissement de température, mais le fait de se refroidir, car je partage, pour ma part l'opinion de de Mussy et Duckwvorth, a savoir que la glossite aiguë est une affection catarrhale. D'ailleurs, les malades eux-mêmes attribuent presque toujours leur affection à un refroidissement ; elle se montre en effet bien plus souvent en hiver ; elle débute souvent par des douleurs musculaires et du malaise général, elle affecte la marche rapide des inflammations franchement aiguës et elle tend à se terminer par résolution. Quelques auteurs, Weber entre autres, font mention d'une forme de glossite épidémique qui sévirait pendant les saisons froides et humides. Cette assertion n'est pas très bien fondée, mais si elle était vraie, de pareilles épidémies viendraient à l'appui de la thèse de l'inflammation catarrhale. Il est de notion vulgaire qu'il existe parfois des épidémies d'inflammation catarrhale dans des organes qui sont rarement le siège de maladies ; il est donc raisonnable d'admettre que la langue, à ce point de vue, n'échappe pas à la loi commune. Sont également conformes à cette théorie les cas de glossite aiguë survenant parfois à la suite d'excès de boisson,de bière ou d'alcool,accompagnés d'excès de fumée de tabac. Ce sont autant de causes irritantes qui font naître l'inflammation de la langue,de préférence aux organes voisins. Il n'y a rien d'extraordinaire à ce que l'affection frappe plutôt ceux qui ne jouissent pas d'une très bonne santé. Ce qui, par exemple, s'explique difficilement avec cette théorie — et avec toute autre théorie, d'ailleurs, — c'est comment il se fait que la langue est si rarement le siège d'une inflammation aiguë. En effet, sa position qui l'expose bien plus que les amygdales, aussi bien que les blessures fréquentes qui y sont faites par les dents et par les substances alimentaires sembleraient prédisposer cet organe à des accidents fréquents. Parfois l'inflammation paraît être la suite de l'exposition à l'air froid, la bouche largement ouverte, mais la cause la plus commune, c'est le refroidissement général et on peut regarder l'inflammation de la langue comme un effet réflexe, probablement dû, comme on l'a supposé, à l'iritation réflexe de la branche linguale de la cinquième paire.

Le diagnostic de glossite parenchymateuse aiguë est en général si facile, qu'il est à peine besoin d'y insister. La fièvre, le gonflement rapide et considérable de la langue, la salivation et les autres symptômes sont tellement propres à cette affection que l'on ne peut guère s'y tromper. Parfois cependant, on a pu hésiter entre une glossite et un gonflement œdémateux aigu dû à un calcul salivaire ou à d'autres affections du plancher de la bouche. S. Mackenzie décrit un cas de grenouillette aiguë qui amena un gonflement considérable de la langue et fit croire que la malade était atteinte de glossite aiguë. C'est une observation très intéressante, quoiqu'il ne soit pas bien démontré qu'il se soit agi d'une grenouillette aiguë. L'enseignement qui se dégage de ce cas et de cas semblables est qu'il faut examiner attentivement le plancher de la bouche toutes les fois que l'on soupçonne une glossite.

Il est probable que la plupart des malades atteints de glossite aiguë guériraient facilement sans autre traitement qu'un purgatif et la diète. Dans beaucoup de cas traités ainsi, on a constaté un prompt retour à la santé. Cependant les symptômes de cette affection sont si pénibles et parfois paraissent si urgents que le praticien a du mal à rester dans l'expectative. Les cas peu graves seront traités par l'application de sangsues aux régions sous-maxillaires et l'emploi sur la langue, de collutoires astringents ou de teinture d'iode ; ou bien on appliquera des vésicatoires sous le plancher de la bouche, et de la glace sur la langue. Mais les cas plus graves où il existe de la dyspnée et de la dysphagie extrême exigent une intervention plus active. Je me rappelle avoir vu au début de mes études à l'hôpital Saint-Bartholomée dans les salles de M. Wormald, un homme atteint de glossite aiguë. La langue, très gonflée, sortait de la bouche; il salivait abondamment. M. Wormald l'accosta en lui disant : « Eh bien ! vous avez fait la noce, vous vous êtes soûlé » ce qui, dans le cas particulier, était parfaitement exact ; mais il en eût été autrement, que le malade n'aurait pas pu se défendre, car il lui était impossible de parler. M. Wormald prit un bistouri des mains de son interne, et, à ma grande horreur, fit une profonde incision dans l'épaisseur de la langue, de chaque côté de la ligne médiane, sur une longueur de cinq centimètres. Cette opération me parut alors de la dernière brutalité ; mais le lendemain je constatai chez le malade un grand soulagement. Sa langue ne sortait plus de la bouche, il pouvait parler et avaler et la salivation avait complètement disparu. Quelque énergique que puisse paraître cette intervention, elle est la meilleure à mon avis, dans la plupart des cas de glossite aiguë. Il n'y a pas toujours un amendement aussi complet dans les symptômes que dans le cas que je viens de citer, mais le soulagement est toujours rapide et presque toujours certain, et, en échange d'une douleur aiguë de quelques secondes, on évite au malade de longues heures, de longues journées de souffrance. Il y a beaucoup moins de chance aussi, en faisant ces incisions de voir survenir la suppuration profonde. Je conseille de préférence aux incisions longitudinales, une de chaque côté de la ligne médiane à deux centimètres en dehors du raphé ; elles auront un centimètre de profondeur et seront faites avec un bistouri courbe. L'hémorrhagie n'est jamais sérieuse, à moins que les incisions ne soient trop profondes : la perte de sang aide au contraire à produire le soulagement.

L'épaississement chronique qui persiste dans quelques cas de glossite aiguë est peu influencé en général par le traitement. Dans un cas d'épaississement considérable accompagné de salivation et autres symptômes pénibles et dont il a été question plus haut, on imagina d'appliquer sur l'arcade dentaire inférieure un moule en gutta percha qui empêchait ainsi le frottement de la langue ; il s'ensuivit une amélioration rapide.

Hémiglossite (Inflammation parenchymateuse de la moitié de la langue). — On n'a pas encore bien nettement déterminé les rapports qui existent entre cette affection et la glossite aiguë et il est permis de se demander si les deux maladies n'en font qu'une, ou bien si la glossite vraie ne serait pas une simple affection inflammatoire due à l'action directe d'une cause physique ou chimique, tandis que l'hémiglossite serait une inflammation catarrhale ou une névrose. Pour moi, les deux affections n'en font qu'une, et, après avoir donné la description de l'hémiglossite, je donnerai les raisons sur lesquelles je m'appuie pour parler ainsi.

L'hémiglossite semble encore plus rare que l'affection que nous venons de décrire ; et, quoique la plupart des auteurs admettent que la glossite aiguë puisse affecter toute la langue ou seulement une des deux moitiés, les observations où un seul côté a été atteint sont excessivement rares. En revanche, elles présentent entre elles une grande ressemblance au point que la description de l'une d'elles pourrait s'appliquer à toutes.

Toujours l'affection siégeait exclusivement ou du moins surtout du côté gauche, car si parfois le gonflement avait envahi la moitié droite, c'est toujours à gauche qu'il était le plus marqué. Presque toujours aussi, il existait du côté gauche une grosseur ou nodule situé ou bien dans l'épaisseur de l'organe ou bien formant sur la face dorsale une petite élévation épaisse, élastique; résistante et plus sensible au toucher que les parties environnantes. Le début de l'inflammation chez presque tous les malades se caractérise par un malaise général, de la fièvre, des frissons, des douleurs d'un côté de la tête et de la face (hemicraniennes et hémifaciales). Puis, la moitié gauche de la langue augmente de volume ; ce gonflement croît rapidement, s'étend parfois au côté droit, d'autres fois reste limité au côté où il a débuté, mais s'étend toujours jusqu'à la ligne médiane. Ce gonflement semble affecter surtout et peut-être uniquement les deux tiers antérieurs de la langue, ce qui faisait dire à Gueneau de Mussy que c'était un affection de la branche linguale de la cinquième paire.

La dyspnée que l'on rencontre dans quelques cas de glossite aiguë ne semble jamais s'être montrée dans l'hémiglossite et, de fait, dans aucun de ces cas, on ne constate de symptômes alarmants, et jamais il n'a été nécessaire d'avoir recours aux incisions. Le gonflement disparaît en cinq ou six jours, mais pas toujours complètement, car chez le malade dont parle Graves, la moitié gauche de la langue était encore hypertrophiée deux ans plus tard. A part quelques légères érosions, il ne semble pas que cette affection se complique d'ulcération ni de suppuration.

Si nous comparons cette description avec celle de la glossite aiguë, nous pouvons constater que, d'une façon générale, l'hémiglossite est une affection plus bénigne que la glossite généralisée, mais qu'à part cela, elle n'en diffère que par la présence d'une grosseur, d'un nodule dans l'épaisseur de la partie enflammée. Les deux affections se rencontrent bien plus souvent chez l'homme que chez la femme, toutes deux sont précédées de symptômes fébriles, de douleurs dans la région sous-maxillaire et dans les muscles du cou et de la tête, toutes deux ont une évolution rapide et une tendance à la résolution spontanée, toutes deux, enfin, laissent après guérison, une hypertrophie de l'organe qui peut être permanente ou durer très longtemps. Quant aux différences qui existent entre elles, il n'est pas difficile de s'en rendre compte. L'acuité moins grande des symptômes dans l'hémiglossite s'explique par le fait que le côté gauche est seul ou presque seul atteint et que la gonflement n'occupe que la partie antérieure de la langue ; la déglutition n'en est guère gênée, et il n'y a pas de cause de dyspnée. Aussi, les incisions que l'on pratique assez généralement dans la glossite généralisée ne sont-elles pas indiquées dans l'hémiglossite. Il peut se faire que la grosseur que nous avons signalée dans l'hémiglossite existe aussi dans la glossite généralisée, mais le gonflement considérable de l'organe empêche de la découvrir. Il est bon de rappeler que dans une des observations signalées par le Dr Duckworth, l'inflammation survint à la suite d'une orgie de bière et de liqueurs fortes. Je partage entièrement l'avis de ce confrère, quand il dit que beaucoup de cas décrits comme des glossites aiguës généralisées n'ont été que des hémiglossites. Il y a quelque temps, mon collègue le Dr Worman Moore me pria de voir une de ses malades de la salle Elizabeth. Il l'avait vue lui-même un jour ou deux auparavant à la consultation, et avait remarqué une grosseur dans la moitié gauche de la langue ; il ne l'avait pas revue depuis son entrée à l'hôpital. Quand nous la vîmes, elle avait de la fièvre avec de l'empâtement de la région sous-maxillaire du côté gauche et un gonflement généralisé de la langue tellement marqué, qu'elle pouvait à peine la contenir dans la bouche ; mais ce gonflement occupait surtout la moitié gauche, et la grosseur que le Dr Moore avait remarquée se reconnaissait encore sous la forme d'une induration allongée, élastique, résistante, soulevant la face dorsale de la langue dans sa moitié antérieure. Lès symptômes n'étaient pas assez aigus pour motiver une intervention chirurgicale et disparurent en quelques jours en laissant quelques excoriations et ulcérations superficielles, là où s'était fait la suppuration. Si ni l'un ni l'autre de nous n'avait vu la malade avant le jour où nous la vîmes ensemble, nous aurions probablement diagnostiqué glossite parenchymateuse aiguë bénigne, et cependant, il ne peut, il me semble, y avoir d'hésitation à considérer ce cas comme une hémiglossite s'étant rapidement généralisée.

Le traitement de l'hémiglossite est très simple. On a rarement occasion de recourir aux sangsues ni aux scarifications.

Un purgatif suivi d'un collutoire au chlorate de potasse et d'une alimentation composée de bouillon, d'œufs, de laitages, avec des applications locales de glace ; ou si on aime mieux des gargarismes chauds, et des collutoires chauds au borax ou au chlorate de potasse suffisent à remplir les indications thérapeutiques. A mesure que l'inflammation cède, on remplacera avec avantage les lotions émollientes par des astringents : trois grammes d'alun, ou 0,60 centigrammes de chlorure de zinc pour 150 grammes d'eau.

Inflammation de la base de la langue. — Sous le nom d'*esquinancie linguale*, le docteur David Craigie a décrit, il y a une cinquantaine d'années, une inflammation aiguë des amygdales et de la base de la langue ; c'était apparemment une maladie grave, car un de ses malades en mourut et trois ou quatre autres qui guérirent furent très sérieusement en danger pendant les quelques jours que dura la maladie. Il s'agit ici d'une forme grave d'amygdalite avec un gonflement inflammatoire qui s'étend à la base de la langue et aux parties environnantes au lieu de se cantonner, comme d'habitude, sur les amygdales et qui produit un gonflement consécutif considérable de toute la langue.

Il existe cependant une forme d'inflammation ou de phlegmon de la base de la langue qui se rencontre mais rarement. Dans ces cas ; l'organe est projeté hors de la bouche quelques fois de cinq à six centimètres; elle est œdématiée du fait de l'inflammation du tissu de la base et cet état peut simuler une glossite aiguë généralisée. Cependant l'induration, la sensibilité moins marquées de l'extrémité antérieure, l'excessive sensibilité au contraire de l'extrémité postérieure ajoutée aux symptômes de compression de la base, aideront à faire le diagnostic. La terminaison par suppuration est bien plus fréquente dans cette forme de glossite que dans les deux précédentes il se forme une collection purulente qui s'ouvre spontanément au bout de huit ou dix jours, si l'on n'a pas eu soin d'intervenir chirurgicalement. Le plus souvent, l'écoulement du pus est suivi d'un soulagement immédiat ; mais il n'en est pas toujours ainsi ; on cite un cas où la langue resta gonflée et proéminente plusieurs jours après que l'abcès eut disparu. Il n'est pas facile, quand toute la langue est œdématiée, de sentir la fluctuation à la base ; cependant, on devra toujours la rechercher. Il n'y a aucun inconvénient à donner issue au pus, au moyen d'une incision faite avec un long bistouri courbe, entouré jusqu'à quelques centimètres de la pointe d'une bandelette de diachylon. L'incision sera faite sur la ligne médiane, au devant de l'épiglotte, car il n'y-a pas de danger en ce point de blesser les artères linguales. Quoique la pression produite sur le larynx par la base de la langue tuméfiée amène le plus souvent une certaine difficulté à respirer, il n'y a jamais eu encore, que je sache, nécessité de recourir à la trachéotomie.

Dans quelques cas rares, l'inflammation envahit le tissu cellulaire situé entre les muscles génio-glosses et produit un gonflement du plancher de la bouche, qui s'étend de la symphyse du menton à l'os hyoïde. Heming a rapporté plusieurs cas de ce genre, outre les symptômes ordinaires, indiquant une inflammation de la base de la langue, tels que la dyspnée, la dysphagie, la salivation ; il y avait du gonflement de la région sous-maxillaire : la peau était pâle, très douloureuse au toucher et légèrement œdémateuse. On donna issue au pus par une incision sur la ligne médiane de cette région.

Glossite mercurielle. — Cette affection assez commune autrefois, est devenue maintenant très rare, grâce au soin avec lequel on administre le mercure d'une part, et d'autre part, grâce aux précautions que prennent les ouvriers qui manient cette substance. Dans les formes les plus graves de glossite mercurielle, la langue est considérablement augmentée de volume, mais jamais autant que dans la glossite aiguë généralisée ; elle est pressée contre les dents qui y laissent leur empreinte ; la surface dorsale est recouverte d'un enduit épais, elle est très sensible et devient le siège d'une suppuration superficielle, ou plus souvent d'excoriations ; elle n'est pas aussi rénitente au toucher que dans les formes précédentes de glossite, car l'augmentation de volume est due plutôt à de l'œdème. L'haleine est horriblement fétide. Ces seuls signes suffiraient à donner l'éveil sur la nature de la maladie ; mais ils s'accompagnent d'autres symptômes tellement probants que le diagnostic se fait tout seul. Les gencives sont gonflées, sensibles, fongueuses et saignent au moindre contact ; les dents sont ébranlées, la surface interne des lèvres et des joues est empâtée ; la salivation est encore plus abondante que dans les cas les plus graves de glossite aiguë. Les symptômes fébriles ne sont généralement pas aussi marqués que dans les autres formes de glossite, mais ils existent néanmoins presque toujours.

Tous les symptômes s'amendent en général aussitôt qu'on cesse l'administration ou le maniement du mercure, mais la guérison peut être hâtée par l'emploi du chlorate de potasse à la dose de 3 à 5 grammes pour 150 grammes d'eau toutes les quatre heures en potion, et en gargarismes ; puis plus tard par des gargarismes astringents à l'alun ou au perchlorure de fer (2 grammes de teinture pour 150 grammes d'eau). Dans la plupart des cas de glossite mercurielle, on se trouvera bien de l'emploi des toniques ; car de nos jours, toutes les fois qu'il survient un empoisonnement par le mercure, c'est qu'il y a une susceptibilité toute particulière ou un état de santé générale qui laisse à désirer. On administrera aussi comme purgatif du sel de Glauber ou une poudre de Sedlitz de façon à déblayer le canal intestinal des petites quantités de mercure qui pourraient encore s'y trouver. Dans les cas très graves où il y a un gonflement énorme de la langue accompagné de grandes douleurs on pourra appliquer des sangsues sous la mâchoire et on fera tenir toujours un morceau de glace dans la bouche. Heureusement ces cas graves sont très rares aujourd'hui et les cas de glossite mercurielle suivie de mort comme celui que rapporte Stromayer peuvent être considérés désormais comme des choses du passé.

Glossite septique (*par piqûres et morsures d'insectes, reptiles, etc*). — A moins de reconnaître une origine septique à toute glossite parenchymateuse aiguë, je ne sache pas qu'il y ait une forme de glossite qui mérite la dénomination de *septique*. Et cependant, plusieurs auteurs font mention d'une glossite suraiguë qui serait due à l'introduction dans la bouche de substances septiques, suivie d'inoculation de la langue. Cette forme suivrait une marche très rapide et se terminerait beaucoup plus souvent qu'aucune autre par la gangrène de tout ou partie de l'organe. Parfois, on semble admettre, quelques auteurs même affirment l'identité de cette affection avec la pustule maligne. Je crois que la description de cette glossite septique a pour origine l'histoire donnée par Heyfelder en 1834 d'un boucher allemand qui, en tuant un mouton malade, tint le couteau pendant quelque temps entre les dents. Deux ou trois jours après, les bords de la langue se couvrirent de pustules noirâtres et l'organe tout entier devint le siège d'un gonflement considérable ; il mourut en moins de trois jours. Il est évident que cet homme est mort de glossite suraiguë, mais à part les pustules noires sur les bords de la langue, je ne vois aucune raison pour séparer ce cas de tous ceux de glossite aiguë ordinaire. La glossite aiguë simple peut reconnaître comme causes l'action de diverses substances irritantes et parmi elles, on doit évidemment ranger la viande gâtée et putréfiée, peut-être, est-ce même la plus irritante de toutes. Il n'y a absolument rien qui prouve qu'il se fût agi là d'un cas de pustule maligne (charbon). D'ailleurs je n'ai pu découvrir, malgré des recherches consciencieuses dans les meilleurs articles sur la pustule maligne, que cette affection se montre jamais primitivement sur la langue, et cependant, il semble que les occasions d'inoculation directe de cet organe ne doivent pas manquer. Il est vrai que Demarquay a décrit le charbon de la langue comme si c'était une affection bien connue, et il dit qu'on la rencontre surtout chez les bouchers et les équarrisseurs qui ont l'habitude de tenir leur couteau entre leurs dents.

La piqûre d'une guêpe ou d'un autre insecte, et les morsures de petites couleuvres suffisent pour produire presque toujours de la glossite aiguë et on a raison de séparer ces cas-là de ceux de glossite aiguë d'origine catarrhale ; car on ne peut guère admettre qu'il y ait ici prédisposition, ni que l'apparition de l'inflammation sur la langue soit un simple effet du hasard.

Quoi qu'il en soit, la symptomatologie est sensiblement la même. Il n'y a pas ici, bien entendu, de phénomènes fébriles prémonitoires, et le gonflement, sauf au point directement lésé, est plus souple, plus œdémateux que dans la glossite catarrhale Les symptômes locaux sont souvent fort pénibles, mais l'affection suit presque toujours une marche bénigne et il est rarement nécessaire d'avoir recours aux incisions.

Le traitement est celui d'une glossite aiguë de moyenne intensité.

La *gangrène* se montre quelquefois à la suite d'une glossite aiguë, mais plus souvent après une glossite due à une inoculation de substances septiques (de quelque nature qu'elles soient) qu'après celle qui reconnaît pour cause une origine physique ou catarrhale : la gangrène dans ces cas, revêt naturellement la forme humide. Quand survient cette complication la mort est la conséquence presque fatale ; si le malade survit, la partie gangrenée sera peu à peu entraînée par la suppuration et il restera un moignon qui, malgré ses dimensions parfois fort petites, pourra rendre encore de grands services pour la parole et la déglutition. Tout le temps que durera la suppuration, on devra faire dans la bouche des lotions fréquentes avec du chlorate de potasse ou de soude, ou mieux encore des insufflations d'iodoforme en poudre ; on soutiendra les forces du malade avec du vin de quinquina et des acides minéraux.

CHAPITRE VI

ÉRUPTIONS SUR LA LANGUE

Eruptions exanthématiques et Pemphigus. Herpès. — Vésicules des ulcères aphteux.

Les éruptions des fièvres exanthématiques et quelques-unes des éruptions aiguës et chroniques qui se montrent à la peau se rencontrent également sur la langue ; telles sont par exemple les pustules de variole ; mais leur apparition est loin d'être constante et cette éruption, quand elle a lieu, est toujours discrète. Les papules de la roséole se montrent également sur la langue, mais très modifiées. L'érysipèle affecte aussi cette muqueuse, mais je ne connais pas d'exemples d'érysipèle primitif de la langue. Le pemphigus s'y rencontre aussi, mais rarement. Willan cite un cas rapporté par Dickson en 1787, où il s'agissait d'une femme délicate, épuisée de fatigue après avoir donné des soins à son mari pendant une fièvre typhoïde, qui fut atteinte de fièvre et de mal de gorge ; le quatrième jour, il y avait de grandes vésicules remplies de sérosité jaune sur la langue et à la face interne des joues. Il s'ensuivit une éruption généralisée de pemphigus sur tout le corps. Il faut avoir présent à l'esprit la possibilité de l'invasion de la langue dans ces diverses affections, mais il suffit ici de les rappeler: leur description rentre dans celle des fièvres éruptives et des exanthèmes en général.

Herpès. — L'herpès est une éruption vésiculaire qui le plus souvent se transforme rapidement en pustule et parfois envahit la langue. Clarke trouve le mot *herpès* mal choisi et donne comme raison que les membranes muqueuses ayant une structure très différente de celle de la peau la pathogénie intime de leurs affections doit différer aussi. Il n'est donc pas d'avis de donner aux maladies des muqueuses les mêmes noms qu'à celles de la peau. J'avoue que je ne partage pas cette façon de voir, surtout en ce qui concerne la maladie qui nous occupe. L'analogie entre la muqueuse de la langue et la peau est telle, qu'elle justifie l'emploi des mêmes termes pour exprimer les mêmes maladies; l'éruption herpétique de la langue est incontestablement vésiculaire et cet herpès de la langue accompagne souvent l'herpès de la face. Il serait difficile de trouver une dénomination plus exacte et je ne vois pas plus de raison pour chercher un autre nom pour l'herpès de la langue que pour le pemphigus ou la variole.

Dernièrement, j'ai eu à soigner un cas type d'herpès de la langue à la consultation de l'hôpital : je ne puis mieux faire que d'en donner la description. Le malade avait de quarante à cinquante ans, la figure était couperosée, le teint vif: en un mot il présentait l'aspect d'un alcoolique chronique. La langue était recouverte d'un enduit épais, sauf vers la pointe; à ce niveau la muqueuse et le tissu sous-muqueux étaient légèrement gonflés et un peu indurés. La surface était plus rouge que le reste de la muqueuse et entrecoupée par des taches blanc-bleuâtres, légèrement papuleuses et entremêlées par-ci par-là de toutes petites vésicules ou pustules. Toute la partie malade était sensible et douloureuse au toucher ; le malade se plaignait de souffrir depuis plusieurs jours; il guérit rapidement.

L'herpès affecte d'ordinaire la pointe ou les bords de la langue et s'attaque de préférence à ceux qui sont atteints de troubles dyspeptiques dus aux excès de boisson ou de la table en général; sa marche est aiguë et elle disparaît aussitôt que l'estomac a repris son fonctionnement normal. L'état général n'en est pas plus affecté d'ordinaire que par une éruption générale d'herpès. Cependant Mackenzie a cité un cas où l'apparition d'une éruption d'herpès sur la langue et la muqueuse buccale s'était accompagnée d'un état fébrile intense. Il y eut un gonflement considérable de toutes les parties malades: l'éruption envahit successivement ces diverses régions et vers le déclin il survint un exanthème semblable sur la joue et l'oreille droites.

Le traitement de cette forme d'herpès de la langue que je viens de décrire est très simple et réussit toujours. Il faut corriger l'embarras gastrique par des purgatifs salins, le bismuth et la privation des aliments qui semblent l'avoir produit. Quand la langue est nettoyée et que l'haleine n'est plus fétide, on administrera quelques toniques. Le traitement local se bornera à des collutoires au miel boraté appliqués fréquemment au moyen d'un pinceau ou une solution de borax sans glycérine et enfin, quand la douleur a disparu, des lotions astringentes à l'alun ou au tannin.

Ulcères aphteux précédés de vésicules. — Il ne faut pas perdre de vue que si on ne doit pas classer les ulcères aphteux parmi les éruptions vésiculaires, il n'en est pas moins vrai que ces ulcères aphteux sont le fait de l'affaissement d'une vésicule. Quand on constate l'apparition d'un bouquet de vésicules sur la langue d'un enfant on peut, en général, les considérer comme le début d'une éruption aphteuse. L'herpès de la langue est rare; l'ulcération aphteuse au contraire est fréquente. La description de l'ulcération aphteuse se trouve au chapitre des ulcères en général; nous y renvoyons le lecteur.

CHAPITRE VII

Impressions dentaires. — Excoriations. — Sillons normaux. — Dépressions en ravins. — Replis. — Sillons inflammatoires. — Fissures syphilitiques tuberculeuses, cancéreuses.

IMPRESSIONS DENTAIRES.

Les impressions dentaires se rencontrent souvent sur les bords de la langue ; comme leur nom l'indique elles sont le fait de la pression des dents sur cet organe. Quand la langue est le siège d'un gonflement transitoire, on voit se dessiner tout autour de son bord libre des impressions dentaires qui forment des contours festonnés ; cet aspect disparaît aussitôt que la langue reprend ses dimensions normales. Nous n'en pouvons donc tirer aucune donnée relativement à la nature de la lésion linguale, tout ce que nous pouvons en conclure, c'est que la langue est le siège d'une augmentation de volume.

Dans la glossite mercurielle quand l'organe est très gonflé et ulcéré, les bords présentent en général de profondes impressions dentaires au fond de chacune desquelles apparaît parfois un ulcère de mauvaise nature. Quand il s'agit d'une hypertrophie permanente de la langue, les impressions peuvent être permanentes aussi. J'ai en ce moment devant les yeux le dessin de la langue d'une vieille femme qui présente l'aspect le plus bizarre que j'aie jamais vu. La langue tout entière est augmentée de volume, pas assez, cependant, pour attirer l'attention. Et cependant les bords sont festonnés d'impressions dentaires très marquées ; pour mieux dire, ces bords sont entaillés à intervalles réguliers, chaque dépression en forme de cupule correspondant aux rares et mauvaises dents qui restent. Sur la face dorsale de la langue, il existe près du bord libre à droite trois trous profonds, produits par la pression de trois des dents de la mâchoire supérieure. Ce n'est donc pas seulement la langue trop large qui est venue presser contre les dents, mais celles-ci se sont aussi inclinées en dedans vers la langue de façon à s'y enfoncer. Il est probable que c'est à la suite d'ulcérations répétées que ces dépressions se sont faites si profondes et permanentes, car elles étaient ulcérées quand je vis la malade et c'est même ce qui l'amenait à l'hôpital.

Il n'y a naturellement aucun traitement contre ces impressions dentaires permanentes. L'ulcération seule qui les accompagne est susceptible de modification.

EXCORIATIONS.

Il nous suffira de quelques mots pour faire la description des excoriations que l'on rencontre à la surface de la langue. Il y est fait allusion d'ailleurs au chapitre des ulcérations ; c'est qu'en effet, il y a souvent une relation tellement étroite entre ces deux genres de lésions, que la description de l'une d'elles serait incomplète sans la description de l'autre.

Sans être absolument ulcérée, la surface de la langue peut être excoriée, et cette desquamation épithéliale peut reconnaître plusieurs causes. Parmi les plus fréquentes, il faut citer la dyspepsie et le traumatisme ; souvent aussi, on rencontre des excoriations sur des langues qui sont atteintes de glossite superficielle chronique. Les excoriations elles-mêmes, quelle qu'en soit l'origine, présentent à peu près toujours les mêmes caractères : on peut les comprendre toutes en une seule description. La surface de la langue est lisse, entièrement dépourvue de papilles sur la partie malade ; elle est plus rouge qu'à l'état normal et la desquamation épithéliale se voit très nettement. La surface ainsi malade est parfaitement délimitée, mais ne présente pas de perte de substance, n'est pas creusée en profondeur ; il n'y a que du dépouillement épidermique sur une étendue plus ou moins grande.

S'il est vrai que les surfaces ainsi dénudées varient peu dans leur aspect, elles varient beaucoup d'étendue. Les dénudations épidermiques qui sont le résultat de brûlures, sont en général très peu étendues et guérissent rapidement. Pendant un jour ou deux, elles sont sensibles au toucher et au contact des aliments trop chauds, ou trop froids ou fortement épicés, mais cette sensibilité disparaît rapidement et la guérison a lieu.

Les desquamations épithéliales d'origine dyspeptique présentent assez souvent, au contraire, une étendue assez grande. Toute la partie antérieure de la face dorsale est rouge et dépouillée de ses papilles filiformes ; il ne reste que les papilles fongiformes, et celles-ci paraissent plus nombreuses et plus développées à cause de l'absence des premières qui, à l'état normal, les recouvrent en partie ; à moins cependant que celles-ci ne soient très gonflées et d'une rougeur exagérée. L'enduit épais qui recouvre toujours la partie postérieure de la face dorsale rend encore plus évidente la rougeur et l'absence d'épithélium de la partie antérieure.

J'ai souvent eu l'occasion de voir à ma consultation de pareilles langues chez des jeunes gens, et je me suis demandé si cette lésion était due uniquement à des troubles dyspeptiques ou si elle ne pouvait pas être occasionnée soit par l'action de sucer la langue soit par le frottement contre les dents ; mais je n'ai pas pu obtenir d'indications précises dans ce sens. Hack a décrit des excoriations superficielles de la langue se reproduisant dans certaines familles. Dans deux de ces familles et chez trois générations, il observa une série d'excoriations longues, ovales, nettement délimitées par un bord jaune ; elles existaient sur les bords et à la pointe. Dans la plupart des cas, elles se montraient dans la première enfance et souvent la langue était dénudée sur une grande étendue avec des excoriations rouges, lisses par endroits. Dans aucun cas il n'y avait eu de syphilis. Pour bien s'assurer si ce genre de desquamation était fréquent, Hack examina les langues de 600 soldats et ne retrouva le même aspect que chez 12 d'entre eux. Je n'ai pas pu me procurer le travail original de Hack, mais dans un extrait qui a paru dans le « Jahrbucher » de Schmidt (1883. — 197.128) il n'est pas question de la cause de cette desquamation, pas plus chez les deux familles en question que chez les 12 soldats. En ce qui concerne les deux familles il n'est pas impossible que la muqueuse dorsale de la langue fût plus mince et ait offert une résistance moindre qu'à l'état normal. de même que chez certaines personnes la peau est plus fine et se laisse entamer plus facilement que chez d'autres.

Les excoriations qui se montrent si souvent sur la langue des personnes sujettes à de la glossite superficielle chronique sont dues presque toujours à un léger traumatisme ou à de la dyspepsie, et il n'y a pas lieu de s'étonner de la facilité avec laquelle de pareilles langues s'excorient, quand on songe combien cette muqueuse est mince. L'épaisseur normale de l'épithélium se trouve diminuée par places de plus de la moitié ou des deux tiers, et quoique les couches superficielles de cellules soient souvent plus résistantes et ressemblent davantage à la couche cornée de l'épiderme cutané, leur pouvoir protecteur n'est pas aussi grand qu'à l'état normal. Outre la diminution d'épaisseur de l'épithélium, les tissus sous-jacents sont toujours le siège d'une irritation que démontre d'ailleurs la facilité avec laquelle cette muqueuse s'enflamme, ainsi que la quantité de petits vaisseaux et de leucocytes que l'on voit au microscope sur des préparations faites avec des coupes perpendiculaires de cette muqueuse. Il en résulte qu'un traumatisme qui ne blesserait pas une langue saine et normale (tel que le contact d'aliments un peu chauds ou de légers frottements) suffit pour produire une excoriation, et, de plus, cette excoriation occasionne plus d'ennuis et guérit beaucoup plus lentement que si la langue était saine. Il est rare de ne pas trouver par-ci par-là sur ces langues enflammées de petites surfaces dénudées, car aussitôt qu'une poussée inflammatoire aiguë est passée, il s'en produit une autre très facilement et de nouvelles excoriations se forment.

Le traitement de ces lésions, quand elles sont dues simplement au contact d'aliments trop chauds et qu'elles résultent en somme de brûlures superficielles, consiste dans l'administration de pastilles de chlorate de potasse ou d'un collutoire avec ce même sel pour base : l'épiderme se reforme rapidement et la sensibilité disparaît. Quand la dénudation occupe une grande surface et rend ainsi la langue très sensible, il faut se servir du chlorate de potasse plus souvent, ou bien badigeonner souvent au miel boraté ; et si cela ne suffit pas faire des attouchements avec une solution faible d'acide chromique. De cette façon on calmera rapidement la douleur et le malade guérira s'il s'astreint à renoncer aux boissons fortes, au tabac, aux aliments chauds et épicés.

Les excoriations qui surviennent à la suite d'inflammations chroniques sont bien plus difficiles à guérir. Il faut avoir recours aux mêmes moyens, et, de plus, il faut bien rechercher s'il n'existe aucune cause d'irritation telle que des dents ébréchées ou des plaques de prothèse mal adaptées. Malgré tout, il est souvent fort difficile d'empêcher la reproduction de ces excoriations. On les guérit à mesure qu'elles se présentent mais on doit abandonner l'espoir de les supprimer d'une façon définitive. Ce qu'on peut faire de mieux dans ces cas, c'est de s'attaquer à l'état de santé générale, de prescrire un régime sévère, tout en employant de temps en temps des topiques à l'acide chromique ou des astringents.

SILLONS, CREVASSES.

Chez beaucoup de personnes on voit sur la face dorsale de la langue des sillons, des dépressions linéaires qui ne sont pas toujours le résultat d'une affection soit ancienne soit récente. Bien des personnes présentent un sillon, qui est presque une crevasse sur la ligne médiane de la langue ; sa longueur varie de quelques millimètres à deux ou trois centimètres : on peut séparer facilement les deux bords en les écartant avec les doigts et on constate alors que le fond est tout à fait uni sans enduit et sans papilles quoique celles-ci existent jusque sur ses bords et que la langue soit généralement recouverte d'un enduit. Ce sillon médian n'est pas à l'état normal ulcéré ni excorié, mais il est sujet à s'excorier plus vite que les parties voisines, pour peu qu'il se fasse une poussée inflammatoire à la surface de la langue. Et alors cette excoriation n'est pas facile à guérir, à cause du contact permanent entre les deux côtés du sillon.

On peut d'ailleurs rencontrer, à l'état normal, sur le dos de la langue, d'autres sillons que celui de la ligne médiane, leur direction est ordinairement longitudinale et ils présentent une longueur et une profondeur très variables. Quelquefois ils sont courbes, parfois bifurqués absolument comme les rides du front, mais ils n'ont pas la même signification que ces dernières, car ils ne sont aucunement un indice de l'âge mûr, ni sont-ils l'expression, d'après mon expérience du moins, d'une série de tourments et d'ennuis ; on en rencontre sur les langues de très jeunes sujets quoique moins souvent cependant que chez les adultes. Ils sont dus très souvent à la compression latérale que subit la langue quand celle-ci est un peu trop grande pour la place que lui laissent les deux arcades dentaires. Ils indiquent donc parfois un état inflammatoire passager et passé, ou un certain degré d'hypertrophie qui ne s'est pas complètement résolu. Dans tous ces sillons, on constate la même surface unie et lisse de la muqueuse ; dans le fond du ravin, absence complète d'enduit, pas d'induration des bords, et effacement facile de ces mêmes bords par le simple écartement avec les doigts.

En général, ceux dont la langue présente cette particularité ne s'en aperçoivent pas et quand on la leur fait remarquer ils la considèrent comme une curiosité. Seuls les hypocondriaques demandent à l'art médical d'intervenir pour les en débarrasser : il est bien entendu qu'aucun traitement n'a d'action sur ces sillons ; d'ailleurs il n'y a lieu d'en appliquer aucun.

Les *crevasses inflammatoires* se rencontrent souvent quand la langue est le siège d'inflammation chronique superficielle ; plus souvent encore, quand ce processus inflammatoire intéresse les tissus profonds et produit un agrandissement de l'organe. J'ai vu plusieurs cas très nets de ce genre. Dans l'un, il s'agissait d'un ouvrier gazier qui venait à la consultation de l'hôpital il y a quatre ans. Il avait l'habitude d'absorber des quantités considérables de rhum tous les jours et fumait environ 10 grammes de tabac. Il était venu se plaindre deux ans auparavant que la partie antérieure de sa langue était rouge, gonflée, douloureuse, et quoiqu'il eût cessé de boire et de fumer l'inflammation avait persisté longtemps et la langue était restée rouge. Il existait sur la moitié droite de l'organe et vers sa pointe une grande surface gonflée et sillonnée de nombreuses crevasses se dirigeant dans tous les sens et circonscrivant des îlots : à côté la muqueuse était lisse et saine. Il n'y avait pas d'ulcération au fond des crevasses dont quelques-unes cependant étaient si profondes et si étroites qu'elles méritaient plutôt le nom de fissures ; ou pouvait les effacer toutes en écartant les bords avec les doigts. Le malade se plaignait non pas des sillons, mais de la douleur qu'il éprouvait si souvent dans les îlots de tissu ainsi circonscrits. Par le fait de leur proéminence ils subissaient des frottements de la part des dents et des aliments et s'excoriaient et s'enflammaient facilement. Ici, comme dans tous les cas semblables d'ailleurs, il n'existait aucune relation entre la formation des sillons et celle des îlots de tissu enflammé ; si ce n'est que tous deux dérivent d'une cause commune, à savoir la compression d'une portion de la langue primitiviment élargie. On ne devrait pas considérer ces sillons comme d'origine inflammatoire, car ils ne sont que le résultat indirect d'une inflammation et peuvent être aussi produits par une hypertrophie de tout autre nature.

Wunderlich a décrit sous le nom de glossite disséquante de vrais sillons inflammatoires. Demarquay en parle sous le nom de glossite superficielle chronique et il dit que cette glossite disséquante ressemble à la forme papillaire de la glossite aiguë superficielle (affection dont je ne me rends pas bien compte, pour ma part) dont elle ne différerait que par la profondeur des sillons. Demarquay en parle comme d'une affection très tenace et dont on n'obtient le plus souvent qu'une guérison incomplète ; car la surface de la langue conserve toujours plus ou moins un aspect mamelonné. Le seul exemple que je me rappelle avoir vu est celui d'un jeune homme que soignait M. Savory d'Abernethy. Il était resté pendant quelque temps dans nos salles et avait subi l'amputation d'une cuisse quelque temps auparavant. La guérison fut lente et fut interrompue par une attaque assez aiguë d'inflammation superficielle de la langue. Toute la surface ne fut pas également atteinte, mais il se produisit très rapidement un grand nombre de sillons entrecoupés, tous très superficiels et dont plusieurs étaient excoriés et douloureux. Entre deux sillons la surface de la langue était unie, plus rouge que normalement et privée de papilles et d'enduit. L'aspect général rappelait assez bien celui d'une vieux panneau peint qui sous l'effet du soleil et de l'humidité se serait craquelé et présenterait au lieu de sa surface unie de nombreuses sinuosités dessinant et isolant de petites surfaces plus ou moins arrondies. J'émis l'idée, ainsi qu'on l'avait fait avant moi, qu'il s'agissait peut-être d'un cas de syphilis, mais le malade ne présentait aucun antécédent syphilitique ni rien qui pût faire croire qu'il fût atteint de cette diathèse. Des examens répétés et une étude plus approfondie du cas m'amenèrent à penser qu'il s'agissait là d'un exemple de cette variété de glossite superficielle aiguë décrite par Demarquay et Wunderlich, mais qui se distinguait par un point particulier, de ce que j'appellerais *leur* affection, à savoir par le peu de profondeur des sillons, qui, je m'imagine, doivent être plus profonds dans la glossite disséquante.

Les inflammations diffuses de la surface de la langue aussi bien que celles qui sont circonscrites peuvent produire des sillons qui sont souvent permanents, surtout quand ils succèdent à de véritables ulcérations.

Les sillons qui sont dus simplement à la compression de la langue dans un espace trop étroit ne peuvent être traités avec succès qu'en supprimant la cause première. Ce n'est pas en général les sillons, mais bien plutôt les surfaces qu'ils limitent que nous sommes appelés à soigner, et ce traitement sera naturellement le même que dans tout autre cas d'inflammation ou d'excoriation de la langue, quelle qu'en soit l'origine. Il en est question dans le chapitre qui traite des leucômes et de la glossite chronique superficielle, aussi ne pensons-nous pas devoir y insister ici. Il consistera surtout dans l'application de topiques au borax, de solutions faibles d'acide chromique et de chlorate de potasse; dans un régime sévère, et dans l'abstention de tout ce qui peut irriter la langue, tel que les spiritueux de toute nature, les aliments très chauds ou très froids, ou très épicés, la fumée de tabac, la chique, etc. La glossite disséquante sera traitée à peu près de la même manière, mais la formation rapide de sillons et de fissures, et la fréquence d'ulcérations au fond de ces sillons exigent en général une intervention plus active : on se servira de solutions plus fortes d'acide chromique (0,60 centigr. pour 30 grammes d'eau) ; — on administrera du chlorate de potasse à l'intérieur ; on prescrira, s'il le faut, des toniques et de l'huile de foie de morue.

Des sillons, semblables à ceux que nous venons de décrire peuvent se montrer dans le cours de la syphilis, et relèvent peut-être plus souvent de cette diathèse que de toute autre cause. Mais dans ce cas, il n'est pas facile, en général, d'effacer ces sillons par écartement, car presque toujours ils ont été, à une période quelconque, le siège d'ulcérations. Il est très possible que l'affection à laquelle on a donné le nom de *glossite disséquante* reconnaît parfois une origine syphilitique, mais je ne me rappelle pas en avoir vu un seul cas où cette diathèse existât et Demarquay la considère comme en étant tout à fait indépendante.

Le traitement local des fissures syphilitiques est le même que pour les autres ; mais on y ajoutera l'administration, à l'intérieur, de mercure ou d'iodure de potassium, selon que l'un ou l'autre de ces deux médicaments est plus spécialement indiqué dans le cas dont il s'agit; de même que les doses seront proportionnées à l'état général du malade et à la marche de la maladie. Mais si les sillons sont profonds et s'ils ont été le siège d'ulcérations, il y a peu d'espoir qu'aucun traitement les fasse disparaître.

FISSURES ET CREVASSES.

Nous avons dit dans le chapitre précédent que parfois les sillons normaux ou inflammatoires du dos de la langue sont si profonds qu'ils mériteraient plutôt le nom de *fissures ou crevasses*

Une pareille fissure peut être due au frottement par une dent ébréchée; dans ce cas, elle est située sur le bord de la langue et, en général, n'est pas bien longue, mais elle peut être profonde et irradiée et donner lieu à un écoulement ichoreux. En général ces fissures dentaires sont entourées d'une auréole inflammatoire et la base est légèrement proéminente et indurée, ou quelquefois, au contraire, œdémateuse et dépressible. Les bords et le fond de la fissure sont ulcérés. En somme, il serait plus exact de dire qu'il s'agit d'un ulcère en forme de fissure que d'une fissure ulcérée. Le diagnostic de la nature de l'affection est en général facile, grâce à la présence de la dent en cause, grâce à l'auréole inflammatoire, au peu d'induration, à la base dépressible et à l'absence de tout antécédent syphilitique.

Le traitement consiste à supprimer immédiatement la cause lacérante, à se gargariser au chlorate de potasse, au borax et au miel, et, s'il y a indication de modifier la surface de la plaie, on emploiera une solution d'acide chromique ou de sulfate de cuivre, ou de chlorure de zinc. Il faut avoir soin de ne pas irriter le mal par des applications caustiques ou tout autre agent trop actif, car il faut toujours se méfier après la trentaine de la possibilité du développement du carcinôme. On verra plus loin comment se fait cette transformation et comment l'induration augmente d'intensité et de profondeur. Dans la plupart des cas où une cause aussi simple qu'une dent ébréchée aura été le point de départ d'une ulcération de mauvaise nature, il sera nécessaire d'avoir recours à un traitement général, car la profondeur de la fissure et les caractères particuliers de la lésion sont l'indice d'un mauvais état général. Il sera toujours bon de veiller aux fonctions digestives et de donner des toniques, même si cela n'est pas absolument nécessaire.

La syphilis est la cause la plus commune de ces fissures ou crevasses; et c'est surtout, — mais pas uniquement, — à la période tertiaire qu'on les rencontre. Les fissures de la syphilis secondaire se montrent presque toujours sur le bord de la langue et sont autant le fait du frottement des dents que de la syphilis. Une des formes que l'on rencontre le plus souvent est celle où il se développe sur le bord de la langue un tubercule muqueux qui, sous la pression exercée par les dents, finit par s'ulcérer. Cette ulcération affecte la forme linéaire ou étoilée, puis, la cause persistant, elle augmente graduellement de dimensions et constitue en fin de compte une fissure profonde et de mauvaise nature. Il est bon de remarquer qu'une excroissance quelconque du bord de la langue pourrait se terminer de la même manière, mais que cela se remarque surtout chez les sujets syphilitiques.

Il n'est pas rare de voir des cas de syphilis secondaire où les bords de la langue présentent des ulcérations multiples et parfois profondes sans qu'elles aient été précédées par un tubercule papillaire. Ces lésions sont dues également en grande partie au frottement des dents. Les fissures qui en sont la conséquence ne sont pas de nature inflammatoire et n'ont pas un mauvais aspect comme celles que l'on voit chez les sujets non syphilitiques, mais débilités. Quoiqu'elles ne s'accompagnent ni d'aréole rouge, ni d'aucun signe inflammatoire, ces fissures sont en général très douloureuses et occasionnent au malade des souffrances continuelles à cause du mouvement perpétue de la langue et l'irritation qui en est la conséquence.

Il est en général facile de reconnaître les fissures syphilitiques en se basant sur les signes et symptômes que nous avons donnés; tels que l'absence de tout processus inflammatoire aigu, l'existence d'ulcérations nombreuses et leur coïncidence avec d'autres symptômes spécifiques sur la langue, la face interne des joues, les lèvres ou d'autres parties du corps. Les fissures qui se montrent sur les tubercules muqueux sont d'un diagnostic encore plus facile; car s'il est vrai que l'ulcération modifie considérablement l'aspect de ce tubercule, il est en général facile d'en reconnaître la nature, car il en existe très souvent d'autres sur les bords et le dos de l'organe.

Le traitement de ces fissures secondaires donne ordinairement des résultats très satisfaisants. Il n'est nécessaire d'arracher les dents avoisinantes que si elles sont inégales, ébréchées, coupantes. On administrera du mercure à l'intérieur et on instituera le traitement général indiqué dans la syphilis secondaire; on y adjoindra l'application locale d'une solution d'acide chromique au moyen d'un fin pinceau, et on obtiendra une prompte guérison. La douleur disparaît presque immédiatement et en moins d'une semaine, les fissures sont cicatrisées. Ainsi que nous le faisions remarquer à propos des ulcères, le traitement antisyphilitique interne peut n'agir sur ces affections secondaires de la langue qu'au bout de plusieurs semaines et même des mois, mais le traitement local en vient à bout très vite. Une fissure profonde située sur le bord de la langue d'un syphilitique et dont la présence est liée à celle d'une dent ébréchée ne guérira qu'en enlevant cette dent.

La guérison des fissures syphilitiques se fait par la formation d'une cicatrice. Cette cicatrice est en général déprimée à surface lisse et unie. — Parfois elle s'épaissit et se soulève sous forme de plaques d'un blanc laiteux qui sont caractéristiques d'une ancienne syphilis et qui peuvent se rouvrir plus tard et être le point de départ de nouvelles fissures. Celles-ci que l'on serait tenté de considérer comme des manifestations secondaires, quoiqu'elles apparaissent longtemps après que la période secondaire est passée, sont tributaires du même traitement qu'à leur première apparition. Le mercure à l'intérieur et une solution d'acide chromique à l'extérieur ont une action magique, et les plus rebelles d'entre elles disparaissent sous l'influence de ce double traitement. Mais les cicatrices aussi bien cette fois que la première sont permanentes et peuvent encore se rouvrir plus tard.

Les fissures de la syphilis tertiaire sont en général bien plus terribles que celles de la période secondaire. Elles peuvent se montrer à la suite d'états pathologiques assez divers et offrent quelque variété, selon la nature de la cause productrice. Prenons comme exemples les observations suivantes, au nombre de trois; deux d'entre elles ont été prises dans mon service à Saint-Bartholomée, et la troisième dans le service M. Smith quand j'étais son externe. Un homme d'une quarantaine d'années se présenta à ma consultation se plaignant que depuis huit ou dix jours, il s'était rompu quelque chose à la partie postérieure de la langue, et en effet, on pouvait constater une grande et profonde fissure, mesurant environ 0,05 centimètres de longueur au milieu de la partie postérieure de cet organe. Les bords de cette fissure, déchiquetés, inégaux, recouverts par place de pus restaient écartés et avaient une profondeur d'au moins 0,02 centimètres ; les tissus environnants légèrement œdématiés étaient un peu décollés au niveau des bords de cette ulcération. Le malade avait eu la syphilis plusieurs années auparavant et il portait sur le corps des cicatrices d'anciennes ulcérations et des nodosités le long du bord antérieur des tibias. Il n'y avait pas de doute que cette fissure fût le résultat de l'ouverture d'une ou de plusieurs gommes. On le soumit à l'iodure de potassium, de plus, on nettoya l'ulcère aussi souvent que possible avec la liqueur de Condy, et, quand l'amélioration sembla se ralentir, avec une solution astringente. La guérison se fit régulièrement, mais lentement, et ce n'est qu'au bout d'un temps assez long que la perte de substance fut entièrement comblée. Il resta une cicatrice profonde, — pas aussi profonde que l'ulcération, car les deux lèvres s'étaient accolées en partie — mais assez profonde pour être facilement visible quand la langue était tirée hors de la bouche.

Le second cas est celui d'une femme qui est restée pendant un certain temps dans les salles de M. Smith. Elle n'avait que trente-deux ans ; sa mine était bonne et elle ne présentait de traces de syphilis que sur la langue ; mais là il n'y avait pas d'erreur possible : elle avait été atteinte de la maladie plusieurs années auparavant. On voyait sur la face dorsale de cet organe deux sillons longs et tortueux profondément entaillés, mesurant chacun de quatre à cinq centimètres de longueur ; de chaque sillon partaient des embranchements simulant le dessin d'une rivière avec ses affluents. Quand elle tirait la langue, on voyait facilement dans l'écartement des deux bords le fond du sillon qui était, par places, à une profondeur de sept à huit millimètres, ce qui est beaucoup pour un écartement si petit. Les lèvres du sillon étaient ou taillées à pic ou légèrement décollées, pas déchiquetées ou recouvertes de pus comme dans le cas précédent, mais lisses et brillantes, et plus douloureuses par places ; souvent, au fond du sillon, on voyait du pus concrété ou des débris alimentaires. Les détails anatomo-pathologiques qui ne se voyaient pas par l'écart spontané des deux lèvres de la fissure se retrouvaient quand on écartait légèrement les bords avec les doigts. Les bords de toutes ces fissures présentaient un peu de gonflement et très peu d'induration et il existait entre elles une bande de muqueuse étroite lisse et brillante au delà de laquelle le dos de la langue était normal, couvert de son enduit normal et revêtu de papilles. Lamalade souffrait beaucoup, car quoique la langue ne fût pas enflammée elle était très sensible, et il existait une salivation abondante. Pendant son séjour à l'hôpital, elle fit peu de progrès ; c'est qu'elle ne pouvait pas prendre de l'iodure de potassium, à cause de l'iodisme qui survenait immédiatement, et aucun topique ne semblait la soulager. Cependant avant qu'elle ne retournât chez elle, il s'était fait une légère amélioration sous l'influence de petites doses de bichlorure de mercure et d'insufflations dans la bouche d'une poudre composée de chlorhydrate de morphine et d'oxyde de zinc. Quand elle quitta l'hôpital, je la perdis de vue, mais je ne doute pas que sa langue ne soit guérie et qu'il ne soit resté comme marque indélébile de son affection des cicatrices sinueuses et plus ou moins sillonnées.

La troisième malade était aussi une femme d'environ trente ans qui souffrait beaucoup de la langue depuis de longues années et chez qui la maladie se réveillait de temps en temps. Tout l'organe était complètement modifié dans son aspect et présentait une configuration bizarre ; de longues et profondes fissures sillonnaient toute la surface dorsale depuis la base jusqu'à la pointe, et sur la moitié postérieure existaient des sillons transversaux coupant les autres à angle droit. En deçà et au delà de ces sillons transversaux se remarquaient d'autres fissures moins profondes, moins longues, produisant un aspect chagriné de la langue. Les bords de ces sillons étaient tout à fait lisses et recouverts d'une muqueuse normale ; ils n'étaient pas ulcérés.

Entre ces sillons, la substance de la langue présentait un aspect mamelonné sous forme de masses charnues, unies, rouges, et formant des boudins disposés longitudinalement ; ceux-ci, à leur tour étaient entrecoupés par des sillons transversaux moins profonds. La muqueuse était entièrement dépourvue d'enduit et de papilles, mais vers le milieu de la langue, elle était inégale et verruqueuse. La malade se plaignait que ces masses mamelonnées étaient souvent le siège d'excoriations et d'ulcérations, mais les sillons ne lui occasionnaient aucune souffrance : aussi le traitement fut-il exclusivement dirigé contre ces douleurs : il était inutile de songer à remédier aux déformations qu'avait subies l'organe.

Chez la première de ces deux femmes, les fissures étaient probablement dues à l'ulcération d'une série de petites gommes situées sous la muqueuse et le tissu sous-muqueux. Chez la seconde, plus âgée, peut-être pouvait-on invoquer la même origine ou bien admettre de la rétraction linéaire consécutive à un processus inflammatoire ; c'est même plus probablement à cette dernière hypothèse qu'on doit s'arrêter, car on s'explique plus facilement ainsi la présence des surfaces mamelonnées. La rétraction a suffi à supprimer une partie des vaisseaux qui ramènent le sang des tissus superficiels, mais n'a pas suffi à supprimer l'irrigation artérielle, d'où le gonflement et l'hypertrophie.

Je ne crois pas qu'il y ait grand'chose à ajouter à la description des fissures tertiaires, telle qu'elle résulte de l'histoire de ces trois observations. La première forme, celle de l'homme de quarante ans est la moins commune ; car si l'on rencontre souvent des gommes volumineuses, il est bien rare que ces gommes en s'ulcérant donnent naissance à des sillons ou fissures, ce sont plutôt des cavités à fond ichoreux ; quant aux deux autres variétés on les rencontre bien plus souvent. Elles peuvent se montrer à tout moment de la période tertiaire de la syphilis, mais, appartiennent plutôt à la fin de cette période qu'au commencement. Elles siègent presque invariablement sur le dos de la langue et plutôt vers la ligne médiane que sur les côtés. Les sillons de la première espèce, ceux qu'on observe à l'état d'ulcération et qui sont dus presque toujours à l'ulcération d'une série de petites gommes se présentent en général sous la forme de longs canaux à parois plus ou moins unies selon les moments où on les observe. En effet, quand le travail ulcératif est tout récent, les parois sont inégales, déchiquetées ; mais plus tard, elles s'égalisent et deviennent indolores ; il en serait de même du fond du sillon n'étaient les débris alimentaires qui s'y logent et la suppuration qui y persiste. Les bords sont ordinairement aplatis, lisses, et d'une coloration un peu plus foncée que la muqueuse environnante.

Ces sillons ne sont pas très longs. Cependant, j'en ai eu qui mesuraient jusqu'à cinq et six centimètres : ils sont en général tortueux et présentent des ramifications. On ne constate pas encore de contraction de l'organe, car ce travail rétractile ne se fait qu'après la guérison de l'ulcération. Cette guérison peut se faire de deux manières et avec des résultats bien différents. Ou bien les parois et le fond de la fissure se recouvrent d'un nouvel épiderme de sorte que le sillon persiste après la guérison en conservant tous ses caractères, la même profondeur, le même écartement des bords, la même longueur ; seule la douleur disparaît ; à moins, bien entendu, d'un nouveau travail ulcératif : dans ce mode de guérison, il y a très peu de rétraction cicatricielle, mais la langue est très déformée, De plus, ces crevasses ont toujours une tendance à s'ulcérer au moindre contact, de sorte qu'on est appelé à les soigner constamment. Ou bien la guérison se fait par affrontement des deux parois jusqu'à oblitération de la crevasse : c'est une cicatrisation par seconde intention. Quoique par ce mode de guérison le sillon se trouve comblé, l'état de la langue n'en est pas sensiblement amélioré. Il y a une perte de substance tellement considérable qu'il en résulte une cicatrice épaisse qui par sa rétraction défigure les parties avoisinantes en produisant des inégalités, des surfaces mamelonnées, si bien qu'il en résulte en somme une déformation plus marquée que celle qui consiste simplement dans des sillons recouverts d'épiderme.

Les sillons dont il est question dans notre troisième observation peuvent être la dernière étape du processus pathologique que nous venons de décrire, et leur production ne doit être attribuée peut-être qu'à une disposition linéaire de gommes dans les couches superficielles. Cependant, il est probable qu'on doit reconnaître tout aussi souvent, comme point de départ, l'organisation et la rétraction du tissu embryonnaire inflammatoire se formant dans la couche muqueuse ou sous-muqueuse ; c'est cet état que Fournier a décrit sous le nom de *sclérose*. Dans ce processus, il n'y a pas nécessairement ulcération et suppuration comme dans le cas d'une gomme ulcérée. Tout le travail pathologique peut se faire dans la profondeur des tissus et ne se dévoiler au dehors, au moins dans les premiers temps que par la présence de surfaces mamelonnées et lisses ou de lignes plus ou moins larges; puis, plus tard, par l'affaissement de ces lignes blanches qui se creusent graduellement en profondeur, jusqu'à produire ces sillons hideux qu'on rencontre parfois sur les langues d'anciens syphilitiques. Néanmoins, il est rare de voir survenir la sclérose sans qu'il y ait eu production de gommes grandes ou petites, et il n'est pas rare de trouver toute la surface dorsale de la langue détruite par des gommes à divers degrés d'évolution ou sillonnée d'inégalités consécutives à de la sclérose. Ces surfaces lisses séparées par des sillons et produisant une déformation complète de la langue ont un aspect auquel on se trompe difficilement. Quoique les sillons qui les entrecoupent ainsi ne doivent pas toujours leur origine à un travail ulcératif, ils sont cependant fort sujets à s'ulcérer pendant la période de rétraction et même plus tard ; et comme d'autre part, les surfaces que ces sillons délimitent sont plus sujettes encore à se déchirer sous le moindre traumatisme, la langue qui est ainsi affectée est une source constante de souffrances pour le malade,

Il est important de se rappeler que les ganglions lymphatiques sont très rarement engorgés dans les cas de fissure syphilitique. Parfois on en rencontre un ou deux, mais cet engorgement est dû alors à une cause accidentelle.

Il est bien rare qu'on confonde une fissure syphilitique tertiaire avec une autre affection, car il est rare de rencontrer ailleurs des sillons aussi longs et aussi profonds. Dans certains cas de carcinôme et même parfois dans la tuberculose, il existe aussi des fissures, mais il est facile de les distinguer. Le carcinôme ne se montre pas sous l'aspect d'une crevasse longue, profonde, sinueuse, ou d'une déchirure à bords déchiquetés ; dans presque tous les cas où il se forme une crevasse, il existe une tumeur distincte et c'est sur cette tumeur, qui est une masse plus ou moins volumineuse, proéminente et ulcérée, que siègent ces crevasses. On reconnaît à première vue que l'affection est de nature maligne et qu'il ne s'agit pas là que de simples crevasses. Dans certains cas rares, on peut confondre des lésions tuberculeuses et syphilitiques, Ainsi on rencontre quelquefois des ulcérations tuberculeuses présentant des dimensions aussi grandes que celle de notre première observation ; mais cela n'a lieu que lorsque la maladie est avancée et qu'il existe des signes non équivoques de tuberculose d'autres organes. Disons aussi qu'on rencontre parfois dans les premières périodes de la tuberculose des fissures ressemblant à celles décrites dans notre deuxième observation, mais je ne connais pas d'exemple d'ulcération tuberculeuse ayant une longueur aussi grande et revêtant la disposition sinueuse que nous avons constatée chez la femme en question. La crevasse tuberculeuse est en général petite, ni longue ni profonde, et unique au début ; elle présente l'aspect des ulcérations tuberculeuses en général telles que nous les décrirons plus loin. Les lésions concomitantes, quand elles existent, diffèrent notablement dans les deux affections, et, dans les cas de syphilis, il est bien rare que la langue ne porte pas trace d'autres lésions.

Le traitement des fissures tertiaires de la langue est le même que celui de la syphilis tertiaire en général. On donnera rarement du mercure si ce n'est sous la forme d'une solution au bichlorure ou de petits paquets de poudre de mercure et de chaux. L'iodure de potassium agit en général si sûrement et si promptement que l'on devra y avoir toujours recours. On donnera d'emblée de fortes doses, ou tout au moins les augmentera-t-on rapidement, et on prescrira de 0,30 à 0,60 centigrammes par jour pour arriver rapidement à 1 gr. 50 et 2 grammes. Il y a des cas où le malade ne peut supporter même de faibles doses de ce médicament. C'est ce qui s'est présenté dans notre troisième observation ; on est bien obligé alors de recourir au mercure qu'on donnera à la dose de 0,01 centigr. de bichlorure ou de 0,05 à 0,10 centigr. de la poudre de mercure et de craie. L'intolérance à l'égard de l'iodure de potassium n'implique pas nécessairement un état de faiblesse générale chez le malade et n'est pas une contre-indication à l'emploi du mercure. Que l'on administre de l'iodure ou du mercure, on se trouvera bien de donner concurremment des toniques et même de l'huile de foie de morue.

Mais indépendamment du traitement général, on hâtera la guérison, ou tout au moins, on soulagera le malade par l'emploi des topiques. Le chlorate de potasse sous forme de gargarisme à doses variables donnera de bons effets ; on peut en dire autant des badigeonnages au miel et au borax. Parmi les topiques plus actifs nous citerons la glycérine boratée et le glycerolé de tannin. D'autres malades se trouvent bien de l'emploi du blackwash pur ou étendu d'eau de chaux. D'autres fois encore on obtiendra de bons résultats avec des badigeonnages fréquents au moyen d'un pinceau trempé dans une solution faible de bicyanure de mercure. Mais de tous les topiques, ceux que j'ai vu produire les meilleurs effets sont les poudres insufflées sur la langue comme pour le pharynx ou le larynx : l'iodoforme pur ou mélangé dans des proportions variables avec du borax constitue un topique excellent ; et s'il y a de la douleur, on additionnera à la poudre un peu de chlorhydrate de morphine. Nous indiquerons à propos du traitement palliatif du cancer la manière d'employer ces poudres ; mais il est bon d'attirer dès à présent l'attention sur la nécessité de nettoyer complètement la surface malade, avant d'y appliquer le topique. C'est là d'ailleurs une précaution qu'on devrait toujours prendre avant de faire une application locale quelconque, sans quoi le remède n'atteint pas la partie malade. Les fissures surtout, exigent un nettoyage parfait, à cause de leur profondeur et parce que les débris alimentaires et autres ont une tendance toute naturelle à y séjourner. En tirant la langue hors de la bouche et en la tenant avec un linge fin, souvent les fissures et crevasses s'ouvrent d'elles-mêmes, sinon on peut les entr'ouvrir facilement avec les doigts. On fait alors passer un filet d'eau tiède sur la surface malade au moyen d'une seringue ou d'un siphon ; le liquide entraînera les substances étrangères et la surface malade sera bien détergée. On l'essuiera avec un tampon d'ouate hydrophile ou un petit rouleau de papier buvard et enfin, on insufflera la poudre pendant que les bords sont ainsi bien écartés et le fond complètement mis à nu.

C'est souvent faute de prendre toutes ces précautions qu'on n'obtient pas tout le succès qu'on est en droit d'espérer.

Il y a lieu de faire suivre dans les cas de ce genre le même régime que dans les autres lésions douloureuses de la langue; et il ne faut pas négliger ni perdre de vue la ressource que l'on a de nourrir le malade par le rectum pendant quelques jours si c'est nécessaire: j'ajoute que pour ma part, je n'ai jamais vu de cas assez sérieux pour qu'on dût avoir recours à ce moyen extrême.

Les observations thérapeutiques que nous venons de formuler s'adressent surtout aux deux premiers cas que j'ai rapportés plus haut comme exemples de fissure tertiaire, ainsi qu'à ceux qui s'en rapprochent. L'iodure de potassium et le mercure n'auront que peu d'action dans le troisième cas, et le traitement ne vise là que l'état inflammatoire et ulcératif compliquant l'état primitif. Et alors c'est bien plus le régime et les topiques qu'une thérapeutique générale qu'il faudra mettre en œuvre.

La *tuberculose* linguale se montre rarement sous forme de fissure, cependant cela se voit quelquefois: nous devons donc en dire deux mots. Ces fissures tuberculeuses siègent surtout à la pointe et sur les bords, ce qui les distingue déjà des fissures tertiaires de la syphilis, et elles sont presque toujours uniques, rarement multiples. Elles affectent généralement la disposition étoilée ou irrégulièrement ramifiée, très rarement la disposition linéaire comme dans la syphilis. D'abord superficielles, ces fissures ressemblent plutôt à des ulcérations accompagnées ou non de granulations indolores; elles sont entourées d'un rebord lisse, uni, de coloration rosée ou rouge-clair et quelquefois légèrement proéminent. Le processus ulcératif se faisant en profondeur et non en largeur, il en résulte une crevasse qui intéresse jusques et y compris les couches musculaires superficielles. A mesure que se fait le travail ulcératif, l'aspect de la crevasse peut se modifier, les parois suppurent et il en résulte une dépression profonde, déchiquetée, de mauvaise nature. Quand, au contraire, l'ulcère ne suit pas cette marche envahissante, il conserve longtemps ses caractères distinctifs et se reconnaît facilement.

Nous renvoyons le lecteur au chapitre des ulcères et au paragraphe des ulcères tuberculeux pour la description plus détaillée de la lésion en elle-même, des parties voisines et des ganglions lymphatiques ; c'est là aussi que nous parlerons du traitement.

Il est à peine utile de faire une description spéciale des *crevasses cancéreuses ;* mais il faut se rappeler que le carcinôme peut se compliquer de fissure dans deux conditions bien distinctes : ou bien une fissure, simple d'abord, peut devenir carcinomateuse ; ou bien un carcinôme peut devenir le siège d'une fissure. Il a été un peu question au commencement de ce chapitre de cette modification des fissures simples, bénignes au début, et nous avons dit que la transformation était marquée par une induration des bords et de la base de la crevasse. On peut en dire autant de la transformation d'une fissure syphilitique ou cancéreuse. Cette modification se fait presque toujours très lentement, et il est très difficile d'affirmer à un moment donné si telle fissure est, ou n'est pas cancéreuse. Ce point sera discuté tout au long dans les chapitres *ulcères* et *carcinômes :* nous y renvoyons le lecteur, ainsi que pour les considérations qui en découlent au point de vue du diagnostic.

Les fissures qui viennent compliquer un carcinôme sont plus intéressantes pour l'anatomo-pathologiste que pour le clinicien. Il n'est pas rare de voir certains carcinômes, qui ont pris un développement considérable, se fendiller plus ou moins profondément et mettre à nu le tissu néoplasique. Il se forme ainsi parfois plusieurs crevasses au fond desquelles s'établit de la suppuration entretenue par l'accumulation des débris alimentaires et donnant lieu à une odeur infecte. Ces crevasses peuvent envahir jusqu'à des vaisseaux assez importants et devenir le point de départ d'hémorrhagies. Le diagnostic ne présente aucune difficulté ; l'affection porte en elle-même son cachet.

Ces crevasses cancéreuses ne réclament aucun traitement spécial.

CHAPITRE VIII

ULCÈRES DE LA LANGUE

Ulcères simples. — Ulcères aphteux. — Ulcères traumatiques. — Ulcérations de la coqueluche, hydrargyriques, tuberculeuses, du lupus ; syphilitiques.

Weber dit avec beaucoup de raison qu'il existe bien d'autres ulcères de la langue que ceux de la syphilis, du mercure et du cancer. A vrai dire, la langue s'ulcère très facilement et cela n'a pas lieu de nous étonner quand on songe d'une part, au peu de résistance de la muqueuse, et, d'autre part, aux nombreuses causes d'irritation et de traumatisme auxquelles elle est exposée. Jusqu'aux dents qui, rangées tout autour de cet organe semblent, quand elles sont saines et complètes, lui former un rempart pour le défendre et qui souvent manquent à tous leurs devoirs et deviennent même des causes de traumatismes quand elles sont cariées et ébréchées. Les aliments, qui en passant continuellement à sa surface sembleraient devoir la nettoyer, concourent aussi à entretenir l'inflammation, soit parce qu'ils sont trop chauds, ou trop froids, soit enfin parce qu'arrivés dans l'estomac ils semblent encore réagir sur la langue. Je rappelais, il y a un instant, le peu de résistance de la muqueuse comme une cause prédisposante à l'ulcération et il est bon de noter qu'à part les gommes syphilitiques ulcérées et peut-être aussi les ulcérations tuberculeuses, toutes les ulcérations de la langue débutent par la muqueuse. Les ulcères cancéreux même sont dans ce cas, car il semble prouvé que cette affection est localisée dans ses couches superficielles de l'épiderme ou tout au moins dans les couches profondes. Dans le cas de certaines ulcérations, du cancer en particulier, on peut dire que l'activité fonctionnelle et la vascularité même de cette muqueuse — qui sont une garantie de son intégrité à l'état de santé et qui expliquent la guérison rapide des petits traumatismes, — sont les causes principales de l'extension rapide du néoplasme.

Il n'est pas facile de classer les diverses espèces d'ulcérations de la langue; à mon avis, la meilleure base de classification est celle qui repose sur l'étiologie: du moins de cette façon les ulcérations cancéreuses, syphilitiques, tuberculeuses, mercurielles trouvent immédiatement leur place. Il ne surgit de difficulté que quand on arrive aux ulcérations qui ne relèvent d'aucune de ces causes : telles sont les ulcérations aphteuses par exemple et celles qui sont décrites par certains auteurs comme simplement inflammatoires, par d'autres comme catarrhales, par d'autres encore comme d'origine dyspeptique. Peut-être la méthode la plus sûre à suivre pour ces ulcérations qu'on ne saurait rattacher à aucune cause bien définie serait-elle de les désigner en bloc sous l'en tête : *simples*. Il est bon de faire observer que plusieurs d'entre celles qui seraient ainsi réunies reconnaîtraient probablement une origine traumatique, sans qu'il soit possible toujours de retrouver le traumatisme. Dans ce chapitre d'ailleurs, nous ferons rentrer aussi les ulcérations dues au frottement contre les dents. Pour ce qui est des ulcérations aphteuses elles présentent, à la vérité beaucoup de caractères communs qui devraient les faire classer parmi les ulcérations simples ; mais à côté de cela, elles revêtent aussi certains caractères spéciaux et distinctifs qui font qu'il est préférable d'en faire une classe à part.

Ceci dit, abordons l'étude de ces diverses ulcérations.

Les *ulcères simples* de la langue se rencontrent souvent. On les voit d'abord dans certains cas de *glossite chronique invétérée* compliquée de dénudation de la muqueuse et de chute des papilles ; celles-ci sont remplacées par une mince pellicule blanc bleuâtre étendue sur toute la surface dorsale et interrompue, cloisonnée par-ci par-là en petits îlots séparés par de petites crevasses. Ces ulcères simples se montrent de préférence au centre de la langue ou de la partie malade probablement, parce que c'est là le lieu *minoris resistentiæ*. Ils sont parfois la conséquence d'une suppuration plus ou moins étendue qui est elle-même le dernier terme d'une inflammation aiguë venant se greffer sur une glossite chronique, ou bien encore, ils se montrent sur du tissu de cicatrice, souvent aussi ils sont le résultat d'une espèce de fonte de l'épithélium. Quoi qu'il en soit, cette ulcération perd bientôt ses caractères d'acuité et se transforme en un ulcère chronique à surface unie, rouge, luisante, à bord calleux sans induration : ces bords sont le siège d'une attraction concentrique produite par la tendance cicatricielle. Sa forme est irrégulière, triangulaire ou étoilée ou ramifiée. Quoique essentiellement chronique, cette ulcération est souvent très sensible, très douloureuse même, surtout du contact avec les aliments trop chauds ou trop épicés ; aussi est-ce là une source perpétuelle d'ennuis pour le malade, car les mouvements même de la langue sont parfois fort pénibles. Dans les formes plus bénignes de glossite chronique superficielle caractérisées par un aspect lisse poli de la muqueuse au lieu de la mince pellicule opalescente des formes plus graves, ce sont plutôt des excoriations qu'on rencontre que de véritables ulcérations. La surface de la langue, surtout vers la pointe et les bords, est rouge et à vif, mais il est difficile de bien délimiter ces plaques et il n'y a pas de perte de substance bien nette comme dans les ulcérations: de fait, il ne s'agit ici que de la disparition de l'épithélium laissant à nu le chorion de la muqueuse très sensible. Il est bien rare que les malades atteints de glossite superficielle chronique sous une forme quelconque ne souffrent pas de temps à autre de ces ulcérations et il n'y a pas lieu de s'en étonner. En effet, la couche épaisse d'épithélium qui protège la face dorsale de la langue à l'état normal, se trouve transformée dans presque tous les cas de glossite superficielle, en une mince pellicule; de plus, les plaques épaisses de cellules épithéliales que l'on rencontre parfois dans ces cas, tombent à interval les plus oumoins réguliers, laissant le derme muqueux à nu.

Le diagnostic de ces ulcérations est facile, à cause de leur coïncidence avec la glossite chronique ; mais le traitement est hérissé de difficultés. Non pas que ce genre d'ulcération ne guérisse, mais c'est qu'à peine sont-elles guéries qu'elles reparaissent de nouveau ou qu'il s'en forme d'autres à côté. C'est à cause de cette tendance à la récidive que les personnes atteintes de glossite doivent surveiller leur régime de très près, éviter les aliments chauds et épicés, ainsi que les viandes fermentées et le sucre en trop grande quantité. Ils s'abstiendront en outre de fumer et surtout de chiquer. Les spiritueux sont toujours nuisibles dans ces cas et ma conviction est que souvent la glossite superficielle chronique doit être attribuée à l'usage immodéré des boissons alcooliques.

En ce qui concerne le traitement topique, on ne tardera pas à s'apercevoir qu'un même remède ne pourra pas s'appliquer à tous les cas. Ainsi il y a des malades qui se trouvent bien de fréquents badigeonnages au miel et au borax, d'autres d'une solution d'acide tannique et d'alun, d'autres encore d'un collutoire au chlorate de potasse ou d'une solution d'acide chromique (0,30 à 0,60 centigr. pour 30 grammes d'eau). L'acide chromique est recommandé par sir James Paget, surtout chez les malades dont la glossite est de nature rhumatismale ou goutteuse ; on l'étend avec un pinceau très doux sur la surface de l'ulcère et les parties voisines : ce topique semble tout au moins calmer la douleur. On aura rarement recours au nitrate d'argent, si ce n'est en solution très faible. On ne saurait trop réagir contre l'emploi du nitrate d'argent dans toutes les formes d'ulcères de la langue : cette thérapeutique a été un moment universellement répandue et est encore très commune aujourd'hui. Loin d'amener une amélioration, ce caustique est bien souvent nuisible ; il fait naître le cancer là où on pouvait soupçonner une prédisposition, mais où un traitement local moins énergique aurait produit la guérison. Il n'est pas possible de poser des règles de conduite pour chaque cas particulier ; en pratique, j'ai souvent échoué avec un médicament dont j'attendais grand bien, comme j'ai souvent eu des succès auxquels je ne m'attendais pas. J'ai donc l'habitude d'employer d'abord le remède qui me paraît le plus indiqué : les topiques calmants pour les ulcères inflammatoires, les astringents pour ceux qui sont moins douloureux et chroniques, et si je n'obtiens pas rapidement un certain soulagement, je change de topique, jusqu'à ce que j'obtienne l'effet désiré.

Parfois, on rencontre au centre d'une plaque blanc-bleuâtre ou blanc opaque une ulcération essentiellement chronique qui résiste à tout traitement local ou général ; ce genre d'ulcération présente des bords calleux comme un vieil ulcère de jambe, sa surface est lisse et sèche ; les tissus environnants sont ridés tout autour ; elle donne l'impression que si elle ait située sur un autre point du corps on en obtiendrait guérison en avivant les bords et en y faisant de la greffe.

Mais, sur la langue, c'est, à mon avis, une maladie incurable et qu'on ne pourra guérir que le jour où on pourra lui appliquer la même méthode que dans les autres parties du corps. Cependant, on peut supprimer la douleur et rendre la vie plus supportable par des applications d'acide chromique, de tannin ou de tout autre topique. Il est à peine besoin d'ajouter qu'on supprimera toute cause d'irritation ; on fera arracher ou limer les dents ébréchées, on aura soin que les plaques prothétiques soient bien adaptées et que la bouche et les dents soient entretenues dans un parfait état de propreté. Le traitement général se basera, d'une part, sur les causes qui ont amené la glossite chronique et, d'autre part, sur l'état de l'ulcère. Il ne s'ensuit pas de ce qu'une glossite chronique ulcérée soit de nature syphilitique pour que l'iodure de potassium ou le mercure amènent infailliblement une amélioration ; bien mieux, l'iodure de potassium est quelquefois contraire à ce genre d'ulcérations, et la salivation par exemple qui manque rarement pourra augmenter sous l'influence de l'iodure. Dans plusieurs cas où l'affection de la langue s'accompagnait d'eczéma de la paume des mains et d'autres parties du corps, je me suis bien trouvé de l'emploi de l'arsenic ; mais c'est surtout le traitement local aidé des précautions hygiéniques et diététiques qui donnera des résultats satisfaisants.

Les ulcères simples d'origine dyspeptique ou catarrhale se montrent surtout à la pointe ou sur la face dorsale près de la pointe ; elles peuvent néanmoins s'étendre assez loin vers la ligne médiane. Une des formes les plus ordinaires consiste en une rougeur de la face dorsale s'étendant depuis la pointe assez loin en arrière ; les papilles filiformes n'existent plus, ce qui joint à l'état congestif des couches superficielles fait paraître les papilles fongiformes plus proéminentes et plus grosses que normalement ; on voit aussi de toutes petites ulcérations sans forme ni caractères bien définis si ce n'est qu'elles sont toujours rouges et très sensibles. Au lieu d'ulcères il peut n'y avoir que de simples excoriations et toute la surface, ou une partie de cette surface peut être dénudée. En arrière de cette surface congestionnée et ulcérée ou excoriée, le dos de la langue est recouvert d'un enduit généralement épais. Il n'y a pas de gonflement général de l'organe, parce que la maladie semble limitée aux couches superficielles. Cet aspect, tel que nous venons de le décrire, est considéré ordinairement comme de nature dyspeptique, et cela est certainement vrai quelquefois, mais j'ai vu des exemples fréquents de ces lésions chez des personnes qui ne présentaient aucun symptôme dyspeptique ; aussi ai-je été amené parfois à considérer cet état comme pouvant résulter d'un frottement constant du dos de la langue contre le palais ou l'arcade dentaire.

Il existe une autre variété d'*ulcère dyspeptique* qui offre des caractères plus nettement définis ; il succède le plus souvent à des vésicules ou pustules telles que nous en avons décrit dans le chapitre sur les éruptions de la langue. Ces vésicules crèvent et laissent à leur place de petites ulcérations bien limitées, circulaires, à bords nettement taillés, et comme enlevés à l'emporte-pièce ; leurs dimensions varient d'une tête d'épingle à un pois ; quelquefois elles sont plus grandes et sont souvent recouvertes alors d'une mince couche de pus, ou bien encore leur fond est rouge vif. Ces ulcères sont bien plus sensibles et plus douloureux que ceux que nous venons de décrire et comme ils se montrent souvent à la pointe même de la langue et que, par conséquent, il sont en contact permanent avec les dents ils sont la source de beaucoup de souffrance. Ce genre d'ulcère peut par la facilité et la fréquence avec laquelle il récidive, constituer une véritable maladie. J'ai vu dernièrement une dame âgée d'environ soixante ans dont l'existence était empoisonnée par ces petits ulcères : elle n'en était pas plutôt débarrassée qu'ils revenaient ailleurs. Quand elle vint me voir, il existait deux petits ulcères superficiels sur le bord gauche de la langue vers la pointe et un autre également à gauche et au-dessous de la pointe ; ils étaient arrondis, recouverts d'une mince couche de pus et entourés d'une auréole d'un rouge vif. Ils lui occasionnaient des douleurs tellement fortes qu'elle ne pouvait prendre que des aliments demi-liquides ; il y avait de la sialorrhée et la parole était épaisse et à peine compréhensible. Il n'en existait pas sur le dos de la langue ni à la face interne des lèvres et des joues, mais la malade me disait qu'il y en avait eu là souvent. Les gencives étaient ridées, rouges, spongieuses et ulcérées autour des collets des dents.

Il n'était pas facile de retrouver la cause de ces ulcères ; ils semblaient dus à un affaiblissement général de l'organisme compliqué de constipation ; c'est de ce côté que je dirigeai mes efforts thérapeutiques et je fis appliquer localement des badigeonnages avec une solution d'acide chromique. Il n'y a pas encore assez longtemps que le traitement a été commencé pour que je puisse dire quel bénéfice la malade en a retiré.

On voit quelquefois au-dessous de la langue, de chaque côté du frein, de petits ulcères superficiels arrondis qu'on a aussi rangés sous la dénomination de *dyspeptiques*. Ceux-ci aussi sont superficiels et taillés à l'emporte-pièce , ils ont une coloration rouge ou jaune d'or, sont très douloureux et s'accompagnent de sialorrhée. Weber pense qu'il faut les attribuer à l'inflammation des follicules muqueux situés au-dessous de la langue, mais je ne vois pas bien sur quelles raisons il se base pour émettre cette opinion. Ces petits ulcères arrondis, qu'ils siègent sur la face dorsale ou ailleurs, se rencontrent bien plus souvent chez les enfants que chez les adultes ; et parmi ces derniers, c'est surtout les gros mangeurs, les grands buveurs qui en sont atteints, ou encore les malades et les convalescents. Chez les enfants, l'origine dyspeptique est de notion vulgaire, et les nourrices et les bonnes d'enfants les attribuent toujours au fait d'avoir mangé des choses défendues, tels que fruits peu mûrs, bonbons et sucreries.

Le plus souvent, on ne fait rien pour ces ulcères dyspeptiques ; un paquet de poudre de Sedlitz ou une dose d'huile de ricin et une diète sévère permet à la guérison de se faire toute seule en quelques jours ou tout au plus une semaine, S'ils sont rebelles ou s'ils ont une tendance à récidiver, il faut mettre le malade au régime des aliments peu épicés, au lait, et supprimer les boissons alcooliques. On entretiendra le fonctionnement des intestins par l'emploi du séné, ou, chez les enfants, un peu de calomel et de rhubarbe. Il est rarement nécessaire d'avoir recours aux purgatifs périodiques. On pourra calmer souvent les souffrances produites par les ulcères au moyen de collutoires au chlorate de potasse, au borax, à l'alun ; et, chez les enfants, en badigeonnant les parties malades avec une solution d'acide chromique, ou encore, en les touchant avec le crayon de nitrate d'argent : cette cautérisation est douloureuse sur le moment, mais amène une guérison rapide.

Les *ulcérations aphteuses* se rencontrent chez l'enfant et chez l'adulte, mais bien plus souvent chez le premier, au point qu'on les considère souvent comme une maladie propre à la première et à la seconde enfance. Elles se montrent surtout à l'âge de six mois à trois ans, deviennent un peu plus rares après la troisième année et plus rares encore après la cinquième. D'après le docteur West, elles peuvent être ou idiopathiques ou se montrer dans le cours, ou à la suite de la rougeole. Dans ce cas elles seraient dues à une extension à la muqueuse buccale d'un état inflammatoire semblable à celui qui produit l'éruption cutanée. Pour ma part, comme je m'occupe exclusivement de chirurgie, je n'ai jamais rencontré que des cas idiopathiques. L'apparition de ces éruptions s'accompagne en général d'un peu de fièvre, d'inappétence, de malaise général ; la bouche est chaude et il se fait de la salivation surtout chez les enfants plus âgés. S'il s'agit d'un enfant au sein, la succion se fait difficilement, l'haleine est fétide. En examinant la bouche, on trouve une muqueuse d'aspect livide, rouge foncé, et on constate parfois l'existence de petites vésicules à la surface de la langue et surtout vers la pointe. Mais ces petits ulcères ne se limitent pas à la langue : on les retrouve à l'intérieur des lèvres et des joues et surtout vers les commissures buccales. Les vésicules ne tardent pas à crever et à laisser à leur place des ulcères superficiels plus ou moins ronds, à bords nettement taillés ; ils sont recouverts d'un pus blanc jaunâtre et entourés d'une auréole rouge vif. Ces vésicules varient comme nombre, mais il y en a rarement plus de vingt. En général, ces petits ulcères guérissent rapidement et la langue reprend son aspect normal. Mais il arrive fréquemment que cette première éruption de vésicules est bientôt suivie d'une seconde et celle-ci d'une troisième, et de cette façon la maladie peut se prolonger pendant plusieurs jours et plusieurs semaines. Aussi rencontre-t-on quelquefois simultanément dans la bouche d'un même malade des vésicules et des aphtes : ce sont deux éruptions successives en voie d'évolution. Si on examine attentivement un de ces petits ulcères et qu'on en suive les diverses phases, on constatera que la mince pellicule grisâtre reste longtemps adhérente, qu'on ne peut la détacher qu'en produisant un peu de douleur et quelques gouttes de sang et que l'auréole qui la circonscrit reste rouge. Au bout de trois jours, quelquefois davantage, la pellicule tombe et il reste une excoriation qui guérit rapidement, sans laisser la moindre trace ni même de cicatrice.

J'ai dit plus haut que l'on pouvait jusqu'à un certain point comprendre ces aphtes parmi les ulcères simples, en ce sens que, pris à part, ils ressemblent à ces derniers et que les deux affections semblent relever de la dyspepsie. Mais la description que je viens de donner fait ressortir les raisons pour lesquelles il est préférable d'en faire une maladie à part. Le malaise général, la fétidité de l'haleine, les éruptions successives de vésicules et leur nombre considérable sont autant de signes qui donnent à ces aphtes un cachet tout particulier.

Le simple énoncé des symptômes : malaise, fétidité de l'haleine, etc., constitue le diagnostic de ces ulcérations aphteuses. D'ailleurs, les signes et les caractères qui les distinguent sont si nets qu'on les confondra difficilement avec d'autres espèces d'ulcères ; il suffit de rappeler la pellicule de pus crémeux, la forme circulaire, l'auréole rouge vif; ne pas oublier non plus que c'est une maladie propre, pour ainsi dire, à l'enfance.

Il est rare que le médecin soit appelé à soigner ces ulcérations aphteuses. En général, la mère ou la nourrice se contente de donner un léger purgatif, de bien nettoyer la bouche avec de l'eau pure et le petit malade guérit en quelques jours. Parfois cependant la santé générale s'en ressent, la langue est très douloureuse, et alors on appelle le médecin. On administrera d'abord, pour déblayer les intestins, une dose d'huile de ricin ou une petite quantité de rhubarbe en poudre mêlée à du bicarbonate de soude ; ou bien encore on donnera du sulfate de magnésie sous forme de potion comme suit :

R.	Sulfate de magnésie	20 grammes.
	Teinture d'écorces d'oranges amères	10 grammes.
	Aq.	80 grammes.

En prendre le quart, d'heure en heure, jusqu'à effet voulu. On soumettra l'enfant à une diète sévère, rien de fortement assaisonné, pas de pâtisserie, surtout du lait et un œuf ou deux. On pourra administrer aussi des petits paquets de chlorate de potasse en poudre de 0,20 à 30 centigrammes, un toutes les quatre heures ; et on pourra, comme le recommande le Dr West, nettoyer souvent la langue avec un linge fin trempé dans une solution de borax. Je préfère, pour ma part, le mélange dont il a donné lui-même la formule :

R.	Borax	5 grammes.
	Glycérine	1 gramme.
	Aq.	30 grammes.

Il est rarement nécessaire d'avoir recours à un collutoire astringent, à moins que les ulcères ne tardent un peu à guérir ; on se servira alors d'une solution faible d'alun ou de nitrate d'argent et on administrera à l'intérieur du sirop d'iodure de fer ou quelque autre préparation martiale, et de l'huile de foie de morue.

Je ne crois pas qu'il soit bon de donner du mercure sous une forme quelconque à des enfants souffrant d'ulcères aphteux, pas même comme purgatif; car dans ces cas les enfants sont plus ou moins déprimés, l'ulcération est fétide, ce sont les conditions les plus propices au développement d'une stomatite gangréneuse même avec de toutes petites doses de mercure.

Avant d'en finir avec les ulcères aphteux, nous devons dire deux mots sur les dangers de la contagion. Il m'est arrivé plus d'une fois de voir dans une même famille deux ou plusieurs enfants atteints simultanément, ou à de courts intervalles de cette affection et tout naturellement il se posa la question de savoir si ces divers cas devaient être attribués à une même origine, ou si les enfants avaient attrapé la maladie les uns des autres. Certains auteurs ont attribué les ulcères aphteux de la bouche à la présence d'un parasite et quelques-uns même, F. Clarke entre autres, confondent cette affection avec le muguet et parlent des ulcères aphteux conme devant leur origine à l'oïdium albicans. Il n'y a aucune relation entre ces deux affections et rien ne prouve encore que les aphtes soient dus à l'action d'un parasite. Toutes les fois que j'ai vu la maladie s'attaquer à plusieurs personnes, les divers cas se sont succédé à de si courts intervalles que j'ai cru devoir attribuer l'épidémie plutôt à une cause commune qu'à la contagion. Dans un cas où il s'agissait d'une famille de beaucoup d'enfants, elle se montra à la suite d'excès de sucreries de mauvaise qualité.

Ulcérations traumatiques. — On peut voir survenir une ulcération à la suite d'une plaie, qu'elle soit produite par un instrument tranchant, par une arme à feu ou par les dents. Il n'y a pas lieu de faire de description spéciale pour ces blessures; l'étiologie est évidente et simple, le traitement relève du traitement des blessures en général, et d'ailleurs nous en parlerons dans le chapitre des plaies de la langue. Mais il est bon de consacrer un chapitre spécial aux ulcérations qui sont produites soit par le frottement continuel de dents ébréchées et cariées, soit par le raclage d'une pièce prothétique mal adoptée. Ces ulcérations traumatiques se montrent presque toujours sur la pointe ou sur les bords de la langue, et présentent des aspects différents selon leur ancienneté et le genre traumatisme qui les a produites ou plutôt entretenues. Tantôt ce sont de simples crevasses ou excoriations, tantôt au contraire de véritables ulcérations mesurant de deux à trois centimètres, elles sont rarement profondes, à moins qu'une dent pointue ne se soit enfoncée dans un point gonflé et œdémateux. La surface de l'ulcération (il n'y en a ordinairement qu'une) de même que le pourtour est recouverte d'une mince couche de pus, les bords sont taillés à pic, déchiquetés, érodés ; la surface avoisinante est enflammée, et l'organe tout entier présente un gonflement œdémateux et même une induration qui s'étend encore assez loin tout autour de la lésion. Ce gonflement des tissus sous-jacents soulève le niveau de l'ulcération. Au delà des limites du gonflement toute la surface dorsale de la langue est recouverte d'un enduit épais, l'haleine est fétide, l'ulcération dégage aussi une odeur infecte. Dans des cas de longue durée, l'induration est encore plus marquée, mais le gonflement est moindre, les bords ne sont pas aussi nettement taillés, la surface malade n'est pas recouverte de pus et la partie avoisinante n'est ni rouge ni irritée. L'affection dans son ensemble est assez difficile à reconnaître. Il arrive parfois que l'épaississement et l'induration sont tellement marqués, et que l'ulcération au contraire est de si peu d'importance que Demarquay a donné à cette affection le nom de *glossite chronique profonde*. Paget a fait remarquer que le développement des ulcérations est sous la dépendance de l'état de santé générale et, pour lui, tant que l'état général est bon, la langue peut supporter sans inconvénient l'irritation produite par des dents ébréchées. Il y a incontestablement du vrai dans cette opinion, surtout en ce qui concerne les ulcères traumatiques à marche aiguë, mais l'état de la santé générale a peu d'influence sur les ulcérations à forme chronique accompagnées de gonflement et d'œdème indolores.

Le *diagnostic* de ces ulcères traumatiques est souvent très difficile. Ceux qui affectent une marche aiguë peuvent en imposer pour des ulcères syphilitiques ; les autres peuvent être confondus avec des accidents similaires de la tuberculose, de la syphilis, du cancer. On se basera sur le développement rapide de l'affection, sur l'œdème des parties voisines, sur l'absence d'induration véritable ainsi que de tout autre symptôme de syphilis secondaire ou tertiaire, enfin sur l'adaptation de la perte de substance à une dent ébréchée pour différencier l'ulcère traumatique de toute lésion semblable de nature syphilitique. Ce qu'il faut tout d'abord examiner avec soin, c'est l'état des dents et des pièces prothétiques et leur situation par rapport au mal. C'est surtout dans ses formes chroniques que l'ulcère traumatique est d'un diagnostic difficile. On distinguera d'abord le chancre primitif infectant par l'induration plus marquée, et ses limites plus restreintes, par son siège qui se fait presque toujours sur les bords, près de la pointe, et par l'engorgement des ganglions lymphatiques qui se rencontre rarement dans les ulcères traumatiques, à moins qu'ils n'affectent une marche très aiguë. Disons aussi que les ulcérations traumatiques sont aussi fréquentes que les chancres syphilitiques sont rares. Dans l'espace de plusieurs années et dans un des plus grands hôpitaux de la capitale, j'ai vu souvent à ma consultation des chancres des lèvres et de toutes les parties de la figure, je n'en ai jamais vu sur la langue. Néanmoins il ne faut pas oublier que cette localisation est possible. Une gomme syphilitique ulcérée se distinguera d'une ulcération traumatique en ce que la première a des dimensions bien plus considérables et une induration plus marquée, que l'ulcération est plus profonde et de plus mauvais aspect, qu'il existe presque toujours d'autres lésions semblables, et enfin qu'on retrouve d'autres symptômes syphilitiques sur la langue ou sur d'autres points du corps.

Le diagnostic de l'ulcération tuberculeuse se basera sur le peu de profondeur de la perte de substance, sur la fréquence de l'induration, sur la présence d'autres lésions tuberculeuses dans la langue elle-même et surtout dans les poumons, le larynx ou d'autres organes, car les ulcères tuberculeux primitifs de la langue sont rares. On tiendra compte également des antécédents personnels et héréditaires du malade.

Le diagnostic le plus difficile est celui du carcinôme ; et ce qui ajoute à la difficulté, c'est qu'il n'est pas rare de voir un carcinôme débuter par une ulcération traumatique, de sorte qu'il existe un moment où la nature du processus est indécise. L'induration de la base peut être le signe d'une prolifération épithéliale, mais cette prolifération peut ne pas avoir encore envahi les divers tissus et un traitement énergique pourra écarter le danger. L'âge du malade pèsera d'un grand poids, car l'ulcération traumatique peut se montrer à tout âge, tandis que le cancer est pour ainsi dire inconnu au-dessous de trente ans ; mais si l'on songe que c'est surtout chez les adultes et les vieillards et bien rarement chez les enfants qu'existent les causes les plus ordinaires d'ulcérations traumatiques, on voit que cette considération basée sur l'âge est de peu de valeur. Si on est consulté au début d'une ulcération traumatique, la présence du corps du délit et le peu d'induration faciliteront le diagnostic. C'est surtout dans ces cas que j'attache une grande importance à l'examen microscopique du produit de raclage de la surface malade. A mesure que le mal fait des progrès, les caractères distinctifs du carcinôme se révèlent : l'induration augmente, l'ulcération gagne en profondeur et en largeur et ne présente plus la moindre corrélation avec la cause initiale ; les ganglions sous-maxillaires se prennent. Mais dans la grande majorité des cas on pourra, par l'examen microscopique, faire le diagnostic avant que n'ait lieu l'engorgement ganglionnaire. Il est bon de rappeler à ce propos que le carcinôme de la langue est bien plus fréquent chez l'homme que chez la femme.

Les *pronostic* et le *traitement* des ulcérations traumatiques, sont en général très simples. Car malgré la tendance à la transformation en carcinôme, on peut espérer guérir presque toutes les ulcérations traumatiques par un traitement approprié. Il faut tout d'abord supprimer immédiatement toute cause d'irritation : on fera limer les dents ébréchées, arracher celles qui sont cariées, enlever ou arranger toute pièce prothétique mal adaptée. Ces précautions, que l'on devrait toujours prendre, s'imposent encore plus fortement après quarante ans, car c'est surtout à partir de cet âge-là que le carcinôme se montre de préférence. Si pour des raisons particulières on se refuse à se laisser enlever la dent cariée, on l'entourera d'une mince enveloppe de caoutchouc ou de cellulose. Il suffira souvent pour amener la guérison d'avoir ainsi supprimé la cause de l'irritation, mais il est bon d'y aider en faisant faire sur la partie malade des badigeonnages avec une solution d'acide chromique (0,60 centigrammes pour 30 grammes d'eau), ou avec un collutoire au borax, glycérine et eau, comme au paragraphe précédent. Si l'ulcération a un mauvais aspect et qu'elle suppure et que la langue soit couverte d'un enduit épais et l'haleine fétide, on administrera de temps en temps un purgatif, on fera rincer la bouche fréquemment avec une solution de chlorate de potasse et on y adjoindra des toniques et un régime fortifiant. Dans le cas d'ulcération chronique de longue durée, alors qu'on hésite entre la nature simplement traumatique ou cancéreuse et que la guérison ne fasse pas de progrès malgré la suppression de la cause productrice, je n'hésite pas à recommander l'enlèvement au couteau non seulement de la partie malade, mais aussi d'un centimètre de tissu sain alentour. C'est précisément dans ces cas qu'on peut espérer éviter une des formes les plus mortelles du cancer par une intervention faite à temps et qui ne comporte ni danger ni grand obstacle aux fonctions de l'organe.

Ulcérations de la coqueluche. — Il est dit, dans la plupart des ouvrages et articles traitant de la coqueluche qu'il n'est pas rare de rencontrer des ulcérations dans la bouche à une période quelconque de cette maladie ; de plus quelques auteu français ont signalé la fréquence des ulcérations sous la langı dans le voisinage du frein, chez des enfants atteints de coqu luche. Ces ulcérations sont décrites comme superficielles, pr sentant une forme ovalaire, de petite dimension, à bords irr guliers et recouvertes d'une mince couche de pus grisâtre. Le divers auteurs qui les ont décrites ont longtemps discuté sı la nature de ces lésions et sur leurs relations plus ou moir directes avec la coqueluche. Les uns soutiennent qu'il s'ag là d'une lésion spéciale à l'affection générale, les uns ne veuler y voir qu'un simple accident survenant dans le cours de l maladie et produit par le frottement de la langue contre les dent dans les quintes de toux. Pour ma part, je n'ai jamais vu che les petits malades atteints de coqueluche d'ulcération pa raissant appartenir en propre à la maladie, mais des ulcération aphteuses de la langue et des autres parties de la bouche n sont pas rares, soit pendant la période catarrhale du débu soit pendant le stage d'état ; et ma conviction est que toutes le lésions qu'on a décrites ne sont que de simples ulcération aphteuses ou traumatiques concomitantes.

Ulcérations hydrargyriques.— Il est très rare de nos jours d rencontrer des ulcérations de la langue d'origine mercurielle précisément à cause du soin avec lequel on administre ce mé dicament ; elles se montrent parfois cependant chez des ma lades qui présentent une susceptibilité toute particulière o qui n'ont pas fait preuve de toute la circonspection voulue On les voit aussi chez des ouvriers qui manient le mercure o chez des personnes qui ont été exposées aux vapeurs mercu rielles. Ces ulcérations sont généralement superficielles, d forme irrégulière, et entourées d'une auréole rouge ; parfoi cependant elles creusent la langue plus profondément Dans l'un et dans l'autre cas, elles sont en général le re sultat d'une suppuration qui continue à se faire à leur niveau. Mais ces ulcérations ne sont qu'un des symptômes de l'affection buccale produite par le mercure. Elles ne se limitent pas à la langue d'ailleurs, mais affectent également les gencives, la face interne des joues et ailleurs.

La langue est gonflée, pâteuse; les gencives hypertrophiées, spongieuses, se décollent au pourtour des dents; celles-ci, s'ébranlent et se recouvrent d'un enduit épais; il se fait une véritable liasorrhée et l'haleine acquiert une fétidité spéciale. Cet ensemble pathologique fait que le diagnostic de cette affection ne présente aucune difficulté.

En général, il suffit de soustraire le malade à l'influence du mercure ou d'en cesser l'administration pour voir la guérison se faire toute seule ; mais on peut hâter la guérison et soulager beaucoup le patient en lui prescrivant du chlorate de potasse à la dose de 0,60 centigrammes toutes les quatre heures et un gargarisme soit au chlorate de potasse, soit avec le liquide de Condy. Plus tard, s'il persiste du gonflement de la langue et que les ulcères ne guérissent que lentement, on aura recours aux gargarismes astringentes, au sulfate de fer ou au nitrate d'argent ; on recommandera en même temps une alimentation fortifiante et des vins généreux.

Ulcérations tuberculeuses. — Il y a au moins vingt-cinq ans qu'on a distingué et décrit les ulcérations tuberculeuses de la langue. Mais cette affection est si rare qu'il s'attache pour ainsi dire un intérêt toujours nouveau à sa description, absolument comme s'il s'agissait d'une maladie nouvelle. C'est ainsi que la question fut ressuscitée à la Société pathologique de Londres pendant la session 1883-84 ; on y fit la relation de plusieurs cas d'ulcérations tuberculeuses, on en montra plusieurs exemples vivants et on y discuta au long l'anatomie pathologique de la lésion. Il y a tout intérêt à attirer de nouveau l'attention sur ces ulcérations de la langue qui sont rares, qu'on est exposé à négliger et dont le diagnostic est difficile.

La première description que j'ai pu trouver de cette affection et qui soit faite sous le titre d'ulcération tuberculeuse de la langue, est de Sir James Paget et date de 1858. Dans la division qu'il fit alors des ulcères de cet organe, il décrivit comme deux maladies distinctes les affections *strumeuse* et *tuberculeuse ;* actuellement on les comprend toutes deux sous la dénomination commune de *tuberculeuses ;* dans une conversation que j'eus avec Sir James Paget à ce sujet, il y a peu de temps, il m'avoua ne pas connaître de signe distinctif entre ces deux affections.

Une ulcération tuberculeuse arrivée à son complet état de développement avant cependant de devenir atone et de se recouvrir de pus, présente en général l'aspect suivant : la surface est inégale, pâle, sans vitalité, granuleuse, recouverte d'un mucus coagulé ou visqueux d'un gris jaunâtre ; les bords sont parfois nettement taillés, parfois biseautés, quelquefois proéminents ou décollés, pas très rouges, plus rouges cependant que le reste de l'organe ; il existe à peine trace d'induration ; le reste de la langue est en général un peu gonflé et œdémateux. Le contour de l'ulcération ne présente pas de disposition bien définie, les bords sont irréguliers et la forme est en général ovalaire ou allongée. Tout autour de l'ulcération, on voit quelquefois de tout petits points gris-jaunes, ou des plaques, ou bien encore de toutes petites ulcérations, qui, avec le temps, augmentent considérablement de dimensions. Ces ulcérations varient beaucoup de profondeur ; au début elles sont superficielles, mais à mesure que la maladie fait des progrès, elle peut envahir profondément la substance de la langue ; ce processus ulcératif peut même être plus actif en certains points de manière qu'il en résulte des anfractuosités de profondeur variable. Dans les périodes plus avancées, il y a presque toujours de la douleur et aussi de la salivation.

Par la description qui précède, on voit que ces lésions ont un air de famille avec les ulcères tuberculeux qui peuvent se montrer sur le reste du corps : les granulations atones, les bords taillés à pic ou biseautés, l'absence d'inflammation ou d'induration de voisinage sont autant de points de ressemblance. Weber dit avoir observé une ulcération tuberculeuse de la langue à surface caséeuse ; c'est là un aspect que l'on rencontre parfois dans d'autres ulcères de même nature, mais sur aucun point du corps d'une façon constante.

Les ulcérations tuberculeuses de la langue débutent de plusieurs façons différentes : tantôt c'est une petite vésicule sanguine qui crève, tantôt c'est un petit nodule ou point jaune qui s'ulcère avant d'avoir atteint même les dimensions d'un petit pois. Il n'est pas rare non plus de voir une ulcération tuberculeuse se montrer en un point qui a été le siège d'une irritation légère ou d'un traumatisme même insignifiant. Je soigne en ce moment une femme qui est atteinte d'une ulcération tuberculeuse de la pointe de la langue due au frottement des incisives inférieures : les impressions dentaires se retrouvent d'ailleurs très nettement sur la surface ulcérée Et cependant, malgré cette cause permanente d'irritation on n'y constate aucune tendance à l'inflammation : il s'y fait cette espèce de fonte progressive caractéristique du tubercule. Ces ulcérations siègent en général à la pointe ou dans ses environs et de là s'étendent le long des bords de l'organe ou envahissent profondément le tissu musculaire. Néanmoins, elles peuvent se montrer en un point quelconque de la langue et de préférence sur la face dorsale. Les hommes y sont plus sujets que les femmes, de même que pour les ulcérations cancéreuses et syphilitiques. Elles sont bien plus fréquentes chez les adultes que chez les enfants, mais aucun âge n'en est exempt. Tout d'abord l'ulcération, qu'elle soit unique ou qu'il y en ait plusieurs, est indolore ; mais à mesure qu'elle se développe, elle devient de plus en plus douloureuse et finit par être d'une sensibilité telle que les aliments les plus doux occasionnent en passant de très vives souffrances; à cette même période survient une salivation abondante. A mesure que l'affection se développe et que le malade dépérit, la suppuration s'établit; les granulations qui recouvraient la surface disparaissent et l'ulcération prend un aspect de mauvaise nature.

D'autres fois, sans qu'il se fasse de suppuration, l'ulcère s'étend rapidement, détruit les tissus de la langue et met à nu les fibres musculaires qui se présentent sous l'aspect de viande crue. Les ganglions lymphatiques sous-maxillaires s'engorgent dans la plupart des cas, mais pas toujours, malgré la tendance de cette diathèse à envahir le tissu ganglionnaire. Jusqu'ici, nous n'avons envisagé que la marche envahissante de ces ulcérations, ce qui est d'ailleurs la règle, et la mort s'ensuit au bout de quelques mois, ou tout au plus d'un an ou deux. Mais cette règle souffre quelques exceptions : les ulcérations tuberculeuses superficielles peuvent guérir, même au bout de plusieurs semaines ou de plusieurs mois et malgré la concomitance d'autres symptômes de tuberculose plus ou moins généralisée. Cette guérison, il faut bien l'avouer, n'est le plus souvent que temporaire; elles récidivent quelquefois au bout d'une année, et l'affection s'installe alors d'une façon définitive jusqu'à la mort. La femme dont j'ai parlé plus haut était atteinte de carie tuberculeuse des os du nez à droite, elle présentait en outre des cicatrices de nombreux abcès dans le cou et sous le plancher de la bouche ; encore en ce moment, on constate chez elle des ganglions engorgés, mais il n'est pas probable que cet engorgement soit dû à l'ulcération linguale, car celle-ci ne date que de quelques semaines. Elle raconte que plusieurs membres de la famille de sa mère sont morts de phtisie, et que les deux seuls frères qu'elle ait eus sont morts de scrofule et de phtisie. On devra toujours rechercher les antécédents personnels et héréditaires dans les cas de tuberculose de la langue : on en trouvera presque toujours ; mais on se gardera bien, faute d'en trouver, de se refuser à admettre la nature tuberculeuse de l'affection.

L'*anatomie générale* des ulcérations tuberculeuses de la langue ne diffère pas d'une façon sensible de la même lésion sur d'autres points du corps, si ce n'est peut-être qu'elles n'ont pas la même tendance à la caséification que dans le poumon et le testicule par exemple. On peut en dire autant de l'*anatomie microscopique ;* on constate la même infiltration de petites cellules, les mêmes cellules géantes, la même disposition des cellules épithéliales, le même réticulum. On a trouvé le bacille de la tuberculose dans des sections verticales de la surface ulcérée.

L'ulcération tuberculeuse peut être une manifestation soit primitive, soit secondaire de la diathèse. Les ulcérations primitives sont, il est vrai, très rares ; cependant, on a cité plusieurs cas où l'affection de la langue a précédé de plusieurs mois les symptômes tuberculeux dans d'autres organes. Les ulcérations secondaires sont bien plus communes : elles se montrent le plus souvent comme complication de la tuberculose pulmonaire et laryngée ou pulmonaire seulement : et à l'autopsie on trouve que la lésion s'est plus ou moins généralisée aux ganglions, à la rate, aux reins, au foie et aux autres organes. Dans quelle proportion l'affection tuberculeuse de la langue est-elle associée à la tuberculose laryngée ou pulmonaire ? C'est là une question intéressante au point de vue des rapports qui existent entre les maladies de la langue, du larynx et des poumons. Tout d'abord, l'ulcération tuberculeuse primitive de la langue est presque toujours suivie de tuberculose pulmonaire et souvent de tuberculose laryngée. De plus les ulcérations tuberculeuses secondaires de la langue sont presque toujours accompagnées de tuberculose pulmonaire et souvent de tuberculose laryngée. N'y a-t-il là qu'une simple coïncidence ? ou bien devons-nous y voir une relation de cause à effet ?

En ce qui concerne l'affection primitive de la langue, tout ce qu'on peut dire, en l'état actuel de la science, c'est qu'il n'est pas prouvé que ce puisse être là une cause de maladie pulmonaire. Car en admettant comme absolument certain que l'affection de la langue soit bien primitive et antérieure à toute espèce de lésion du poumon, rien ne prouve qu'il y ait eu inoculation. A moins que la maladie ne soit très avancée et la déglutition presque impossible, il n'est pas probable que le pus arrive, même en petite quantité, jusque dans le poumon. Il n'y a pour ainsi dire que l'air qui pourrait servir de véhicule au principe contagieux. Pour élucider cette question, il faudra avoir recours à la statistique des cas de tuberculose linguale opérés. Ceux qu'on n'opère pas se terminent toujours d'une façon fatale, et on peut dire aussi que cette terminaison est due à l'envahissement du poumon par la diathèse à une époque quelconque de son évolution. Mais si on pouvait réunir un certain nombre de cas de tuberculose linguale primitive qui auraient été opérés et dans lesquels on aurait suivi les malades pendant une année ou deux après l'opération sans voir survenir d'accidents tuberculeux dans le larynx ou dans le poumon, on serait fondé à dire que dans les cas où l'on ne détruit pas l'ulcère lingual primitif et qu'il s'ensuit un envahissement du tissu pulmonaire, l'inoculation a eu lieu de la langue au poumon. Jusqu'ici, ce genre de preuve nous manque presque totalement, mais il n'est pas impossible que d'ici quelques années on arrive à combler ce desideratum.

Il est au contraire très probable que les ulcérations tuberculeuses secondaires de la langue sont le fait d'une inoculation venue du poumon ou du larynx. Ces ulcérations secondaires ne sont pas très rares dans le cours de la tuberculose pulmonaire, surtout dans les périodes ultimes. Les produits de sécrétion chargés de bacilles venant des cavernes pulmonaires et des ulcérations laryngées sont continuellement en contact avec la langue. Celle-ci est souvent excoriée ou même ulcérée et le contage se trouve ainsi déposé sur des surfaces dénudées et privées d'épithélium protecteur.

Il est généralement admis que le *diagnostic* des ulcérations tuberculeuses en l'absence d'autres signes concomitants est très difficile. C'est surtout avec la syphilis et le carcinôme qu'on pourra les confondre. On se rappellera que les ulcérations syphilitiques tertiaires se montrent de préférence sur la partie médiane de la langue et non sur les bords; que les gommes ulcérées s'accompagnent d'une tuméfaction beaucoup plus marquée que les ulcérations tuberculeuses ; que les gommes sont aussi beaucoup plus profondes et à bords décollés; que les ganglions lymphatiques ne sont jamais engorgés dans la syphilis tertiaire, mais le sont quelquefois dans la tuberculose. Malheureusement, ce n'est que dans les cas types que les symptômes sont aussi nettement définis. Souvent le diagnostic ne peut se faire que par la recherche d'autres symptômes syphilitiques ou par l'essai du traitement spécifique. Les antécédents du malade et ceux de sa famille aideront aussi puissamment à éclairer le médecin.

Le cancer est peut-être encore plus difficile à différencier que la syphilis. Les deux affections en effet occupent le même siège, peuvent s'accompagner toutes deux d'engorgement ganglionnaire, sont toutes deux plus communes chez les hommes que chez les femmes; enfin toutes deux peuvent avoir comme point de départ un léger traumatisme. Dans les cas types on reconnaîtra l'ulcération tuberculeuse à l'absence d'induration franche des bords, à l'état œdémateux des parties avoisinantes, à la coloration rose pâle de la surface ulcérée, à la présence de la substance caséeuse et des petits points jaunes qui parsèment la muqueuse environnante. Les ulcérations tuberculeuses se montrent aussi chez des malades beaucoup plus jeunes que le cancer. Mais dans les cas difficiles il est presque impossible de faire le diagnostic par le seul examen de la lésion. Nedopil raconte que les quatre seuls cas d'ulcération tuberculeuse primitive qu'il ait vus ont été opérés comme étant du cancer. On ne peut avoir recours ici, comme dans la syphilis, à un traitement spécifique comme pierre de touche, car il n'y a pas de traitement médical qui ait une action certaine sur l'une ou sur l'autre affection. C'est dans ces cas-là qu'il est utile, à mon avis, d'examiner au microscope le produit de grattage de la surface malade. Cet examen ne nous permettra pas toujours, il est vrai, d'affirmer la nature tuberculeuse d'une ulcération, mais s'il s'agit d'un cancer nous pourrons au moins nous prononcer. Jusqu'ici en effet, nous n'avons que le droit de soupçonner la nature tuberculeuse d'une lésion dans laquelle on ne trouve pas les cellules bifurquées et les cellules à noyau propres au carcinôme épithélial ; mais il est probable qu'avant peu on aura la preuve certaine de la nature tuberculeuse d'une lésion en trouvant le bacille spécifique dans le produit de grattage. C'est le Dr Thin et moi-même qui avons suggéré il y a quelque temps à la Société pathologique de Londres cette recherche du bacille. Je dois ajouter que, depuis, on a examiné le produit de grattage d'une ulcération tuberculeuse dont la nature ne pouvait soulever le moindre doute, et on ne put découvrir le bacille ; mais ce n'est là qu'un premier pas dans la bonne voie.

Le *pronostic* de l'ulcération tuberculeuse de la langue est presque aussi fâcheux que pour le carcinôme. Non seulement la terminaison fatale est la règle, mais la survie n'est que de quelques mois à un an ou deux, et pendant cette période de dépérissement le malade est en proie aux plus grandes souffrances. Il est même presque à souhaiter dans ces cas qu'une rapide généralisation de la diathèse vienne l'enlever avant que l'ulcération linguale se soit trop étendue. Cependant il est incontestable qu'il y a des ulcérations tuberculeuses de la langue qui guérissent. Ce n'est, à la vérité, qu'une guérison temporaire ; l'affection récidive toujours, et il n'y a plus alors à espérer d'amélioration. Les ulcérations tuberculeuses présentent aussi ceci de particulier que leur aspect se modifie avec la marche de l'affection générale ; tantôt la salivation et la douleur diminuent quand la santé est meilleure, tantôt, quand celle-ci s'aggrave, tous les symptômes du côté de la langue acquièrent aussi plus d'acuité. On peut s'étonner que le pronostic d'une ulcération tuberculeuse de la langue soit plus grave que pour une ulcération de même nature du testicule ou des os. D'un côté la mort est fatale, et à échéance assez courte, un an ou dix-huit mois ; de l'autre, l'organe malade peut guérir avec ou sans opération, et en ce qui concerne la vie du malade, le pronostic n'est pas bien sérieux. Si l'affection se limite à la partie malade, le pronostic est fâcheux, il est vrai, pour l'organe atteint, mais pas pour la santé générale du patient. C'est surtout pour la scrofule plutôt que pour la tuberculose qu'on est autorisé à porter un pronostic favorable. De même les soi-disant ulcérations tuberculeuses de la langue qui guérissent ne sont peut-être pas tuberculeuses, mais seulement scrofuleuses, et deviennent tuberculeuses quand elles récidivent. Nous avons dit plus haut qu'il n'existe pas de caractère distinctif des ulcères purement scrofuleux, mais nous n'avons pas entendu nier par là l'existence de ces ulcères. A notre avis, la différence entre le pronostic des ulcérations tuberculeuses de la langue et celles d'autres régions ou organes dépend bien plus symptômes concomitants que d'une diversité dans les caractères anatomiques de la lésion. Quand ces ulcérations linguales sont secondaires, on a souvent affaire à une tuberculose généralisée à marche assez rapide ; quand elles sont primitives, il ne faut pas perdre de vue la possibilité d'infection ; et en tous cas, la lésion est, par elle-même, une cause permanente d'affaiblissement et de dépérissement par les souffrances qu'elle occasionne et par la difficulté qui en résulte au point de vue de l'alimentation.

La *thérapeutique* des ulcérations tuberculeuses de la langue compterait probablement plus de succès, n'était la conviction si universellement répandue que cette affection est nécessairement fatale, qu'on ne doit pas espérer même la guérison de l'ulcération, et qu'il est inutile de rien faire contre une maladie absolument incurable. Puisque nous avons soulevé la question de savoir si le poumon et le larynx pouvaient être infectés secondairement par une ulcération linguale, nous devons nous demander s'il ne vaudrait pas mieux détruire sans hésitation et avant qu'elle ne se développe toute ulcération tuberculeuse de la langue qui semble être primitive. Pour ma part, j'approuve entièrement cette façon de faire et pour plusieurs raisons : d'abord parce qu'on peut espérer par cette opération mettre le malade à l'abri de l'infection tuberculeuse; ensuite parce que le plus souvent il s'agit là d'une petite opération facile qui n'est pas à comparer avec celle du carcinôme ; et enfin parce que cette ulcération est par elle-même très douloureuse, et que par la gêne fonctionnelle qu'elle produit elle amène le dépérissement et même la mort.

J'irai même plus loin et je conseillerais d'opérer une ulcération tuberculeuse même secondaire si elle n'est pas trop grande, si l'affection générale n'est pas trop avancée et si l'on peut espérer que le malade supportera bien l'opération. Et si je donne ce conseil ce n'est pas dans l'espoir d'une guérison ni même d'une grande prolongation de vie, mais uniquement dans le but d'éviter au malade de grandes souffrances. On s'est beaucoup servi du cautère actuel même pour des cas où on aurait pu avoir recours à l'excision. Parfois il est résulté un grand soulagement à la suite de cautérisations largement faites à la surface de l'ulcère. Mais ce traitement n'a pas toujours été suivi du même succès : la douleur qui disparaissait pendant un certain temps reparaissait aussi violente qu'au début ; d'ailleurs, il est rare que la cautérisation soit faite assez profondément pour détruire complètement les parties malades ; et il ne me semble pas que la cautérisation offre le moindre avantage sur l'excision toutes les fois que celle-ci est faisable. Elle n'est ni moins douloureuse ni moins dangereuse ; la suppuration qui en est la conséquence dure plusieurs jours, et c'est là une nouvelle source d'auto-infection difficile à éviter.

Si on a affaire à une ulcération que l'on ne peut ni exciser ni détruire par le cautère, on peut, néanmoins, par un traitement approprié, obtenir encore une amélioration et peut-être même la guérison. Il est d'abord de la plus grande importance d'écarter toute cause d'irritation ou de frottement. On fera arracher les dents cariées ou ébréchées ; celles qu'il est impossible d'enlever seront recouvertes par une plaque isolante. On ne permettra au malade aucun aliment chaud et on s'efforcera de lui faire suivre un régime qui produise le moins d'irritation possible sur la surface ulcérée ; pour que la langue ne fasse pour ainsi dire pas de mouvements on fera hacher très menu les aliments solides et chaque bouchée sera mélangée à une certaine quantité de liquide afin d'éviter la mastication et de faciliter la déglutition. Si malgré toutes ces précautions, la douleur est telle que le malade n'arrive pas à se nourrir suffisamment on aura recours aux suppositoires et aux lavements nutritifs (Voir plus loin). Le traitement local devra surtout ne pas être irritant. On n'emploiera ni le nitrate d'argent ni les autres caustiques. On fera un usage fréquent de collutoires au borax et au chlorate de potasse ; on aura recours aussi à de légers astringents à l'alun ou au tannin ou au sulfate de zinc quand la cicatrisation une fois en train semblera se ralentir. Pour ma part, je me trouve très bien de l'emploi du topique suivant : iodoforme pulvérisé 0,06 centigrammes, morphine 0,01 à 0,03 centigrammes, borax 0,15 centigrammes. Avant d'appliquer la poudre on aura soin de bien nettoyer la plaie au moyen d'un pinceau, puis on déposera le topique en couches épaisses, ou bien on l'insufflera à l'aide d'un petit tube en verre. On devra procéder à ce petit pansement quatre ou cinq fois par jour, la proportion de morphine dépendra du nombre de pansements, de la quantité de poudre insufflée et de l'effet produit.

Quand la douleur sera intolérable et s'accompagnera de salivation abondante et que cependant la lésion est trop étendue pour en faire l'excision, on pourra songer à la section du nerf lingual. Le soulagement qu'on obtient par cette petite opération dans quelques cas de cancer est un encouragement à la tenter dans la tuberculose linguale quand la lésion est limitée à un côté de la langue, ainsi que cela arrive souvent.

Enfin on prescrira l'huile de foie de morue et les autres agents thérapeutiques, employés dans les autres formes de tuberculose.

Lupus. — Weber parle du lupus de la langue comme d'une affection assez commune. Selon cet auteur, on le rencontre aussi bien sur la langue que sur le palais et le larynx, mais il ne se montre sur la langue qu'après avoir affecté la face où on le retrouve à l'état de mal ou à l'état de cicatrice. Il siège surtout sur les bords de la langue vers l'épiglotte et débute sous forme de petits nodules isolés à surface granuleuse. Ce genre d'ulcération demande à être traité au fer rouge ; il s'ensuit des cicatrices aplaties et étoilées.

La plupart des auteurs passent sous silence le lupus lingual et je ne puis m'empêcher de croire que cette affection est très rare. Le seul cas que je connaisse est celui dont Fairlie Clarke a fait la description dans le 27e volume des « Transactions de la Société pathologique de Londres ». Le malade, âgé de dix-huit ans, était depuis plusieurs mois au West London Hospital quand il mourut. Il ne présentait ni sur la face ni sur aucun point du corps trace de lupus ni récent ni ancien. Il existait une ulcération profonde sur le côté gauche de la langue, et une autre très superficielle sur le point correspondant de la gencive. La muqueuse buccale présentait de la congestion généralisée, était épaissie et avait un aspect velouté. Le voile du palais avait complètement disparu ; l'épiglotte était épaissie, mais pas ulcérée ; la muqueuse du nez et des sinus était également épaissie et présentait par places de petites ulcérations. Les ganglions lymphatiques n'étaient pas touchés, mais les glandes salivaires étaient augmentées de volume. Les poumons ne présentaient pas trace de tuberculose et la mort semble avoir été amenée par épuisement dû à l'extension du mal et à l'impossibilité de se nourrir.

J'ai assisté à cette autopsie et j'ai fait ensuite l'examen de la muqueuse de la bouche. Ces tissus étaient infiltrés de petites cellules arrondies, mais c'est tout ce qu'on trouva à cette époque pour caractériser la maladie (1875). Dans les conclusions de son rapport sur ce cas, Clarke parle comme s'il considérait cette affection simplement comme une forme d'ulcération tuberculeuse de la bouche, car il l'appelle *ulcération tuberculeuse primitive;* il a dû vouloir dire *lupus tuberculeux primitif.* Je n'ai jamais été bien édifié sur la nature de ce cas. Il n'y a pas de doute qu'il s'est agi là d'une affection rare ; l'avis de sir James Paget, qui vit le malade peu de temps avant sa mort, était qu'il s'agissait là d'un cas de *lupus tuberculeux.* L'épaississement considérable de la gencive, l'aspect velvétique de toute la muqueuse malade ne rappelaient en rien tous les cas de lupus que j'ai vus sur d'autres points du corps.

Depuis que j'ai écrit ce qui précède, le Dr Forshall m'a adressé une jeune femme atteinte de lupus de la langue secondaire à une affection semblable de la face et des lèvres. Je fis entrer la malade à l'hôpital Saint-Bartholomée où on prit son observation accompagnée d'un dessin aussi exact que possible de la lésion linguale. C'était une jeune femme de vingt-trois ans, bien développée, mais horriblement défigurée. Toute la partie centrale de la figure était recouverte d'un mince tissu de cicatrice blanc parsemé de petites ulcérations non encore guéries. Le nez était rongé au ras de la figure. La lèvre supérieure raccourcie adhérait intimement par sa face profonde à la gencive : toutes deux présentaient un rebord ulcéré. De là l'affection s'étendait à la voûte palatine sur une étendue de 2 centimètres et demi. La lèvre inférieure hypertrophiée était renversée en bas et sur sa face profonde existait un ulcère étendu de mauvaise nature. Les deux lèvres adhéraient entre elles aux commissures, de manière que l'orifice buccal était considérablement rétréci. Quand elle ouvrait la bouche, on voyait sur la partie antérieure de la langue une ulcération présentant absolument les mêmes caractères que celles des lèvres et du palais

Au début, cette ulcération était recouverte en grande partie par une croûte épaisse : sous cette croûte la surface était inégale, d'une coloration rosée et recouverte par places de pus desséché. Les bords étaient taillés à pic, irréguliers et décollés par places. Il n'existait aucune inflammation de voisinage, ni rougeur, ni induration ; sur le dos de la langue et dans les environs de l'ulcération se voyaient de toutes petites plaques jaunes. La malade ne pouvait parvenir à tirer la langue hors de la bouche : ce qui me surprit tout d'abord, car il n'existait évidemment pas d'ankyloglosse ; mais quelques jours plus tard, quand je fis un examen plus complet sous le chloroforme, je m'aperçus que la pointe de la langue avait été complètement détruite par l'ulcération jusqu'au filet : il n'était donc pas étonnant que la malade ne pût la faire saillir hors de la bouche.

La voix était rauque et comme cette raucité remontait, paraît-il, à plusieurs années, et avait suivi l'affection buccale, il était permis de supposer que le larynx était atteint de lupus. Quoi qu'il en soit il me fut impossible d'examiner cet organe parce que je ne pouvais pas saisir la langue.

Outre toutes ces lésions graves de la face et de la bouche, cette malade avait perdu son pouce et elle portait encore à la main des ulcères de lupus non guéris.

Malgré tout cela, sa santé générale n'était pas mauvaise ; elle aurait passé pour une personne plutôt délicate, il est vrai, mais jamais on n'aurait soupçonné les ravages que cette maladie avait faits et faisait encore. Ce qui ajoutait encore à la bizarrerie de son aspect, c'était un nystagmus constant et une coloration jaune orange spéciale de ses yeux.

Elle nous raconta qu'elle s'était fortement enrhumée six ans auparavant ; les mucosités qui tombaient de son nez avaient irrité sa lèvre supérieure ; il se forma des petits points malades qui envahirent bientôt les deux joues. Petit à petit, le mal gagna le bord libre de la lèvre supérieure qu'il contourna pour envahir la gencive et le palais. Puis, il y a environ quatre ans, autant qu'elle peut s'en souvenir, la pointe de la langue venant en contact avec les parties malades il s'y forma des boutons qui, en crevant firent place à des ulcères. Mais elle se rappelait parfaitement aussi que sa langue était souvent écorchée par les dents incisives avant que l'ulcération ne les eût fait tomber, de sorte qu'elle croyait fermement que sa langue s'était inoculée au contact de la lèvre et de la gencive. Trois ans avant son entrée à l'hôpital, était survenu un ulcère au coude gauche envahissant lentement l'avant-bras et la main pour se fixer sur le pouce, lequel fut atteint jusqu'à l'os, et on dut l'amputer. Elle était enfant unique ; son père et sa mère étaient bien portants et il n'existait pas dans ses antécédents de famille ni syphilis, ni scrofule, ni lupus. Elle-même avait joui jusque-là d'une bonne santé ; elle n'avait jamais présenté dans son enfance de manifestation tuberculeuse ni scrofuleuse. Au moment de notre examen, nous constatons un ganglion engorgé de petite dimension situé sous le menton et sur la ligne médiane.

Possédant ainsi tous les éléments de la cause, il était très simple de faire un diagnostic exact. Mais si la langue seule avait était malade, je crois qu'il en eût été tout autrement. Cette ulcération ressemblait en effet à un ulcère scrofuleux ou tuberculeux de la jambe ou du bras et eut probablement été considéré comme tel. Les petits points jaunes et l'absence de toute inflammation auraient milité en faveur de la tuberculose et d'un autre côté, ce diagnostic eût été en contradiction avec la longue durée de l'affection (quatre ans), l'absence de douleur, la marche uniformément progressive, l'état général relativement satisfaisant et surtout l'absence de tout autre signe de la diathèse.

Cette observation nous semble présenter un grand intérêt à un autre point de vue encore. Elle éclaire d'un jour nouveau deux points importants de l'histoire du lupus : à savoir la relation qui existe entre le lupus et la scrofule, et la possibilité de l'inoculation du lupus. On ne pouvait s'empêcher, en regardant l'ulcération de la langue de cette femme, de songer à une ulcération scrofuleuse ; de même l'aspect de la main et la nécrose des os du pouce rappelaient bien plus la scrofule que le lupus. Cependant, elle ne présentait pas d'autres manifestations scrofuleuses et le léger engorgement ganglionnaire sous-maxillaire pouvait être la conséquence de l'irritation de la langue. On semble vouloir faire à présent deux affections distinctes du lupus et de la scrofule : notre observation tend à montrer combien est factice la démarcation qui les sépare.

On a souvent discuté sur l'inoculabilité du lupus que contestent surtout ceux qui considèrent cette affection comme un néoplasme. Cependant, ici l'inoculation nous semble incontestable : d'abord léger traumatisme dû aux dents, puis contact répété avec les ulcérations de la lèvre. Toutefois, il faut reconnaître qu'on peut en donner une autre explication et dire que l'éruption sur la langue n'a été qu'une nouvelle manifestation de la diathèse chez la même personne, et on citera à l'appui de cette façon de voir l'ulcération du coude qui ne saurait être considérée comme l'effet d'une inoculation. Je ne puis m'empêcher de croire cependant qu'il y a eu ici inoculation directe de la langue ; ce qui d'ailleurs n'est nullement en contradiction avec la théorie néoplasique de l'affection.

En ce qui concerne le traitement de ce cas en particulier, j'ai gratté soigneusement la lèvre inférieure et l'ulcération de la langue avec une curette de Volkmann ; et si elle se trouve bien de cette intervention j'en ferai autant à la lèvre supérieure et au palais ; j'espère arriver ainsi à arrêter la marche envahissante de la maladie.

Ulcérations syphilitiques. — La plupart des ulcérations syphilitiques sont des accidents de syphilis constitutionnelle ; cependant on rencontre quelquefois sur la langue la lésion syphilitique primitive ou chancre induré : nous avons dit plus haut combien cela est rare. Demarquay pense que la plupart de ces chancres primitifs sont le résultat d'une inoculation par un accident secondaire, ce qui est très probablement le cas. Cette ulcération siège presque toujours sur la pointe dans ses environs ; elle est dure, circonscrite et forme une éminence plus ou moins marquée. Elle est en général petite arie entre les dimensions d'un pois et d'une fève. La base est indurée, les ganglions lymphatiques sous-maxillaires sont engorgés et durs. L'ulcération en elle-même est en général très superficielle et indolore, elle n'est accompagnée ni d'inflammation ni de suppuration. Elle peut cependant s'irriter et même s'enflammer et devenir phagédénique, mais c'est exceptionnel. La syphilis ne revêt pas de caractères spéciaux quand elle débute sur la langue ; on devra seulement se rappeler que c'est un mode d'invasion rare, il est vrai, mais possible.

Les ulcérations de la *syphilis secondaire* sont presque exclusivement de deux espèces : ou bien des plaques muqueuses et de simples érosions, ou bien des crevasses ulcérées de la pointe et des bords. Ma conviction est que la plupart de ces crevasses sont dues à l'ulcération des plaques muqueuses; cependant quelques-unes semblent avoir une autre origine, telle que des frottements contre les dents ou des morsures par exemple. Les ulcérations secondaires qui surviennent sur des *tubercules muqueux* se reconnaissent facilement. Elles siègent sur la pointe ou sur les bords de la langue, non pas que les tubercules muqueux soient limités à ces régions, mais parce que c'est là qu'ont lieu les frottements et les petits traumatismes produits par les dents. Il est rare que le travail ulcératif détruise le tubercule tout entier, il en reste toujours assez pour prouver son origine. Ordinairement, la partie centrale s'affaisse et il se produit une longue crevasse étoilée et irrégulière à bords lisses, d'un blanc nacré formé par la plaque muqueuse. Au delà de ce bord blanc nacré, élevé de 1 à 2 millimètres, existe une aréole rouge étroite qui se fond graduellement dans la coloration normale de la langue. Si l'irritation persiste, et si le malade est d'une mauvaise constitution, surtout s'il est strumeux, les ulcérations gagnent rapidement en largeur et en profondeur. Celles qui sont surtout profondes ont un mauvais aspect ; leurs bords sont taillés à pic, fissurés et décollés; leur surface est irrégulière et parfois recouverte de pus; les tissus avoisinants sont infiltrés mais ne présentent pas une consistance plus dure qu'à l'état normal. Il est bon de noter que quelle que soit l'origine de ces ulcérations elles sont rarement enflammées. Même quand cette origine est nettement traumatique, l'inflammation est insignifiante, comparée à ce qu'on voit dans le même genre de lésions chez les personnes non syphilitiques. Il est bien entendu que nous parlons d'une façon générale, car il ne faudrait pas nier systématiquement la syphilis par le seul fait qu'une ulcération linguale présenterait un aspect inflammatoire; jamais la syphilis n'a conféré l'immunité vis-à-vis de l'inflammation, pas plus pour un organe que pour un autre. Mais d'un autre côté, il n'existe pas nécessairement un processus inflammatoire là où la syphilis secondaire a produit des ulcérations profondes et de mauvais aspect.

La deuxième espèce d'*affections secondaires* se montre sous la forme de petites excoriations sur le dos de la langue, ordinairement vers la pointe et les bords, sans caractères bien définis, sans inflammation et souvent sans présenter aucun signe qui puisse les faire reconnaître comme de nature syphilitique. Elles apparaissent aussi sous forme de petites crevasses ou de fissures sur la pointe et les bords, sans revêtir non plus de caractères distinctifs. Il n'y a parfois qu'une ou deux de ces crevasses ou excoriations; d'autres fois les bords en sont complètement recouverts, mais dans les deux cas l'aspect de la lésion est le même. Il est très rare de rencontrer ces crevasses sur le dos de la langue, ce qui vient encore militer en faveur d'une autre origine que la syphilis seulement. La syphilis est la cause prédisposante, le frottement contre les dents est la cause efficiente.

Les ulcérations de la syphilis secondaire peuvent rester longtemps sans subir de modifications, ou elles peuvent s'étendre progressivement; j'ai vu des malades chez qui elles restaient stationnaires pendant plusieurs mois, tantôt un peu mieux, tantôt un peu plus mal. Qu'elles soient dues ou non à la fonte de tubercules muqueux, qu'elles soient ou non enflammées, elles sont presque toujours sensibles, et quelquefois à un degré très marqué. Les douleurs qu'elles occasionnent et le peu de tendance qu'elles ont à guérir en font une source d'ennuis pour les malades qui en sont atteints. Sans parler de la gêne qu'elles occasionnent, elles rappellent perpétuellement la syphilis qui les a produites. Ces diverses raisons font que les malades réclament leur guérison avec instance.

Le *diagnostic* de ces diverses espèces d'ulcérations syphilitiques secondaires est souvent très facile; et quelquefois au contraire presque impossible. Celles qui succèdent à la fonte de tubercules muqueux se reconnaissent facilement à cause précisément des vestiges du tubercule ulcéré et aussi grâce à d'autres signes de syphilis que l'on rencontre presque toujours sur la langue ou quelque part sur la muqueuse buccale. Si on ne trouve aucune trace de syphilis dans la bouche, on aura grande chance d'en trouver soit à l'anus, ou sur la crête du tibia, ou sur l'iris. On peut presque considérer l'absence complète de tout processus inflammatoire comme un signe pathognomique de syphilis; d'ailleurs, dans quelques cas, le malade avouera avoir contracté la maladie, d'autres fois on retrouvera sur le pénis le point induré où a siégé le chancre infectant. Le diagnostic des excoriations et des fissures qui n'ont pas été précédées par des tubercules muqueux ni accompagnées par des symptômes syphilitiques quelconques sur la langue, est plus ou moins difficile et dépendra de ce qu'on pourra apprendre relativement à l'existence d'une syphilis plus ou moins ancienne. Nous avons déjà dit, en effet, que les caractères de ces lésions ne sont pas caractéristiques de la syphilis, mais quand on en rencontre plusieurs sur la langue sans auréole inflammatoire, et sans qu'il y ait de dents ébréchées, on devra toujours songer à la syphilis. Dans bien des cas, le diagnostic se fera plutôt par l'absence d'autres signes et par la ténacité de l'affection, plutôt que par des symptômes positifs de syphilis.

Le *traitement* de ces affections secondaires est rapidement suivi de succès. Il est nécessaire dans la majorité des cas d'instituer à la fois un traitement interne et un traitement local. J'ai soumis des malades au mercure pendant plusieurs mois sans obtenir d'amélioration, en ce qui concernait la langue. Chez d'autres j'ai mis en usage le traitement local concurremment avec le mercure et j'obtenais la guérison en huit jours. D'autres, enfin, soumis au traitement local seul, ont guéri en huit ou dix jours. C'est là ce qui me fait considérer le traitement local comme essentiel. Si ces ulcérations se montrent au début de la période secondaire, ou si le malade n'a pas été soumis assez longtemps au traitement hydrargyrique (c'est le plus souvent le cas), j'ai l'habitude de prescrire deux fois par jour 0,20 centigr. d'*hydrargyrum cum cretâ* et de faire badigeonner trois ou quatre fois par jour les parties malades de la langue avec un pinceau très fin trempé dans une solution de 0,65 centigr. d'acide chromique pour 30 grammes d'eau. L'effet de ce traitement est merveilleux : la douleur disparaît presque immédiatement et en quelques jours les ulcérations sont guéries. Quelquefois la lésion est entretenue par le frottement contre des dents ébréchées ; dans ce cas, il n'y a qu'à les faire arracher. Il n'y a pas lieu en général de prescrire de régime particulier, mais le malade ferait bien de ne pas fumer et de ne pas boire de liqueurs fortes. Ce n'est pas que je croie à une vertu spéciale de l'hydrargyrum cum cretâ qui doive le faire préférer à d'autres préparations mercurielles, mais j'ai l'habitude de le prescrire depuis plusieurs années dans la syphilis au début, et je m'y tiens parce que je pense qu'il est bon d'employer toujours la même préparation mercurielle, quand on en est satisfait, pour les cas qui rentrent dans le cadre ordinaire de la syphilis.

J'insiste surtout sur le traitement local à l'acide chromique. J'ai essayé le bicyanure de mercure à doses variées, le glycerolé de tannin et de borax, des collutoires à l'hypochlorite de soude, à l'alun, de l'iodoforme en poudre et d'autres topiques encore ; je n'ai jamais eu des succès aussi rapides et aussi satisfaisants qu'avec l'acide chromique. Aussi depuis longtemps, je m'en sers presque exclusivement ; le seul inconvénient que je lui trouve est qu'il amène la guérison si vite qu'on ne peut obtenir des malades de continuer à se soigner. Il faut l'appliquer non seulement sur les ulcérations de la langue, mais aussi à celles qui se montrent au niveau des commissures des lèvres et à la face interne des joues. Il ne faut pas non plus perdre de vue que ces ulcérations superficielles des lèvres et de la bouche sont contagieuses et que le malade qui en est atteint est un danger pour tous ses compagnons de travail et de plaisir.

Après guérison, ces ulcérations secondaires laissent des *cicatrices ;* mais elles sont en général peu profondes et peu étendues. Elles sont néanmoins nettement visibles et présentent une surface lisse et polie d'aspect argenté, légèrement déprimées et conservant la forme des fissures et crevasses qui les ont précédées. Aussi les bords de la langue sont plissés, inégaux, diversement colorés et rappellent d'une façon indélébile une ancienne syphilis ; c'est une disposition dont il faut tenir compte d'ailleurs dans le diagnostic d'autres affections de la langue.

Les ulcères de la syphilis *tertiaire* sont bien plus redoutables que ceux que nous venons d'étudier et, qu'ils soient superficiels ou profonds, ils laissent toujours trace de leur passage, sous forme de crevasses profondes et plissées. Ils succèdent presque toujours à des gommes, mais ces gommes peuvent passer inaperçues, quoiqu'elles aient existé depuis longtemps, car elles ne sont pas douloureuses en général et ne gênent ni la mastication ni la parole (Voir le chapitre qui traite des nodules). Dernièrement, j'ai vu un homme qui présentait une grande gomme ulcérée sur le dos de la langue mesurant 0,05 centimètres de longueur sur 0,025 millim. de large quand on écartait les bords. Elle se présentait sous l'aspect d'une cavité très profonde de 0,02 centimètres ; et cependant le malade affirma qu'il n'y avait jamais eu là de tuméfaction, que c'est à peine si, environ une semaine auparavant, il s'était produit un léger gonflement qui presque aussitôt donna naissance à la cavité qu'il nous montrait sans que d'ailleurs il en eût été incommodé. Au lieu d'une ou deux gommes plus ou moins étendues, on peut avoir affaire à une série de petites gommes, tout à fait superficielles disposées en lignes irrégulières sur de dos de la langue; elles ressemblent à peine à des gommes à cause de leur petite dimension et de leur proximité les unes des autres; on dirait plutôt une série de nodosités, situés immédiatement sous la muqueuse ou dans son épaisseur. Ces gommes superficielles s'ulcèrent comme les profondes et forment des fentes ou crevasses plus ou moins longues et plus ou moins profondes, dirigées, pour la plupart, longitudinalement, souvent sinueuses et ramifiées et dont les ramifications se dirigent dans l'épaisseur de la langue. Ces longues crevasses. superficielles au début, peuvent gagner en profondeur et même en largeur mais surtout en profondeur et revêtir de plus en plus l'aspect de véritables fissures ou crevasses. On peut rencontrer ainsi sur le dos de la langue un grand nombre de ces crevasses qui labourent l'organe et lui donnent un aspect raviné tout à fait particulier. Ces ulcères ont des bords nettement taillés, perpendiculaires, quelquefois décollés et, à moins de les écarter, on ne saurait soupçonner toute l'étendue de la perte de substance. La surface est très irrégulière, recouverte par places de pus, on n'y voit pas de granulations réparatrices. Les parties voisines sont ordinairement œdématiées et indurées, et il existe souvent en même temps des crevasses de glossite scléreuse concomitante. Règle générale, il n'y a pas de processus inflammatoire autour de ces crevasses, néanmoins, il peut en exister; et alors la sensibilité des parties malades est très grande et apporte une gêne considérable à la mastication et à la parole, et une salivation abondante peut en résulter.

Les ulcères larges et profonds que produisent les gommes syphilitiques ont l'air bien plus redoutables que ceux qui succèdent aux nombreuses petites gommes superficielles, mais en réalité ils le sont moins. Quand une gomme d'une certaine dimension se ramollit et s'ulcère, il ne se fait d'abord qu'une petite ouverture ; mais celle-ci s'agrandit rapidement par la fonte des tissus malades voisins. Il se creuse alors une cavité à bords déchiquetés, taillés à pic, souvent décollés, à surface inégale, purulente, et circonscrite sur une grande étendue par des tissus épaissis et indurés. Cette cavité peut présenter des formes très variées, être angulaire, cunéiforme, tout à fait irrégulière, mais elle affecte rarement la forme typique arrondie des gommes ulcérées des autres parties du corps. Au bout de quelque temps, les inégalités de la surface malade et les irrégularités des parois disparaissent pour être remplacées par une surface plus unie recouverte de granulations; les parties voisines restent longtemps épaissies et indurées, et la maladie revêt l'aspect d'un ulcère chronique indolore.

Le *diagnostic* de ces ulcères linéaires, surtout quand il y en a plusieurs, et qu'ils sont grands et profonds, est très facile : il n'y a pas d'affection avec laquelle on puisse les confondre. Une fissure profonde, unique, peut être de nature tuberculeuse, ou même carcinomateuse : mais cet aspect raviné du dos de la langue que l'on voit dans des cas de syphilis ancienne, est absolument pathognomonique.

Le diagnostic des gommes ulcérées d'une certaine étendue est, au contraire, parfois entouré de beaucoup de difficultés : on peut les prendre pour de la tuberculose, pour du cancer, et même pour une simple ulcération traumatique. Nous avons déjà parlé du diagnostic d'avec la tuberculose et nous renvoyons le lecteur au chapitre carcinome pour le diagnostic d'avec cette affection. Il nous suffira de rappeler ici que toutes les affections tertiaires de la langue ont une préférence pour la région dorsale et siègent souvent tout à fait en arrière et que c'est là un signe qui aidera à les distinguer de toutes les affections avec lesquelles on pourrait les confondre. Elles se montrent aussi quelquefois sur le plancher de la bouche, sous la pointe de la langue. Les gommes ulcérées sont bien plus fréquentes chez l'homme que chez la femme, et se rencontrent surtout vers l'âge moyen de la vie, cependant on en a vu, rarement il est vrai, sur des langues d'enfants atteints de syphilis héréditaire. On peut constater d'autres signes de syphilis chez des malades atteints de gommes ulcérées de la langue, sinon sur la langue, du moins sur d'autre parties du corps. Mais il ne faut pas se fier à l'existence de ces signes concomitants, on s'exposerait à de grands mécomptes. Les ganglions lymphatiques ne sont pas engorgés dans le cas de gommes ulcerées.

La guérison peut-être spontanée , mais c'est rare. Ces lésions peuvent rester stationnaires aussi un temps indéfini sans s'étendre, mais sans guérir. Elles peuvent s'enflammer et alors augmenter un peu, ou devenir phagédéniques et alors prendre un accroissement considérable jusqu'à détruire une partie plus ou moins grande de la langue. Leur évolution dépend surtout de l'état de santé générale du malade, et aussi, mais beaucoup moins, de l'état de la langue. La preuve en est dans l'amélioration rapide qui suit le rétablissement de la santé générale, même sans l'adjonction du traitement anti-syphilitique. Mais le seul moyen d'obtenir, à coup sûr, une guérison rapide, est de combiner une médication tonique avec le traitement anti-syphilitique.

Dans la grande majorité des cas, on prescrit l'iodure de potassium et quand les malades peuvent le supporter on obtient, en général, une guérison rapide. On peut commencer par des doses de 0,30 centigrammes; si la maladie guérit, il ne sera pas nécessaire de l'augmenter; sinon et quand le médicament est bien supporté, on poussera jusqu'à 0,60 centigrammes, 1 gramme et 1 gramme 50. Il sera rarement nécessaire de dépasser la dose de 1 gramme 50 trois fois par jour. Dans les cas où l'iodure de potassium amène de la salivation et du coryza, on recommande l'iodure de sodium, mais j'en suis encore à en voir les avantages. Je crois d'ailleurs qu'il vaut bien mieux prescrire immédiatement du mercure sous une forme quelconque. Aux malades qui sont dans un état de santé relativement satisfaisant, je donne deux fois par jour des doses de 0, 15 à 0, 20 centigrammes d'hydrargyre cum cretâ, ou bien des doses de cinq à dix grammes, trois fois par jour de la solution de bichlorure associée à une macération de quinquina à larges doses de façon à bien imprégner l'économie. On devra y adjoindre l'huile de foie de morue chez les sujets débiles. En même temps, une alimentation largement réparatrice, des vins généreux compléteront le traitement. Les aliments devront être le moins excitants possible, cependant il n'y a pas lieu ici de prendre les mêmes précautions que pour les ulcères tuberculeux.

On a vanté successivement un grand nombre de topiques pour le traitement de ces ulcères tertiaires, mais c'est surtout au traitement général qu'il faut se fier. Quelques chirurgiens emploient le nitrate d'argent en solutions assez fortes, mais ce médicament ne semble agir que comme stimulant dans le cas d'ulcères indolores et torpides ; et même dans ce cas, ce qui réussira encore le mieux, ce sera d'augmenter la dose de médicament interne ou d'en varier la forme. Bryant recommande de frotter la surface malade une fois ou deux par jour avec la substance d'une pilule bleue. Il est certain que dans quelques cas on se trouvera bien de l'emploi des topiques ; pour ces crevasses ulcérées, par exemple, qui sont excessivement douloureuses au point que les mouvements de la langue rendent la mastication ou la parole très difficiles. Il est impossible de poser de règle générale pour tous ces cas et de dire si on se trouvera mieux de l'emploi des topiques calmants tels que le miel et le borax, ou des astringents comme l'alun et le sulfate de cuivre, ou enfin de l'emploi répété de la poudre dont nous avons parlé à propos des ulcérations tuberculeuses. On devra les essayer tour à tour jusqu'à ce qu'on réussisse.

Ulcères cancéreux. — La description des ulcères cancéreux qui devrait trouver ici tout naturellement sa place est un sujet d'une telle importance que nous aimons mieux en faire un chapitre à part.

CHAPITRE IX.

TACHES ET PLAQUES.

Plaques des fumeurs. — Leucomes. — Leucoplaques. — Psoriasis. — Ichthyose. — Tylosis. — Kératosis. — Plaques opalines. — Ichthyose. — Glossite superficielle chronique. — Herpès circiné. — Exfoliations circulaires. — Plaques bénignes. — Langue géographique Lichenoïde. — Migrans circulaire ou annulaire. — — Plaques muqueuses on tubercules. — Plaques syphilitiques tertiaires. — Lichen de la langue. — Diphtérie de la langue. — Lèpre de la langue.

L'en-tête de ce chapitre demande à être expliqué et je crois nécessaire de définir les mots taches et plaques.

On rencontre sur la surface de la langue et surtout sur la face dorsale, certaines modifications de couleur et de consistance donnant l'idée de l'adjonction d'un autre tissu tout à fait étranger. On dirait absolument des taches, et quoiqu'il s'ensuive une grande variété d'aspect, ce mot tache me semble convenir très bien.

Ou bien encore ce sont des surfaces légèrement proéminentes, des plaques dues à des causes bien diverses qui se montrant sur la face dorsale ou sur les bords : tels sont, par exemple, les tubercules muqueux ou les plaques de la lèpre;

et je ne crois pas qu'on puisse trouver un mot qui dépeigne cet état mieux que le mot *plaques*. Le mot *plateau* s'appliquerait peut-être mieux dans certains cas, mais il comporte l'idée d'une surface plus étendue que n'en peuvent présenter les lésions du corps humain et, de plus, il n'a jamais été employé en anatomie, tandis que l'on se sert souvent du mot plaque, surtout dans ces derniers temps et surtout à propos de la description de lésions de la langue.

Nous ferons donc dans ce chapitre la description de la *tache des fumeurs*, du *leucome*, ainsi que des diverses lésions et dispositions qui ont reçu les dénominations de *plaques blanches, psoriasis, ichthyosis, glossite superficielle, herpès circiné, langue géographique, tubercule muqueux et plaques syphilitiques tertiaires (sclérose), lichen lingual, diphtérie et lèpre*. Nous ne ferons que mentionner en passant le muguet et les aphthes pour renvoyer le lecteur aux chapitres où il en trouvera la description détaillée.

Taches des fumeurs. — On désigne ainsi une modification de l'épithélium du dos de la langue, due à la fumée de tabac. Dans les cas types, on la constate vers la partie médiane et antérieure de la surface dorsale ; mais à droite ou a gauche, là où vient se poser le bout de la pipe et où vient s'étaler la fumée en sortant du cigare. On remarque en ce point une plaque ou une surface légèrement proéminente et ovalaire, d'abord de très petite dimension, ne mesurant guère qu'un centimètre de long sur un demi-centimètre de large. Cette tache peut présenter un aspect parfaitement lisse, rouge, livide, sans ulcération, sans même d'excoriation : on dirait simplement que les papilles ont été détruites à ce niveau. Il n'y a pas de gonflement ; on dirait plutôt, au contraire, qu'il existe là une légère dépression ; cette illusion est due, par contraste, à la présence des nombreuses papilles qui entourent la surface dénudée. Plus tard, il se dépose une couche de substance blanc-jaunâtre ou brunâtre sous forme d'une mince croûte, qui s'épaissit d'abord par le dépôt de nouvelles couches, puis qui tombe ou qui est enlevée, laissant à nu de nouveau une surface rouge et lisse.

D'autres fois cette tache, au lieu d'être rouge ou recouverte d'une croûte, prend une coloration blanc-bleuâtre ou nacrée, sans qu'il y ait aucune rougeur ni trace d'inflammation. Sa surface est parfaitement unie et lisse et ses bords sont aussi nettement délimités que pour la tache rouge et elle se détache très nettement sur le dos de la langue, à moins qu'il n'y ait là par hasard un enduit grisâtre de même teinte. Même dans ce cas, l'aspect uni et lisse la fera facilement reconnaître.

La surface malade ne se limite pas toujours à la face dorsale de la langue près de la ligne médiane : elle a, au contraire, une tendance à envahir progressivement toute cette face dorsale jusqu'aux papilles caliciformes du V lingual. Quelquefois aussi, la face interne des joues présente la même lésion surtout au niveau de la ligne intermaxillaire : cette localisation peut s'expliquer d'abord parce que ces points sont plus directement exposés à l'action de la fumée, et que c'est là aussi que les dents produisent le plus de frottement. Cette muqueuse des joues se prend même si facilement, que pour peu qu'il y ait une seule tache sur la langue, on peut être presque sûr qu'il y en a également à la joue. Quand toute ou presque toute la surface dorsale de la langue est malade, l'affection perd son nom de *tache des fumeurs* et s'appelle psoriasis, leucôme leucoplaques, etc. Nous nous occuperons au chapitre suivant de ces lésions étendues, nous ne voulons envisager ici que cette affection plus restreinte qui a reçu le nom de *tache des fumeurs*.

Ces taches ne sont douloureuses ni spontanément, ni au contact et à moins qu'une circonstance quelconque ne les ait irritées ou mises à nu, ce n'est souvent que par hasard qu'on s'en aperçoit. Si c'est le bout d'une pipe en terre qui appuie continuellement sur ce point il peut en résulter un peu d'irritation et de douleur qui appelle l'attention.

Cette tache peut conserver l'aspect que nous venons de décrire, pendant des mois et des années : il en est ainsi, à mon avis, aussi bien des petites taches bleuâtres, que de celles qui se recouvrent de croûtes sans cesse reproduites; néanmoins, la marche la plus ordinaire consiste dans l'envahissement progressif du toute la surface de la langue si l'irritation persiste. D'un autre côté, je suis convaincu que les taches rouges peuvent guérir complètement et même que les taches bleuâtres peuvent aussi entrer en résolution, quoique cela me paraisse moins probable.

Il semble évident que cette tache des fumeurs est due à une inflammation de la muqueuse dorsale de la langue produite soit par l'action continue de la fumée de tabac ou par le frottement du bout de la pipe, jointe à l'action de la fumée.

Cette maladie affecte une marche tellement chronique et la lésion présente si peu d'importance au début qu'il n'en survient aucun ennui et que l'on ne s'en aperçoit qu'au bout d'un certain temps. Il en résulte que cette maladie, absolument bénigne au début s'implante plus profondément et qu'il existe déjà, quand on s'en aperçoit, un léger épaississement des couches profondes de l'épithélium et des couches superficielles du derme muqueux, insensible au toucher, il est vrai. La suppression complète du tabac et de tout contact avec le bout de la pipe ne suffit pas toujours pour amener la résolution de cette tache; elle persiste ou peut même s'étendre.

Pour les plaques de petite dimension et de date récente, et pour celles qui ne présentent qu'une rougeur exagérée, le *traitement* consiste à supprimer l'usage de la pipe ; il n'est pas nécessaire de proscrire absolument la fumée de tabac, mais s'il s'agit d'un grand fumeur, il devra diminuer sa quantité quotidienne de tabac et modifier sa façon de fumer. Il fumera par exemple de préférence le cigare à la pipe, ou s'il tient à la pipe, elle devra être longue et munie d'un bout d'ambre ou de substance quelconque à surface lisse. Il devra tenir sa pipe ou son cigare du côté de la bouche opposé à celui où est le mal. On fera de temps en temps sur la partie malade des attouchements avec une solution d'acide chromique de 0,30 à 0,60 centigrammes pour 30 grammes d'eau ou bien avec une solution faible d'acide tannique ou d'alun.

Si l'affection a une tendance envahissante ou qu'elle se montre en plusieurs points de la langue et des joues, il faut agir plus énergiquement. On devra interdire formellement la fumée de tabac, non seulement à cause des lésions existantes, mais parce qu'elles s'étendent et que, si on ne supprime pas la cause du mal, la lésion pourrait dégénérer plus tard en une affection beaucoup plus grave. Si le malade se refuse absolument à cesser de fumer, il faut tout au moins qu'il se restreigne considérablement. En outre, on surveillera de près le régime et on évitera tous les aliments trop sucrés, — trop acides, — trop épicés ainsi que les liqueurs fortes. On badigeonnera la langue trois ou quatre fois par jour avec une solution d'acide chromique, ou du miel boraté ou un astringent faible : on fera sucer de temps en temps des pastilles de chlorate de potasse, on agira sur les intestins de façon à obtenir une selle ou deux par jour et si la santé générale laisse à désirer et que le malade ait des antécédents goutteux, rhumatismaux ou syphilitiques, on instituera un traitement général approprié. Il peut sembler exagéré de prescrire un traitement aussi compliqué pour une affection en apparence si bénigne, mais il est important de s'en rendre maître dès son début. Car ce n'est qu'à cette période-là qu'elle est curable ; et si elle s'étend largement sur la langue, elle devient le point de départ d'ennuis considérables pouvant durer toute la vie; elle peut même être une cause prédisposante du cancer. Les malades qui ont refusé de s'imposer la moindre privation dans le début se voient, plus tard, dans l'obligation de surveiller attentivement tout ce qu'ils mangent, tout ce qu'ils boivent. Ce n'est pas trop demander, afin de s'épargner toutes ces privations pour plus tard, que d'exiger, pendant un mois ou deux, au début de la maladie, le renoncement à quelques petites habitudes.

Les deux observations suivantes sont des cas types de deux variétés de plaques de fumeurs; l'une d'elles m'a été fournie par Sir James Paget qui a bien voulu m'autoriser à la publier.

Observations. Un monsieur de cinquante-quatre ans vint me consulter à propos de deux toutes petites taches qu'il avait sur le dos de la langue. L'une d'elles était située dans le sillon médian vers sa partie antérieure et ne pouvait se voir qu'en écartant les lèvres de ce sillon, un peu plus profond que normalement. L'autre se trouvait un peu en arrière de la pointe, à un centimètre à droite du sillon médian. Les deux plaques présentaient absolument le même aspect; on aurait dit les couches superficielles de la muqueuse légèrement modifiées, sans élévation, sans dépression. Elles présentaient une teinte blanc-bleuâtre, opalescente, à surface légèrement granulée, et de consistance parfaitement normale. Il n'y avait aucune trace d'inflammation de voisinage, ni douleur ni gêne, si ce n'est quelques élancements de temps en temps. En vérité, la gêne était si peu marquée que ce n'est que par hasard que le malade s'en était aperçu. Sur les joues, au niveau de l'interligne dentaire existaient d'autres plaques de même nature, mais ne présentant pas tout à fait le même aspect: elles étaient plus blanches, plus opaques, légèrement proéminentes et un peu plus molles. Il était impossible de dire à combien de temps remontait l'origine de ces taches. Il y avait à peu près six mois que le malade s'en était aperçu, et à ce moment-là il fumait un peu plus que d'habitude. Ce n'était pas un grand fumeur: trois cigares et une pipe par jour lui suffisaient; mais il fumait toujours du côté droit de la bouche et il tenait son cigare de telle façon que la fumée arrivait directement sur les points de la langue où existait la plus grande des deux plaques. Il les avait cautérisées pendant une quinzaine de jours sans obtenir la moindre amélioration. Il est bon de dire que mon malade était goutteux et avait déjà été soigné dans ce sens. Je lui recommandai de ne plus fumer qu'un cigare et qu'une pipe par jour, de sucer des pastilles de chlorate de potasse et de se badigeonner la langue avec une solution de 0,50 centigr. d'acide chromique pour 30 grammes d'eau. Je ne l'ai pas revu depuis, mais j'ai appris que sa langue ne le gênait plus.

Voici maintenant l'observation de Sir James Paget : « Un de mes élèves, G. N. (c'était en 1851), me montra sur la partie moyenne de la face dorsale de sa langue un point malade qu'il attribuait au contact de la pipe. Cette tache était de forme ovalaire mesurant à peu près 0,015 millimètres sur 0,01 cent. La moitié de cette tache était parfaitement lisse, d'une teinte rosée, nullement excoriée, ni ulcérée, mais comme si les papilles avaient disparu par frottement ; l'autre moitié était recouverte d'une couche épithéliale épaisse, d'un jaune sale, comme d'un enduit. Il n'y avait d'ailleurs ni induration ni d'autre modification et le reste de la langue paraissait parfaitement sain.

« Cette affection remontait à environ six mois et depuis ce temps, cette couche épaisse d'épithélium était tombée plusieurs fois et s'était reproduite. Le malade n'en souffrait pas du tout et il avait continué de fumer plusieurs pipes par jour, le bout de la pipe appuyée sur la partie malade. Ce n'était pas une pipe en terre. Je lui prédis qu'il aurait certainement un cancer s'il continuait et il m'a promis de cesser. »

LEUCOMES-LEUCOPLAQUES. — PSORIASIS. — ICHTHYOSIS. — KÉRATOSIS. — PLAQUES OPALINES. — On comprend sous ces diverses dénominations des taches et des plaques blanches et blanc-bleuâtres que l'on rencontre sur la langue. La plaque des fumeurs rentre dans cette catégorie dont elle n'est pour ainsi dire qu'un des modes de début. C'est M. Hutchinson qui proposa le premier le terme *leucomes* pour les plaques blanches lisses. C'est à Schwimmer, je crois, que l'on doit le mot *leucoplaques*. Les auteurs français se servent de préférence des mots *psoriasis* et *plaques opalines*. La dénomination d'*ichthyosis* est due à M. Hulke qui fut le premier à décrire la forme papillomateuse de l'affection. Je me propose d'examiner ici et de décrire toutes ces plaques blanches lisses avec leur symptomatologie; puis dans un autre paragraphe, je consacrerai quelques mots à cette variété que Hulke a été le premier à décrire, puis enfin je ferai une description générale de la *glossite superficielle chronique* dont toutes ces affections ne sont probablement que des manifestations diverses.

Dans tout ce chapitre, je me servirai de préférence du mot leucome au lieu de leucoplaque, tous deux ayant la même signification déduite de l'étymologie même du mot, mais le premier a l'avantage d'être plus court. Je les préfère tous deux au mot psoriasis qui semblera toujours impliquer une similitude avec l'affection cutanée du même nom. Quant aux mots tylosis, kératosis, ils ne donnent pas une idée exacte de la lésion et à ce point de vue sont inférieurs au mot leucome.

Le leucome peut affecter sur le dos de la langue des formes très variées et qui peuvent ne présenter aucune relation entre elles. Il ne faudrait pas les considérer comme les stages différents d'une même maladie, quoique toutes ces variétés reconnaissent probablement une cause commune. Si je prends comme exemple des cas dont j'ai fait reproduire le dessin par M. Godart, on y distingue deux formes tout à fait distinctes dont chacune peut encore se subdiviser en deux variétés. La première figure représente une langue dont toute la surface est dépouillée de ses papilles et de son enduit, quoiqu'à première vue on ne pourrait prendre pour un enduit la coloration blanc-bleuâtre qui a remplacé partout la couleur rouge normale. Mais un examen attentif démontre que la muqueuse — ou tout au moins sa couche superficielle — a subi une profonde modification. Elle est parfaitement lisse, sauf au niveau des crevasses, et est transformée en une mince pellicule blanc-bleuâtre, opalescente, presque translucide en certains points et permettant de distinguer par transparence la couleur rouge de la langue. On ne peut détacher d'ailleurs cette pellicule sans entamer les couches sous-jacentes; elle est souple et mobile et ne diffère pas à ce point de vue de la muqueuse normale. Par-ci par-là, on rencontre des crevasses peu profondes et peu douloureuses; mais n'était cet aspect et la présence d'un papillome au milieu de la face dorsale, le malade ne se douterait pas que sa langue n'est pas normale. Comme il n'a jamais éprouvé le moindre inconvénient il ne peut fixer d'époque de début à sa maladie, il a seulement constaté qu'à des intervalles irréguliers et depuis longtemps il a ressenti quelques douleurs insignifiantes à la surface de la langue. Dans ce cas-ci l'altération de la muqueuse s'étend sur toute la surface de la langue jusques et y compris les bords, mais chez la malade qui a été l'objet de la deuxième figure, la lésion est limitée à la surface papillaire. Toute cette surface est transformée en une pellicule opalescente semblable à la précédente, mais la pointe et les bords de la langue ont conservé leur aspect normal. Le leucome est nettement limité, mais sa couleur se modifie en approchant des bords, elle est moins bleue et plus opaque et se termine brusquement par un bord épais, jaunâtre et dentelé. Il semblerait qu'on puisse soulever le leucome et le détacher de la surface de la langue; mais il n'en est rien et on n'arriverait à le séparer qu'en entamant la substance de la muqueuse et en produisant de la douleur accompagnée de perte de sang. Le malade reconnaît avoir quelque chose à la langue depuis longtemps, mais il n'en souffre pas beaucoup et ne s'en serait certainement pas plaint, n'était la petite grosseur papillomateuse qui se montre sur le dos de l'organe.

Notre troisième dessin représente un état de choses tout autre. Sur une surface de 7 à 8 centimètres carrés au beau milieu de la région papillaire de la face dorsale, existe une plaque blanche épaisse très légèrement teintée de bleu. Cette plaque présente un léger épaississement, surtout au centre. C'est aussi au centre que la couleur blanche est la plus franche, la plus opaque. La blancheur et l'épaisseur vont en diminuant vers les bords pour se terminer brusquement par une ligne frangée ou dentelée. En avant, ses limites se confondent sur les bords et à la pointe de la langue avec les limites de cette face dorsale de l'organe ; en arrière, la plaque est limitée par une ligne en forme de V dont la pointe est dirigée en avant. Toute la plaque est sillonnée de crevasses peu profondes dont le fond présente une coloration bleu foncé ou rouge : on dirait une couche de peinture qui se serait desséchée, puis se serait craquelée. D'ailleurs, au toucher, cette plaque était plus desséchée, plus résistante que la muqueuse environnante, laquelle présentait d'ailleurs un aspect normal avec un léger enduit.

Enfin, le dernier de nos quatre dessins représente la même maladie à un degré plus avancé. Toute la partie antérieure de la langue depuis la pointe jusqu'aux dernières molaires est recouverte d'un enduit opaque, épais, sauf sur les bords et sur trois points centraux où il semble qu'on ait gratté et frotté. Cet enduit ne ressemble pas à l'enduit normal, il est plus dense, plus résistant, plus compact. On dirait plutôt une couche épaisse de couleur blanche qu'on aurait salie. Ici aussi existent des sillons, mais ils sont plus fins, plus déliés. Les bords de la plaque sont nettement dessinés comme si l'enduit avait été enlevé à l'emporte-pièce tout autour, et au niveau des points rouges centraux. De plus, là où l'enduit n'existe pas, la langue est à vif et plus rouge que normalement ; elle est excoriée par places et douloureuse. Ce dernier malade souffrait bien plus que le précédent qui ne se plaignait guère que d'une sensation de sécheresse, de raideur et de soif persistante ; tandis que celui-ci était très malheureux tant étaient douloureuses toutes les parties de la langue qui n'étaient pas recouvertes par l'enduit. Ce devait être accidentellement, et probablement à la suite d'une poussée d'inflammation aiguë sur une langue malade depuis longtemps qu'une partie du leucome était tombée laissant à nu la muqueuse irritée ; mais il paraîtrait que ces poussées aiguës revenaient souvent avec leur cortège d'ennuis et de souffrances.

On peut citer comme exemples de leucomes de beaucoup moindre importance les petites taches des fumeurs dont nous avons parlé, plus haut : entre ces deux extrêmes, cette lésion peut présenter toutes les gradations. Une seule plaque peut augmenter d'épaisseur et d'intensité de couleur et donner naissance à des croûtes qui tombent de temps à autre laissant à nu des surfaces rouges et sanglantes ; ou bien encore il peut se former en plusieurs points différents du dos de la langue de nombreuses petites plaques peu épaisses d'un blanc bleuâtre ou opalines qui, au lieu de se réunir entre elles et de s'épaissir, gardent leur aspect, leurs dimensions et leur couleur pendant de longues années. Il est bien plus rare de rencontrer des leucomes jaunes que des taches bleuâtres ou opalines et ceux que l'on rencontre ont été presque toujours colorés par l'usage du tabac ou par un autre agent extérieur quelconque.

Il est rarement donné d'étudier le développement du leucome à sa première période. Le malade lui-même s'aperçoit rarement du début de ces plaques, et quand le médecin les voit, ce sont des leucomes bien caractérisés soit blancs, soit bleuâtres ou opalescents. Je dois avouer que bien qu'il m'ait été donné d'en voir un grand nombre à toutes les périodes de leur développement et de toutes les espèces, il y avait toujours une plaque de formée soit bleuâtre soit opaline, ou bien une surface rouge recouverte de croûtes. Il existe peut-être bien une lésion antérieure à celle-là, mais pour ma part, je ne l'ai jamais vue. Aussi, je ne puis me défendre d'un certain étonnement quand je vois Schwimmer, et après lui Baker, décrire une première période caractérisée par l'apparition de pointes d'un rouge sombre et la décrire si minutieusement qu'on ne peut s'empêcher de croire qu'ils ont vu ce qu'ils décrivent nombre de fois. Je me console en constatant que presque tous les autres auteurs qui ont écrit de bons articles sur ce point, et, entre autres Debove et Nedopil, s'accordent pour reconnaître comme premier symptôme de l'affection, l'apparition des plaques blanches ou bleuâtres. Il est néanmoins possible que dans certains cas ces plaques soient précédées par la formation de surfaces rouges, lisses, unies, semblables à celles que l'on rencontre après la chute des croûtes. Quoi qu'il en soit, d'une façon générale, le début consiste dans l'apparition de plaques blanches et non de taches rouges ; de même aussi l'extension de la maladie se fait par plaques blanches et non rouges. Toutes ces plaques peuvent prendre naissance soit dans les environs de celle qui s'est montrée au début, soit sur divers autres points de l'organe. Elles peuvent diminuer et disparaître complètement ; ce ne sont donc pas des cicatrices superficielles consécutives à des excoriations ainsi que je l'ai cru longtemps.

D'après ce que nous venons de dire sur les rapports qui existent entre le leucome et la tache des fumeurs, il résulte que cette affection peut reconnaître comme origine l'irritation produite par le tabac et la fumée de tabac ; mais rien ne prouve que la fumée de tabac seule puisse la produire. Il est bon de rappeler que même celles de ces plaques qui sont manifestement produites par l'irritation de l'embout de la pipe, n'affectent pas toujours une marche envahissante ; d'autre part, il n'est pas rare de constater des leucomes chez des personnes qui ne fument pas et qui n'ont jamais fumé. Parmi les autres causes d'irritation citons la syphilis agissant localement sur la langue, l'abus des liqueurs fortes, l'abus aussi de spiritueux purs, des viandes épicées, des boissons chaudes ; le frottement des pièces prothétiques doivent occuper le premier rang. Et cependant ces diverses causes produisent si rarement un effet nuisible chez la grande majorité des personnes, que je ne puis m'empêcher de croire avec Debove à une action prédisposante. J'admettrais volontiers que chez les malades affectés de leucome, la muqueuse de la langue est moins épaisse, plus sujette à irritation. De même que certaines personnes ont la peau plus délicate, plus sensible que d'autres et plus exposée aux éruptions, devenant facilement chroniques, de même je pense qu'il y a des langues dont la muqueuse présente une finesse anormale, une tendance à l'inflammation chronique et une grande résistance aux agents thérapeutiques. Il ne me semble pas bien prouvé qu'il existe une corrélation entre ces lésions et la diathèse goutteuse ou rhumatismale ; j'en dirai autant de la dyspepsie chronique. Ce qui a fait croire à cette prédisposition, c'est la facilité avec laquelle ces leucomes se produisent chez certaines personnes, leur excessive rareté chez d'autres. D'un côté, il existe des malades atteints de leucome qui n'ont jamais eu la syphilis, qui n'ont jamais fumé que peu ou point, qui n'ont jamais fait abus de liqueurs fortes et qui cependant, sous l'influence de la moindre irritation ou même sans cause apparente, sont affectés de leucome, très légèrement d'abord, mais d'une façon très marquée plus tard. D'un autre côté, il y a des gens qui mangent volontiers des viandes épicées, qui boivent du thé presque bouillant, qui ont toujours la pipe, le cigare ou la cigarette à la bouche, dont la langue a présenté en outre toutes espèces de lésions syphilitiques et qui n'ont jamais de leucome. Le plus grand fumeur que j'aie jamais connu avait une langue parfaitement normale si ce n'est qu'elle était légèrement teintée par le tabac.

Il existe deux autres causes prédisposantes puissantes : l'âge et le sexe. Le leucome est une affection inconnue avant l'âge de vingt ans et se montre rarement après soixante ; on la rencontre très rarement chez la femme. Tous les auteurs sont d'accord sur ce point et il en découle tout naturellement que la prédisposition ne suffit pas pour produire la maladie. Les causes d'irritation que nous avons signalées sont beaucoup plus fréquentes chez l'homme que chez la femme et chez l'adulte que chez l'enfant.

Quant à la fréquence de l'affection, on pense généralement qu'elle est en croissance, mais je ne sache pas que les faits viennent à l'appui de cette façon de voir. Les médecins ont l'attention plus éveillée sur les suites possibles de l'affection, la reconnaissent plus facilement à ses débuts, en rapportent volontiers des observations et en parlent et s'en occupent plus qu'autrefois. On pourrait même presque dire que c'était une maladie inconnue, il y a à peine quelques années. Les seules statistiques que je connaisse ont été dressées par Schwimmer qui a recherché cette affection chez cinq mille personnes dans l'espace de neuf ans et qui n'en a trouvé que vingt cas. Mais chacun de ces vingt cas était bien nettement du leucome ou, comme il l'appelle, de la *leucoplakia buccalis*, car il ne tenait pas compte des petites taches dues à diverses espèces d'irritations et qui existaient depuis de longues années. C'est en Allemagne que Schwimmer fit ses observations et il n'existe pas de statistique montrant si cette affection est plus ou moins commune dans d'autres pays du continent ou en Angleterre et en Amérique.

Le plus souvent, on ne trouve de leucomes que sur la langue, mais il n'est pas rare d'en rencontrer sur d'autres points de la muqueuse buccale. Et en première ligne, il faut citer la face interne des joues, surtout sur la ligne intermaxillaire; après les joues, le point le plus souvent atteint est la face profonde des lèvres, surtout la lèvre inférieure, puis les commissures labiales. L'affection envahit parfois, mais rarement les gencives et le palais, et on cite un cas où il en existait sur la vulve.

Il est important aussi de signaler ce fait que cette affection se rencontre souvent chez des malades atteints d'affections cutanées chroniques telles que l'eczéma, le psoriasis, l'ichthyosis. Il est permis de penser que la muqueuse de la langue, de même que la peau, présente une prédisposition particulière aux inflammations chroniques sous l'influence de la moindre irritation.

Les *symptômes subjectifs* du leucome sont la plupart du temps insignifiants, surtout au début, quand la pellicule est mince et souple. Souvent même il n'y a aucun symptôme et le malade ne se doute pas de son mal jusqu'au jour où il voit la plaque. Quand son attention a été attirée sur le point malade, et surtout si on lui a dit que ce pouvait être le précurseur d'un cancer, il accuse une certaine gêne qui est plutôt morale que physique. Un de mes malades me disait que d'une manière générale il n'éprouvait aucune gêne et qu'il ne se serait jamais douté que sa langue fût le moins du monde anormale ; de temps on temps, il ressentait un peu de sécheresse ou une légère cuisson quand il prenait des aliments un peu chauds. Plus tard, quand le leucome est très épais et tenace, les souffrances deviennent plus considérables. La surface de la langue est plus dure, plus résistante, plus sèche que normalement, les mouvements ne s'exécutent plus avec la même facilité, la même rapidité et la soif est parfois intense. Il n'y a pas de douleur à proprement parler, même en mangeant, à moins d'un accès d'inflammation aiguë ; il n'y a pas non plus de salivation. Quant à l'action du leucome sur le sens du goût, la vérité est, selon moi (quoiqu'on ait émis bien des opinions à cet égard), que ce sens n'est nullement influencé dans les cas bénins, mais que là, bien entendu, où de grandes surfaces de muqueuse sont recouvertes par des plaques épaisses, le goût est évidemment émoussé.

En ce qui concerne la *marche* et la *terminaison* de cette affection, disons tout d'abord qu'il n'est pas bien prouvé que l'affection, une fois bien déclarée, puisse jamais guérir complètement. Schwimmer est le seul auteur qui ait pleinement confiance dans la guérison du leucome confirmé et, d'après lui, ce ne serait pas seulement les plaques rouges qui guériraient, mais les plaques blanches bien nettement accusées peuvent se résoudre. Néanmoins, comme sa thérapeutique ne contient rien de nouveau, pas même une nouvelle méthode dans l'application des anciens remèdes, il est permis de croire qu'il a eu affaire à des cas exceptionnellement bénins, ou qu'il a fait des erreurs de diagnostic ou, enfin, qu'il a suivi des malades plus longtemps qu'on ne peut le faire en général et qu'il a constaté la guérison chez quelques-uns d'entre eux. Quoiqu'il ne m'ait pas encore été donné de constater la guérison d'un cas de leucome confirmé, et non pas, bien entendu, une simple tache de fumeur, je ne suis pas éloigné d'admettre que la guérison soit quelquefois possible ; ce sera dans les cas, par exemple, où on aura affaire à une plaque mince, souple, d'une coloration blanc-bleuâtre. Par le seul fait que ces plaques varient de dimensions et de forme et changent de place sur la langue, on est conduit à admettre la possibilité de leur résolution. Ce n'est pas parce qu'elles peuvent se montrer de nouveau là où elles avaient disparu que l'on ne doit pas admettre la possibilité de leur guérison, car la réapparition de la plaque est due probablement à la persistance de la cause première. Supprimez la cause et il est à croire que la plaque ne récidivera pas. Quand la guérison n'a pas lieu, l'affection demeure stationnaire ou à peu près ou bien augmente lentement, petit à petit. Il n'est pas rare de voir des années s'écouler sans que le mal fasse de progrès sensibles et sans occasionner la moindre incommodité. Toute la face dorsale de la langue peut se trouver recouverte par une pellicule mince, bleuâtre, opalescente comme celle que nous avons décrite dans le premier cas de ce chapitre. D'autres fois l'affection est mobile ; elle se montre en un point au moment où elle disparaît sur un autre ; on espère toujours voir arriver le guérison, mais cet espoir est presque toujours déçu. D'autres fois encore, après être resté longtemps stationnaire, le leucome envahit rapidement toute la surface de la langue. Tout, dans la marche de cette affection : le début par une plaque unique demeurant longtemps stationnaire, parfois des années, pour envahir ensuite toute la surface de la langue, ou par une plaque continue, ou en plusieurs points plus ou moins isolés, tout rappelle à l'esprit le mode d'invasion d'un eczéma de la jambe par exemple, qui, après être resté très longtemps stationnaire, s'étend subitement sur tout le membre, pendant qu'en même temps se font des irruptions semblables sur d'autres points du corps.

Il arrive aussi parfois que la plaque primitive augmente

graduellement d'épaisseur, prend une coloration plus intense et envahit peu à peu la muqueuse dorsale de la langue en procédant par fournées successives. Quant la surface tout entière de l'organe est ainsi recouverte, la partie malade ne pouvant plus s'étendre, s'épaissit et s'indure. Malheureusement, ce revêtement est exposé à divers accidents : il s'irrite et s'enflamme facilement ; ou peut-être serait-il plus juste de dire que c'est la muqueuse sous-jacente qui s'irrite. Des portions plus ou moins étendues de cette croûte s'exfolient et tombent, laissant à nu la partie correspondante de la muqueuse qui est très douloureuse. Chez certains malades, ces accidents se répètent bien plus souvent que chez d'autres, soit à cause de quelque disposition particulière du leucome, soit surtout parce qu'ils ne s'astreignent pas à un régime assez sévère, et n'évitent pas tout ce qui pourrait irriter la langue. Ce qui en somme fait souffrir les malades atteints de leucome, c'est précisément ces poussées inflammatoires et les excoriations ainsi que les ulcérations qui en résultent,

Mais ce n'est pas encore là le plus grave inconvénient qui puisse résulter du leucome. Un mal bien plus sérieux peut en être la conséquence, nous voulons parler du cancer dont le leucome est si incontestablement une cause prédisposante puissante. Depuis longtemps déjà, l'attention a été éveillée sur la relation qui existe entre ces deux affections et on serait presque tenté de croire qu'on a exagéré la fréquence du cancer comme suite du leucome tant on a dit et écrit dernièrement sur ce point. Et cependant à mon avis on est encore resté, au contraire, en deçà de le vérité, et je pense que les observations des dix ou vingt années à venir montreront une proportion de carcinomes ayant été précédés de leucomes bien plus considérable que pendant un égal espace de temps dans le passé. Le développement du carcinome peut se faire de plusieurs façons différentes ; soit par la formation d'une petite grosseur ou par une petite perte de substance. La grosseur s'ulcère, la perte de substance s'agrandit ; d'une manière comme de l'autre il en résulte une ulcération dont le contour ne tarde pas à s'indurer. Une bizarrerie à noter, c'est que ce n'est pas toujours, ce n'est même pas le plus souvent sur des leucomes irrités et douloureux que le cancer se développe. Il est évident qu'une crevasse un peu douloureuse formée sous un leucome peut devenir carcinomateuse, mais il arrive tout aussi souvent que l'état leucomateux de la langue n'attire l'attention que lorsque la lésion initiale du carcinome existe déjà. Dans le chapitre sur le carcinome lingual je donne le nombre de cas où il y avait un leucome primitif ou glossite superficielle chronique, et j'exprime en même temps ma conviction que cette proportion est au-dessous de la vérité. Plusieurs cas cités dans mes tables datent d'une époque où l'on ne connaissait que peu ou pas l'histoire de ces affections ; et je suis convaincu qu'un nombre égal d'observations de cancer recueillies par des hommes compétents pendant les quinze ou vingt ans à venir contiendra une proportion bien plus considérable de cas de leucomes et de glossite superficielle. La série de modifications histologiques par laquelle passe un point de leucome ou de glossite superficielle pour dégénérer en cancer, a été l'objet d'un travail de M. Eve dont il est question dans un autre chapitre. Contentons-nous de dire ici qu'il s'agit d'une prolifération de séries épithéliales et que cet épithélium ne tarde pas à renfermer des cellules à noyaux.

On a émis bien des opinions diverses sur la *nature intime* du leucome. Pour quelques auteurs c'est une éruption linguale en tout identique au psoriaris cutané. Pour d'autres c'est une simple hypertrophie ou prolifération des éléments épithéliaux des couches superficielles de l'épiderme lingual. D'autres encore le considèrent comme le résultat d'une inflammation chronique des couches superficielles de la muqueuse. J'admets qu'il y a de très bonnes raisons qui militent en faveur d'une assimilation, entre le leucome et le psoriasis, il existe cependant d'autres raisons tout aussi bonnes pour en faire une affection absolument distincte. Rappelons, par exemple, les cas très nombreux où l'éruption consiste en une simple altération dans la couleur et dans l'aspect de la muqueuse, sans qu'il y ait trace de base à cette éruption comme dans le psoriasis; rappelons aussi la marche si souvent envahissante du leucome, qui partant d'une plaque unique, s'étend sur toute la langue, et enfin, rappelons combien il est rare de rencontrer sur la langue plusieurs plaques épaisses, comme on en rencontre sur le corps dans le psoriasis. En somme, la manière de voir de Nedopil qui consiste à considérer cette affection comme une inflammation chronique est encore celle qui réunit le plus de suffrages ; dans la description qu'il fait du leucome, il appelle en effet l'attention sur ce qu'il existe toujours, et depuis longtemps, une inflammation chronique de la muqueuse. Aussi, sans discuter plus longuement les analogies de cette affection avec le psoriasis, l'eczéma, ou d'autres maladies cutanées, qu'il nous suffise de dire que la plupart des auteurs la regardent comme le résultat d'une inflammation bénigne et à marche très lente de la muqueuse linguale. Cette manière de voir donne une explication satisfaisante de la marche ordinaire de la maladie ; elle rend compte de la facilité avec laquelle elle récidive chez certains malades, des aspects variés qu'elle revêt; cela nous explique pourquoi elle s'accompagne souvent d'ulcérations et de crevasses, pourquoi son progrès est si lent, pourquoi elle est si rebelle au traitement, et nous donne la clef des lésions histologiques. Sans vouloir faire une description histologique complète du leucome, disons cependant que tous ceux qui se sont livrés à cette étude sur des taches leucomateuses minces ou épaisses sont d'accord pour signaler les lésions suivantes : oblitération de presque toutes les papilles ; modification des cellules épidermiques, épaississement de la couche cornée jusqu'à ressembler à celle de la peau ; les prolongements épithéliaux qui s'enfoncent entre les papilles sont moins développés que normalement, et le chorion est infiltré de petites cellules arrondies (leucocytes). Il existe des divergences d'opinion en ce qui concerne l'épaisseur de l'épiderme qui serait augmentée selon la plupart des auteurs, mais que je serais tenté de considérer comme amincie. Je crois d'ailleurs que c'est parce qu'on se fait une fausse idée de l'épaisseur normale de la muqueuse linguale, qu'on apprécie mal l'épaisseur de la tache leucomateuse.

Le seul point qui semble en opposition avec la théorie de l'inflammation est la coloration blanche ou bleuâtre de ces taches dès le début ; mais cette anomalie apparente s'explique facilement si on considère l'affection comme un processus essentiellement chronique débutant dans le chorion sous-épidermique et si on admet que les modifications épithéliales sont amenées par l'affection sous-jacente.

Dans la grande majorité des cas, le *diagnostic* du leucome ne présente pas de difficulté. La marche essentiellement chronique de l'affection, sa rareté chez la femme et aux âges extrêmes de la vie, et l'aspect des plaques sont autant d'indications qui serviront à la distinguer de toute autre maladie avec laquelle on serait tenté de la confondre. C'est ainsi que les tubercules muqueux de la langue se développent beaucoup plus rapidement, offrant une certaine proéminence et formant plutôt des plateaux que des plaques, présentent une coloration tout autre, d'un blanc mat ou jaunâtre, tandis que le leucome a toujours une teinte bleuâtre, à moins d'être teinté par la fumée de tabac. Au début, les plaques de leucome sont plus translucides que les tubercules muqueux. Il est plus difficile de distinguer un tubercule muqueux d'une plaque de fumeur recouverte d'une croûte un peu épaisse, surtout quand cette croûte présente, comme cela arrive quelquefois, une coloration blanc-jaunâtre. On base alors le diagnostic sur la situation de la plaque, sur l'exfoliation répétée de la croûte, sur son peu de tendance à s'étendre et sur l'absence d'autres symptômes de syphilis linguale.

On prend quelquefois pour un leucome une cicatrice d'ancienne syphilis, surtout quand cette cicatrice présente une certaine étendue et revêt une teinte bleuâtre. Dans ces cas, le diagnostic n'est pas facile; et, à vrai dire, ces taches sont des leucomes en ce sens que ce sont des plaques blanches; néanmoins elles se différencient, par plusieurs points importants, de l'affection que nous avons étudiée jusqu'ici sous ce nom. Une fois formées, ces taches syphilitiques demeurent stationnaires et ne se montrent que là où ont existé des lésions spécifiques; de plus, elles ne s'étendent pas et leur aspect ne varie que si elles sont exposées à une irritation quelconque. Elles présentent aussi une légère dépression et se montrent de préférence sur les bords plutôt que sur le dos de la langue. Il est bien entendu que je ne parle pas ici des cicatrices des lésions profondes tertiaires, mais bien de ces cicatrices minces, bleuâtres, légèrement déprimées qui font suite aux ulcérations si fréquentes des bords de la langue dans les syphilis secondaires.

Pour certains auteurs, la sclérose syphilique peut être facilement confondue avec du leucome; mais pour ma part, je ne vois pas avec quelle forme de sclérose syphilitique tertiaire cette confusion pourrait être faite. Ce ne sera certainement pas avec ces plaques déprimées, consécutives aux vieux ulcères tertiaires, non plus qu'avec ces plateaux du dos de la langue caractéristiques de certaines formes de syphilis tertiaire et dont je parlerai tout à l'heure.

On a même cité les aphtes comme pouvant être confondus avec un leucome, mais on comprend difficilement cette erreur. L'une est une affection aiguë, propre à l'enfance; l'autre au contraire a une marche essentiellement chronique et ne se rencontre que chez les adultes. D'ailleurs, les symptômes objectifs dans les deux cas sont tellement différents qu'il ne saurait être donné qu'à une imagination un peu trop vive de les confondre.

Après tout ce que nous venons de dire sur la marche et les terminaisons du leucome, il semblerait inutile de consacrer un paragraphe au pronostic ; cependant, nous croyons bien faire en en disant un mot. D'abord il y a très peu de chances de guérison dans les cas de leucome bien confirmé ; c'est surtout quand les plaques ne sont ni épaisses ni surélevées qu'il sera permis de l'espérer. D'autre part, l'affection peut rester stationnaire pendant des années, ou peut envahir très lentement toute la surface de la langue, et former une mince pellicule n'occasionnant aucune gêne, au point que le malade ne s'en doute même pas. On a vu des lésions de ce genre persister pendant quarante et cinquante ans. D'autres malades au contraire auront des accès répétés d'inflammation aiguë, et ces accidents exigeront beaucoup de soins et d'attention. Enfin, il ne sera pas rare de voir survenir du cancer et on devra avertir le malade qu'aussitôt qu'il remarquera sur le dos de la langue une dureté, une ulcération ou une grosseur qui ne guérisse pas facilement, ce peut être une affaire sérieuse et qu'il ait à le montrer à un médecin immédiatement.

Le traitement du leucome est naturellement palliatif et peut être classé en hygiénique et médical. On défendra d'abord la fumée de tabac et de la chique aux malades fortement atteints. Dans les cas plus bénins, on permettra l'usage de tabac sous forme de pipes ou de cigares dont on restreindra le nombre ; la pipe ou le porte-cigare sera d'une substance peu irritante et sera tenu du côté de la bouche où la lésion est la moins avancée. On proscrira également les vins généreux, les spiritueux à moins de les étendre de beaucoup d'eau. Quant au régime, le meilleur conseil à donner est d'éviter les aliments trop sucrés ou trop acides, ou trop épicés. Les boissons très chaudes ou très froides sont également nuisibles ; en un mot, le malade renoncera à tout aliment qui provoque de la douleur.

On aura soin de supprimer toute cause d'irritation telle que des dents cariées ou des pièces prothétiques mal faites.

En fait de traitement général, je n'en connais pas qui puisse être préconisé d'une manière absolue ; mais si le malade présente des symptômes d'une affection constitutionnelle quelconque, syphilis, goutte ou rhumatisme par exemple ; ou si on constate chez lui des antécédents héréditaires diathésiques, on se trouvera bien de le soumettre au traitement que réclame cette diathèse innée ou acquise.

S'il est vrai qu'on obtiendra le plus souvent que peu de succès avec un traitement général quel qu'il soit, en revanche, on contribuera beaucoup à soulager, sinon à guérir le malade au moyen du traitement local. Dans la forme bénigne, on se contentera d'un simple collutoire qu'on emploiera plusieurs fois par jour. Dans ce but, nous recommandons une solution de 1 gramme à 1,50 centigrammes de bicarbonate de potasse pour 30 grammes d'eau ; ou, s'il s'agit d'un ancien syphilitique, une solution faible d'acide chromique (0,05 à 0,10 centigrammes pour 30 grammes d'eau, sous forme de collutoire, ou bien 0,30 à 0,50 centigrammes pour une égale quantité d'eau en badigeonnages) ou une faible solution de bicyanure de mercure (0,05 à 0,10 centigrammes pour 30 grammes d'eau). Dans les cas plus graves, on fera de fréquents badigeonnages sur la partie malade avec une solution concentrée de bicarbonate de soude ou de borax. On pourra se servir d'une solution faible d'alun (0,10 centigrammes pour 30 grammes); ou de chlorure de sodium dans les mêmes proportions. Quelquefois le miel boraté donnera de meilleurs résultats qu'une simple solution alcaline et c'est surtout quand la langue est douloureuse soit par un accès d'inflammation aiguë, soit par une ulcération ou une excoriation, qu'on retirera un grand bénéfice de l'emploi fréquent de badigeonnages au miel boraté ou avec une solution d'acide chromique. Règle générale : les solutions alcalines réussiront mieux que tout autre topique contre les leucomes de vieille date; mais il n'en existe pas un qui puisse s'appliquer à tous les cas. En employant successivement des topiques variés et en surveillant attentivement le résultat, on trouvera facilement celui qui s'adapte le mieux à chaque cas particulier. Il n'y a qu'une seule règle générale applicable à tous les cas de leucome, c'est d'éviter l'emploi de caustiques. Le danger d'une modification cancéreuse de la lésion est incontestablement accru par l'emploi du nitrate d'argent et d'autres caustiques.

Enfin on peut se poser la question de savoir s'il ne vaut pas mieux traiter le leucome par l'excision. D'une façon générale, la réponse sera négative.

L'excision du leucome est suivie d'une cicatrice qui occasionnera autant de douleur et de gène que la lésion primitive. Et pour peu que l'affection ait une tendance envahissante, il est à craindre que le leucome se reproduise dans le voisinage de la cicatrice. absolument comme si l'on n'avait rien fait : cependant, j'admettrais volontiers qu'il y aurait avantage à intervenir chirurgicalement dans les cas de leucomes anciens épais, bien circonscrits, surtout quand le traitement médical aura complètement échoué. Je dirai même que quand le tissu est induré, qu'il existe des grosseurs ou des ulcères rebelles, et surtout quand il se fait nettement une induration de la base, on devra intervenir largement et sans délai. Il faut agir comme si on était en face d'un cancer au début, et de fait, ce sont là de véritables cancers. En agissant ainsi avec décision à la moindre menace, on sauvera la vie à de nombreux malades.

Icthyosis. La lésion qui fut décrite pour la première fois par M. Hulke dans les *Transactions* de la Société clinique de Londres, sous le nom d'Icthyosis de la langue se distingue essentiellement du leucome. Au lieu d'une plaque blanche ou blanc-bleuâtre, il existe une surface malade au niveau de laquelle les papilles sont considérablement hypertrophiées. Cette hypertrophie papillaire donne un aspect bossué au dos de la langue et les papilles offrent une consistance beaucoup plus grande que normalement et même cornée. La surface malade est quelquefois très restreinte, mais il en existe souvent plusieurs. Dans l'observation rapportée par M. Hulke, il y avait d'abord deux plaques malades, et la plus grande des deux était si douloureuse quand elle atteignait un certain volume, que M. Hulke la coupait au ras de temps à un autre avec un rasoir. Il excisa la plus petite des deux : la guérison fut rapide et complète. Voici la description qu'il en donne : « La grosseur mesure deux millimètres et demi d'épaisseur à « son centre et un millimètre et demi sur les bords. Elle est « constituée par les éléments normaux de la muqueuse très « hypertrophiés ; cette hypertrophie atteint également les pa- « pilles et leur enveloppe épidermique. » Dans la description qu'il donne de la structure de cette grosseur et de deux autres qu'il enleva plus tard sur la même langue, cet auteur s'exprime ainsi : « Ces grosseurs présentaient la même structure « que celle que j'enlevai en 1861, à savoir une hypertrophie « considérable des papilles filiformes et de leur gaine. Ces « papilles présentaient un diamètre moyen de deux milli- « mètres à leur base et une hauteur moyenne de quatre « millimètres. Les gaines épithéliales des papilles secon-

« daires, au lieu de se terminer en filaments séparés adhéraient « ensemble en masse. » Cette lésion diffère du leucome que nous venons de décrire par cette disposition bossuée et c'est ce qui lui a fait donner le nom d'icthyosis par M. Hulke. C'est d'ailleurs une affection beaucoup plus rare que le leucome; on n'en trouve que de très rares observations, et je ne me rappelle pour ma part en avoir vu que deux ou trois cas. Cependant, depuis le travail de Hulke, on a l'habitude d'appliquer le terme icthyosis à toutes les variétés de leucome, qu'il s'agisse d'une plaque lisse ou bossuée, et on en fait un synonyme de leucome, leucoplaque, psoriasis etc,. Il est certain que la nature de la lésion semble la même que dans le leucome car d'après des travaux récents, il n'existerait pas de différence notable dans l'anatomie pathologique de ces deux affections; de plus, les plaques d'icthyosis sont lisses et unies sur les bords et absolument semblables au leucome, et enfin, elles ont une marche identique jusqu'à leur tendance à dégénérer en carcinome.

Quant au traitement, il n'y a guère rien à ajouter à ce qui a été dit dans le chapitre précédent. Cependant, la question de l'opportunité de l'excision s'impose ici avec plus de vigueur. M. Hulke a pratiqué trois fois cette opération sur son malade; et malgré une perte de sang assez sérieuse, la guérison s'ensuivit, laissant des cicatrices molles qui, longtemps encore après l'opération, n'avaient rien présenté d'anormal. La maladie prit à la vérité, de l'extension, mais le point de départ de cette extension était les plaques malades que l'on respecta; et il est permis de dire, en se basant sur ces faits, que si l'intervention chirurgicale avait eu lieu dès le début, on aurait pu débarrasser complètement le malade de son icthyosis et on aurait peut-être évité l'éclosion de cancer qui l'enleva plus tard. Je crois qu'on devrait recourir à l'excision plus souvent qu'on ne le fait dans les cas de leucome ou d'icthyosis limité, surtout quand il n'existe qu'une seule plaque.

Glossite superficielle chronique. — Dans cette affection, une grande partie de la surface dorsale de la langue ou toute cette surface est plus lisse que normalement : on peut même dire qu'il n'y a plus trace de papilles. La muqueuse est plus rouge et ne présente pas la même teinte uniforme qu'à l'état normal. Elle est inégale et présente souvent des surfaces mamelonnées. Comme il n'y a plus de papilles il n'y a pas non plus d'enduit. Souvent il existe des excoriations ou des ulcérations superficielles sur la partie malade ; parfois la langue semble trop grande pour la bouche et ses bords sont marqués par des impressions dentaires, d'autres fois il n'y a pas d'augmentation de volume. La surface est luisante et présente çà et là de petites plaques minces et blanches ou bleutées. Cette affection est une source de bien plus de souffrances et de gêne que le leucome. Quoiqu'il ne semble pas y avoir de modification dans la mobilité et la souplesse de la langue, elle donne au malade une sensation de rigidité, peut-être — c'est du moins l'avis de Clarke — parce que les sécrétions buccales ont une viscosité plus grande qu'à l'état normal. Le fait seul de mouvoir la langue est pénible et le malade souffre bien plus pour s'alimenter que s'il était atteint de leucome ou d'icthyosis. C'est surtout dans ces cas-ci qu'il faut éviter les aliments épicés, trop chauds ou trop froids. Les liqueurs fortes et la fumée de tabac surtout doivent être soigneusement proscrites ; d'ailleurs les malades s'en priveront volontiers d'eux-mêmes tellement les douleurs sont grandes. Les écarts de régime ramèneront infailliblement et chaque fois une nouvelle poussée inflammatoire ; cela n'a rien qui doive nous surprendre étant donnée l'anatomie pathologique de la lésion. L'épiderme est réduit à une mince pellicule formée de deux couches, l'une cornée, l'autre muqueuse ; la couche intermédiaire formée de cellules translucides à l'état normal, fait complètement défaut. Les prolongements épithéliaux qui s'enfonçent entre les papilles sont plus petits que normalement, et une coupe perpendiculaire faite dans une muqueuse linguale ainsi altérée rappelle plutôt une coupe de la peau. Le chorion est plus épais qu'à l'état normal, plus vasculaire, et infiltré de nombreuses cellules arrondies ressemblant à des leucocytes. Cet amincissement de l'épiderme et cet état d'éréthisme du chorion, dû à sa grande vascularité et à l'infiltration cellulaire, nous expliquent la répétition facile des accidents inflammatoires. D'une part il existe, à l'état permanent, sous l'épiderme, un dépôt de substance inflammatoire,et d'autre part l'épiderme est trop mince pour protéger les parties sous-jacentes de l'effet irritant de certaines substances qui seraient sans effet sur une langue recouverte d'un épiderme normal.

En comparant l'anatomie pathologique microscopique de cette lésion avec celle du leucome et de l'icthyosis, on voit que leurs caractères essentiels sont identiques. Partout c'est le même amincissement d'épiderme, excepté toutefois dans certains cas d'icthyosis, la même couche cornée, le même épaississement du chorion avec vascularisation exagérée et infiltration cellulaire. En somme, ce sont les lésions de l'inflammation de la muqueuse linguale, et les différences d'aspect que présente chaque affection doivent être mises sur le compte d'une disposition particulière chimique ou physique propre à chaque muqueuse. D'ailleurs, on observe souvent par analogie sur d'autres points du corps des effets bien différents à la suite d'irritations ou de traumatismes de même nature. Sous l'influence d'un coup de soleil, par exemple, telle personne a la peau qui brunit, chez une autre elle deviendra rouge, chez une troisième il y aura chute de l'épiderme. Deux ouvriers travaillent ensemble et attrapent la gale des épiciers. Chez tous deux l'affection ne tarde pas à devenir chronique, mais chez l'un, elle affecte une forme sèche, squameuse ; chez l'autre au contraire, elle est épaisse et en croûtes. Et cependant il est probable qu'il n'y avait aucune différence dans l'aspect de la peau des mains chez ces deux hommes avant l'éruption, et il est presque certain qu'on n'en aurait pas trouvé non plus au microscope. On pourrait encore citer des exemples à l'infini, mais ces deux-là suffiront à prouver qu'il n'existe pas entre ces affections assez de différence dans l'aspect extérieur pour motiver leur dissociation. Dans chacune d'elles nous trouvons des lésions inflammatoires de la muqueuse, et la seule différence consiste dans l'effet de cette inflammation sur la surface libre.

Le terme de glossite superficielle chronique pourrait s'appliquer également bien à toutes ces lésions, car elles ont toutes pour origine une inflammation chronique des couches superficielles. Mais on a l'habitude de réserver la dénomination de leucome et d'icthyosis aux lésions qui présentaient une apparence tout à fait caractéristique, et on a donné le nom de glossite superficielle chronique à celle que nous venons de décrire.

Cette glossite superficielle chronique est aussi rebelle au traitement que le leuçome ou l'icthyosis, et peut-être même davantage. La facilité avec laquelle de nouvelles poussées inflammatoires se succèdent et la grande sensibilité de l'organe nécessitent sans cesse l'intervention médicale, ne fût-ce que pour calmer les douleurs et arrêter la salivation. Les malades atteints de cette affection doivent plus que tout autre surveiller leur régime qui sera d'ailleurs le même que dans le leucome. Parmi les topiques que nous avons cités plus haut, ceux qui m'ont semblé réussir le mieux sont la solution d'acide chromique (0,30 centigrammes pour 30 grammes d'eau) ou le miel boraté de la pharmacopée anglaise. Il ne faut pas perdre de vue que la glossite superficielle chronique, comme le leucome et l'ichtyosis peut être une cause prédisposante de cancer lingual et que toute grosseur, toute ulcération qui manifeste la moindre tendance à l'induration doivent être surveillées de près et traitées comme des cancers aussitôt qu'on a constaté l'inefficacité du traitement médical.

Rash erratique. — Herpès circiné. — Plaques bénignes. — Langue géographique. — Lichénoïde. — Annulus migrans. — Ce sont là autant d'appellations diverses qu'on a données dans ces dernières années à un aspect bizarre de la face dorsale de la langue. Je crois que c'est en France qu'on en fit la première description ; d'une part, dans la thèse de Bridou en 1872 et d'autre part dans l'article BOUCHE, de Gubler, dans le *Dictionnaire encyclopédique des Sciences médicales*. Mais ni l'un ni l'autre de ces travaux n'attira l'attention, excepté peut être en France, et il n'y a guère que depuis cinq ans qu'il a paru en Angleterre et en Allemagne des travaux et des observations sur ce sujet. Parmi les divers noms qu'on a donnés à cette affection, il est difficile d'en choisir un qui soit bien approprié. L'éruption n'a pas le moindre rapport avec l'*herpès circiné* et elle ne ressemble pas non plus au *lichen*. L'appellation de *langue géographique* n'est pas heureuse comme expression pathologique ; elle vient des Allemands et n'a d'autre mérite que de dépeindre assez bien l'aspect de la langue. Le nom de *plaques bénignes* imaginé par Caspary trouve certainement parfois son application, mais elle a le tort de s'appliquer également bien à d'autres lésions tout à fait différentes. En somme, je serais volontiers porté à adopter le nom de *Rash erratique* donné par Barker, d'abord parce que l'aspect est bien celui d'une éruption et puis parce que sa marche essentiellement mobile justifie l'expression d'erratique. Quel que soit le nom qu'on adopte, ce ne saurait être qu'une appellation temporaire destinée à faire place à une expression plus appropriée quand on connaîtra la nature intime de la lésion.

Cette affection est loin d'être commune et on l'observe

rarement, même dans les grands hôpitaux, car elle est bien plus rare encore chez les adultes que chez les enfants. C'est surtout dans les hôpitaux d'enfants et dans les crèches qu'on a l'occasion de l'étudier, et encore plus à la consultation externe que dans les salles d'hôpital. Néanmoins, elle se rencontre quelquefois chez les adultes et également dans les deux sexes.

Symptomatologie. — On voit apparaître sur la face dorsale de la langue une ou plusieurs plaques, d'abord petites, et du diamètre d'un petit pois. Ces plaques sont unies, lisses, rouges et au même niveau que le reste de la muqueuse ; quand elles semblent légèrement déprimées ou, au contraire, proéminentes, cela tient à une disposition spéciale des papilles ou de l'enduit de la langue ; c'est que les papilles filiformes ont disparu ; les fongiformes existent encore et paraissent d'autant plus proéminentes qu'elles sont isolées. Cette plaque s'étend rapidement et affecte une disposition soit annulaire, soit circulaire, soit ovalaire. Toute la partie circonscrite ainsi et entourée par cet anneau est unie et généralement un peu plus rouge que la muqueuse normale, et cette rougeur augmente souvent d'intensité en approchant des contours. Ce contour lui-même n'est pas rouge, il présente au contraire une coloration plus ou moins jaune ; quelques auteurs même lui reconnaissent une teinte jaune d'or ; il est nettement limité et légèrement surélevé. Ces taches se montrent presque toujours sur le dos de la langue et surtout vers la pointe. On n'y constate aucun symptôme inflammatoire ni récent ni ancien. Parfois on en rencontre à la face inférieure de la langue vers la pointe, mais alors c'est presque toujours par extension.

Si on étudie le développement d'une de ces taches ou anneaux on voit qu'il s'élargit jusqu'à atteindre le bord libre de l'organe. Dès lors, de circulaire qu'il était, il prend la forme d'un segment de cercle et l'autre segment se trouve à la face inférieure. Quand plusieurs de ces anneaux se trouvent ainsi rapprochés, ils s'agrandissent et se rencontrent, mais au point d'intersection des deux lignes l'une se termine brusquement, tandis que l'autre persiste sans interruption. C'est cette intersection d'anneaux et les dessins qui en résultent qui ont fait donner à cette affection le nom de *langue géographique*. De même qu'ils s'étendent, ces anneaux peuvent aussi se rétracter jusqu'à disparition complète, et cette rétraction se fait quelquefois si rapidement que le langue est quelque temps avant de reprendre son aspect normal : elle reste un peu plus rouge et plus lisse que normalement. Pendant que ces anneaux s'agrandissent, il peut aussi s'en montrer de nouveaux dans leur intérieur, lesquels s'élargissent à leur tour et forment ainsi des anneaux concentriques. De nouveaux anneaux peuvent aussi se montrer là où d'anciens viennent de disparaître. A travers tous ces développements ces anneaux conservent toujours leur aspect et leur coloration caractéristique. Le contour n'en est pas toujours d'une régularité géométrique, il peut être crénelé ou présenter par-ci par-là des prolongements.

Les *symptômes subjectifs* de cette affection sont si peu importants qu'il y a presque toujours longtemps qu'elle existe lorsqu'on s'en aperçoit et, à vrai dire, c'est presque toujours par hasard qu'on la découvre un jour que les parents ou le médecin examinent la langue pour un tout autre motif. On peut même considérer les symptômes subjectifs comme n'existant pas. Parfois on a signalé quelques démangeaisons : c'était le cas des deux malades dont Barker rapporte les observations ; il y avait aussi chez ces deux malades une salivation abondante, mais c'est un fait exceptionnel.

Quant à l'*étiologie* de l'affection, on ne la connaît guère. On l'a considérée longtemps comme de nature parasitaire, mais on n'a jamais trouvé le parasite. On a répété souvent qu'elle était d'origine syphilitique ; et Parrot, qui a eu bien des occasions de l'étudier, était un ardent défenseur de cette théorie. Il y croyait tellement que cette éruption sur la langue des enfants était pour lui un signe pathognomonique de syphilis congénitale. D'autre part, presque tous les auteurs qui se sont occupés de la question s'accordent pour refuser à cette affection le caractère de syphilis soit congénitale, soit acquise. Le seul point d'étiologie assez bien établi comme cause prédisposante est la débilité constitutionnelle. Unna, Barker et Caspary ont tous remarqué cette affection chez des enfants chétifs ; mais à part cette coïncidence, on ne voit pas bien la relation de cause à effet : la faiblesse des organes digestifs ne semble pas avoir d'influence. Unna y voit une relation avec la dentition ; malheureusement, les enfants en sont atteints souvent bien avant la première dentition.

Il n'est pas étonnant que cette éruption ait été considérée comme de nature parasitaire ; elle présente une grande ressemblance avec l'herpès circiné par ses contours annulaires, par la légère élévation de ces contours et par leur tendance envahissante. D'autre part, il est très facile de découvrir des parasites à la surface de la langue, (schistomycètes) puisqu'il y en a de nombreuses espèces même à l'état normal. Mais on n'a pas pu, jusqu'ici, malgré les recherches les plus minutieuses, en découvrir un qui ne fût pas normal ; aussi la théorie parasitaire est-elle presque complètement abandonnée et la nature intime de l'affection est une question encore ouverte. L'anatomie microscopique a été faite par Parrot, c'est le seul médecin qui semble avoir eu l'occasion de faire cette étude. D'après lui, l'épithélium au niveau des taches est tuméfié, épaissi : les cellules de la couche cornée sont augmentées de volume ; celles de la couche de Malpighi sont également hypertrophiées et sont le siège d'un travail prolifératif. Dans les papilles et les parties sous-jacentes du derme, tout autour des vaisseaux, existent de nombreuses cellules lymphoïdes. Il considère le derme comme le siège principal de la maladie ; Caspary s'accorde avec lui sur ce point; car, comme dit très bien ce dernier, on rencontre souvent la tache rouge sans qu'il y ait de couleur blanche ou jaune, mais jamais on ne voit le contour sans le point rouge central. On peut aussi regarder l'affection comme une papillite subaiguë, comme l'appelle Vanlair, ou, en d'autres termes, une inflammation subaiguë du derme de la muqueuse linguale. L'origine de cette inflammation peut être attribuée, ainsi que s'accordent à le reconnaître la plupart de ces auteurs, à quelque action nerveuse. Une des grandes raisons qui plaident en faveur de l'action nerveuse est qu'on ne trouve jamais d'autre cause; et on peut ajouter que les cas observés par Barker, où les seuls symptômes consistaient en une démangeaison et de la salivation, viennent prêter un appui considérable à cette théorie. Voilà jusqu'à présent tout ce que l'on sait de l'anatomie pathologique et de la symptomatologie de cette affection.

La maladie suit, d'après tous les observateurs, une *marche* continue pendant plusieurs mois et même pendant des années. Elle paraît être très rebelle à tous les traitements soit locaux soit généraux ; elle est néanmoins sujette à de grandes variations. A certains moments, on ne voit que de rares anneaux ou on n'en voit même pas, et à d'autres, le dos de la langue en est littéralement sillonnée. Quand ils se montrent, leur extension se fait très rapidement et dans l'espace de quelques heures seulement, on peut constater des modifications considérables. Parrot, dans sa description, donne à entendre que chaque anneau a une évolution normale de six à sept jours et il dit que l'affection peut ensuite disparaître entièrement pendant des mois et même des années, puis se montrer à nouveau.

Quoiqu'elle soit très tenace et rebelle à tous les traitements, cette maladie ne présente pas la moindre gravité ; les inconvénients les plus grands auxquels elle donne naissance sont la démangeaison et la salivation qui n'ont aucune importance ; et si on ne l'observe que si rarement chez les adultes et même chez les enfants au-dessus de six à sept ans, c'est que probablement elle disparaît d'elle-même ; ou bien il faudrait admettre que tous les enfants qui en sont affectés meurent avant d'avoir atteint l'âge de six ou sept ans. Il est vrai que Caspary fait une description plus sérieuse de cette affection ; d'après lui il se forme à la longue de nombreuses fissures et crevasses sur les bords de la langue, de sorte que cette maladie, essentiellement bénigne au début, finit par prendre des allures d'une certaine gravité. Pour ma part, je n'ai jamais vu cette période terminale et je n'ai jamais rencontré qu'un seul cas de fissures et de crevasses sur le bord de la langue, chez un enfant qui était atteint de la maladie. Il s'agissait d'une petite malade du docteur Collcott Fox, qui a fait un excellent travail sur cette question et qui eut l'obligeance de me l'envoyer à examiner.

De sorte que, à moins que l'avenir ne vienne modifier les faits, je persiste à penser que cette éruption fugace est cliniquement une affection sans importance, qui n'est pas susceptible de s'aggraver et qui guérit spontanément au bout d'un certain laps de temps assez long. Je ne crois pas que Caspary ait émis l'idée de la possibilité du développement ultérieur du cancer comme pour le leucome.

Avant de passer à l'étude du diagnostic et du traitement, il est intéressant de savoir que Vanlair s'est livré à des recherches sur la sensibilité de la partie malade, et a trouvé qu'il ne semblait y avoir aucune modification ni dans le sens du goût ni dans le sens du tact, mais qu'il y avait certainement parfois un certain degré d'hyperesthésie douloureuse. Ces faits viendraient également à l'appui de la théorie qui reconnaît à l'affection une origine nerveuse.

Le *diagnostic* est très facile. On distinguera cette affection des tubercules muqueux syphilitiques (qu'on rencontre aussi bien chez l'enfant que chez l'adulte) par l'aspect grisâtre que présentent ces derniers et par leur proéminence plus marquée au-dessus du niveau des parties voisines ; quand le tubercule, comme cela arrive souvent, a perdu sa coloration grise par le frottement contre les dents, il se reconnaîtra encore par sa ténacité et par la concomitance d'autres symptômes syphilitiques. Chez les enfants, il s'agira presque toujours, bien entendu, de symptômes de syphilis héréditaire, non acquise. Le leucome se distinguera en ce que c'est une affection propre à l'âge adulte, le rash erratique au contraire est propre à l'enfance. Le leucome consiste en des taches opalescentes qui sont parfois entourées de contours rouges et dont la partie recouverte par la croûte est toujours rouge tandis que l'affection que nous étudions consiste en des taches rouges entourées d'un contour blanc ou jaune ; le leucome se développe très lentement, l'éruption fugace se modifie de jour en jour, et même d'heure en heure. Le leucome et la tache des fumeurs se montrent ailleurs dans la bouche que sur la langue, tandis qu'on n'a jamais rencontré l'éruption dont nous parlons ailleurs que sur la langue. Le seul état de la langue — car on ne peut guère lui donner le nom de maladie — que l'on puisse confondre avec cette affection, ce sont ces places dénudées, lisses, que l'on voit parfois chez les enfants et chez les adultes et que nous avons décrites sous le nom de langue lisse. Je serais même porté à croire que cette erreur a été parfois commise dans des cas d'herpès circiné de l'adulte qui n'étaient autre chose que des exemples de ces taches lisses que nous avons décrites. La différence consiste dans l'absence du contour blanc ou jaune, et dans leur disposition moins nette en anneaux complets, ainsi que dans l'absence d'uniformité dans l'aspect lisse, uni, de la partie centrale.

Nous avons déjà fait remarquer que le traitement soit local, soit constitutionnel, a très peu de prise sur le rash erratique. Je dirai même qu'en fait de traitement local, je ne connais rien qui ait une action si minime qu'elle soit. Les topiques ordinairement employés dans les affections de la langue ne soulagent même pas les démangeaisons ni la salivation. Néanmoins, on fera bien, quand on sera en face de ces symptômes, d'essayer d'y remédier par des topiques ; car il ne s'ensuit pas de ce qu'ils ne réussissent pas en général que l'on ne s'en trouvera pas bien dans un cas donné. On pourra employer à tour de rôle des lotions légèrement astringentes au tannin, à l'alun, au sulfate de zinc, au chlorure de zinc ; ou des collutoires adoucissants au borax, au chlorate de potasse, à l'acide chromique, etc., ou tout autre topique.

Le plus souvent, il sera indiqué d'instituer un traitement général tonique ; et on donnera avec avantage du fer et de l'huile de foie de morue. Cette médication devra être continuée pendant un temps assez long pour qu'on en obtienne un effet curatif.

Quand on songe au peu d'importance des symptômes de cette affection, on ne peut s'empêcher de trouver absurde les traitements qu'ont préconisés. certains auteurs. Vanlair, par exemple, reconnaît tout d'abord qu'on ne saurait formuler de traitement précis, puis il recommande l'emploi de l'arsenic et du soufre sous forme d'eaux minérales — la médication altérante — les grands bains — les iodures et les bromures. Localement il préconise le miel, la gomme arabique, la guimauve ; puis, plus tard, le tannin, le chlorate de potasse et autres collutoires. Il institue également un régime consistant en lait, potages, œufs, légumes verts, fruits, viandes blanches, du vin léger et des eaux légèrement alcalines (Schalleim,

Apollinaris, Bilin, Vals). Pour des enfants qui ont moins de trois ans ce traitement nous semble, tout au moins, un peu compliqué.

Le traitement local recommandé par Unna est encore plus bizarre quand on songe à l'âge des petits malades. Trois fois par jour, après un nettoyage complet de la bouche, on se la rincera pendant cinq minutes avec une gorgée du collutoire suivant :

Eau de soufre	aa 100
Eau de menthe	
Fleur de soufre	aa 20
Sirop simple.	
Gomme	2

Agiter avant de s'en servir.

Puis on décante la partie liquide et on se sert du sédiment qui s'est déposé au fond du verre pour frotter la langue avec une brosse à dents très douce.

Tubercules muqueux ou plaques muqueuses. — C'est une affection liée à la syphilis secondaire et le mot de plaques muqueuses et de beaucoup le meilleur, car il est rare qu'elle affecte la forme de tubercules ou de taches. Elles peuvent se montrer à toute époque de la syphilis secondaire, mais elles font plutôt partie des symptômes moyens et tardifs que des symptômes de début. Cependant, elles peuvent se montrer de bonne heure en même temps que les affections de la gorge et de la bouche et que la chute des cheveux.

Les plaques muqueuses peuvent se rencontrer sur tous les points de la langue, aussi bien sur le dos que sur les bords, la pointe et la face inférieure ; mais elles envahissent de préférence les bords. On les voit à tout âge, car elles appartiennent aussi bien à la syphilis congénitale qu'à la syphilis acquise ; mais c'est sur la langue des jeunes adultes qu'elles sont le plus fréquentes. Les deux sexes peuvent en être atteints, mais elles sont beaucoup plus fréquentes chez l'homme.

Les plaques muqueuses sont généralement multiples et s'accompagnent d'autres symptômes de syphilis secondaire, tels que plaques semblables sur les lèvres et les joues, sur le palais, les amygdales, aux commissures labiales ou sur d'autres points du corps. Parfois cependant, on ne trouve qu'une seule plaque sur le bord de la langue et il n'existe, au moins pendant un certain temps, pas d'autre signe de syphilis. Nous reviendrons sur cette particularité au moment de parler du diagnostic.

L'*aspect* de ces plaques muqueuses varie beaucoup et dépend surtout de la place qu'elles occupent sur la langue. Les types les plus nets sont ceux qui siègent loin en arrière sur le dos de l'organe ou sous la pointe parce qu'en ces deux points il n'y a pas de frottement contre les dents. La plaque muqueuse apparaît alors arrondie ou ovalaire, ayant une coloration blanc grisâtre surélevée d'un millimètre par rapport aux parties voisines. Elle est nettement définie, mais le contour n'en est pas parfaitement égal mais présente des irrégularités et des prolongements. Néanmoins la disposition ovalaire est assez nette même dans les plaques de grande dimension. Tout autour de la plaque muqueuse, et dans son voisinage immédiat les tissus sont parfaitement normaux; il n'y a ni rougeur ni gonflement, à moins d'une inflammation accidentelle et indépendante de la lésion syphilitique. La surface de la plaque est tantôt parfaitement lisse et unie, tantôt sillonnée de crevasses et de fissures. La coloration blanche, sans présenter une opacité complète n'a pas du tout la translucidité blanc-bleuâtre du leucome, et de plus elle présente parfois un aspect granulé. On peut enlever plus ou moins complètement cette couche blanche et on trouve au-dessous une surface lisse, unie, rouge et légèrement surélevée qui se distingue du reste de la langue par sa couleur rouge et son aspect uni.

A la face inférieure de l'organe, là où les plaques muqueuses ne subissent aucun contact ni avec les dents ni avec les aliments, elles affectent souvent l'apparence de condylomes avec des excroissances en choux-fleurs. Toutes ces grosseurs présentent une coloration blanche plus mate que les plaques de la face dorsale, chacune d'elles est légèrement étranglée à sa base, mais il est rare qu'elles acquièrent des dimensions bien considérables autant à cause de leur situation que de la nature de leur tissu. En effet, les frottements continus contre les gencives et les dents s'opposent à leur développement et les empêchent d'augmenter au delà de quelques millimètres. Pas plus ici que pour les plaques muqueuses dorsales n'existe d'inflammation concomitante.

A la pointe et sur les bords de l'organe, l'aspect des plaques muqueuses est souvent tellement modifié qu'on ne les reconnaitrait pas dans la description que nous venons de donner. Elles sont aussi légèrement proéminentes et blanches et de forme plus ou moins ovalaire, mais les contours sont sinueux ou découpés, et tout autour de ce contour existe une auréole rouge d'une largeur d'environ deux millimètres et qui se fond par degrés avec la couleur normale environnante. La surface de la plaque au lieu d'être lisse est ulcérée, crevassée, ou profondément excavée, ou striée par des lignes alternativement rouges et blanches; toutes ces modifications sont dues à la pression ou au frottement contre les dents. Ces plaques muqueuses marginales seront naturellement d'autant plus modifiées qu'elles seront plus grandes, que les dents seront plus malades et que la langue elle-même par son volume trop considérable les expose davantage au traumatisme. L'ulcération peut n'être que très superficielle et n'intéresser qu'une partie de la plaque muqueuse ; mais elle peut aussi présenter une surface telle qu'elle l'envahisse tout entière, et une profondeur telle qu'elle intéresse le tissu même de la langue. Il est vrai aussi que j'ai vu des plaques muqueuses marginales très petites ne pas présenter plus de modifications que celles du dos de la langue.

Tout d'abord la plaque muqueuse se présente généralement sous l'aspect d'un point blanc grisâtre pas plus grand qu'un pois et légèrement proéminent; mais elle augmente rapidement sans symptôme inflammatoire, et souvent passe inaperçue à moins d'être le siège d'une irritation ou d'un traumatisme quelconque. Il arrive quelquefois que plusieurs plaques se réunissent; c'est ce qui donne naissance à ces grandes plaques irrégulières; celles-ci peuvent continuer encore à s'étendre dans tous les sens, de manière à conserver leur forme primitive ou elles peuvent présenter des prolongements qui se reconnaissent à leur coloration plus jaunâtre et à leur épaisseur moindre que dans la plaque primitive. Si on néglige de les soigner, ces plaques muqueuses peuvent persister longtemps sans subir grand changement, ou bien elles s'étendent sur une surface plus ou moins grande de la langue, ou bien elles peuvent subir quelques-unes des modifications que nous avons décrites. Je crois volontiers aussi qu'elles peuvent guérir spontanément, car bien des malades subissent l'évolution tout entière de la période secondaire de la syphilis sans se traiter et cependant, les symptômes guérissent. Ceux qui sont le plus malades cependant viennent réclamer le secours de l'art, et je puis affirmer avoir vu des plaques muqueuses, surtout de l'espèce condylomes et situées à la face inférieure de la langue, persister pendant des mois sans présenter de modifications, et cependant, une seule application d'acide chromique les guérissait en quelques jours.

Il ne faut pas oublier que la sécrétion dont ces plaques muqueuses sont le siège, de même que le produit de suppuration des ulcérations, est essentiellement contagieuse. Aussi un malade atteint de plaques muqueuses ou d'autres affections secondaires de la bouche, surtout si ces lésions siègent aux lèvres et aux commissures, est une source de danger pour ceux qui l'entourent et pour ses camarades d'atelier. On doit le prévenir d'éviter d'embrasser qui que ce soit, et de ne permettre à personne de se servir ni de son verre, ni de sa pipe, ni de sa fourchette, ni de ses outils si on les manie avec les lèvres. Il n'y a pas longtemps encore, M. Hulke me racontait l'histoire d'un jeune garçon qui avait contracté la syphilis en se servant du même chalumeau qu'un de ses camarades d'atelier. Moi-même j'ai vu, il y a quelques mois, une jeune femme qui présentait un chancre primitif infectant du bout du sein qu'elle avait contracté, disait-elle, d'un enfant qu'elle avait pris dans son lit et qui avait tété à différentes reprises. La semaine suivante on m'amena l'enfant : il était syphilitique et était atteint de plaques muqueuses sur la langue et aux commissures labiales. On ne saurait prendre trop de précautions contre ces accidents ; et il faut prévenir non seulement le malade, mais aussi son entourage, au risque même de dévoiler la nature de la maladie dont il est atteint (1). Il est rare cependant qu'on soit obligé d'en arriver là : il suffit d'appeler l'attention du malade sur la nature contagieuse de l'affection et de montrer de quelle façon cette contagion peut se faire.

Relativement à la fréquence des plaques muqueuses linguales, disons qu'elles sont beaucoup plus rares que celles de l'anus ou de la vulve. Bumpstead et Taylor se basant sur les tables de statistique de Bassereau constatent que sur cent trente hommes on trouva des plaques muqueuses anales 110 fois, la même lésion sur les amygdales 100 fois et 18 fois seulement sur la langue. De plus, en consultant les statistiques de Davasse et Deville portant sur cent quatre-vingt-six

1. Nous ne saurions approuver cette façon d'agir si contraire aux lois que nous impose le secret médical et nous en laissons toute la responsabilité à l'auteur.
(*Note du traducteur.*)

femmes, ils trouvèrent des plaques muqueuses vulvaires 174 fois et des plaques anales 59 fois, 19 fois sur les amygdales et 6 fois seulement sur la langue. Cette proportion plus grande pour le sexe masculin a donné à penser qu'il y avait probablement une source d'irritation en dehors de la cause prédisposante et on a cru pouvoir l'attribuer à l'usage du tabac. Le tabac sous forme de chique ou de fumée détermine sur la langue une petite congestion qui donne naissance à la plaque muqueuse. Il est cependant difficile d'expliquer ainsi la grande fréquence des plaques muqueuses des bords de la langue ; et il est probable que le frottement par les dents est une cause occasionnelle tout aussi active que l'emploi du tabac. Il m'est arrivé plus d'une fois de constater la présence d'une plaque muqueuse juste en face d'un chicot ou d'une dent ébréchée et qui était souvent la seule dent cariée de toute la bouche.

Le plus souvent le *diagnostic* des plaques muqueuses est facile. L'aspect seul des lésions est caractéristique et la concomitance d'autres symptômes syphilitiques rend l'erreur impossible. Cependant, on peut les confondre quelquefois avec des leucomes, des aphtes, de l'herpès circiné et même avec des papillomes. Le leucome se distinguera surtout par sa coloration différente qui est opaline et non pas grisâtre comme si on avait passé du nitrate d'argent dessus. Les plaques muqueuses se montrent surtout sur les bords de la langue, le leucome sur la face dorsale, les premières s'ulcèrent souvent profondément, le leucome jamais. Le leucome quand il est épais et blanc et qu'il ressemble le plus à une plaque muqueuse affecte une consistance plus dure et un aspect plus desséché. Le développement du leucome est très lent, celui de la plaque muqueuse beaucoup plus rapide. Mais c'est surtout l'existence d'autres symptômes syphilitiques qui facilitera le diagnostic. Les aphtes comme les plaques muqueuses présentent une surface blanche, mais les premières ne se montrent que chez les enfants ou chez les adultes sérieusement malades, tandis que les secondes ne se rencontrent que chez les adultes et la santé générale ne semble nullement altérée. Autour des plaques blanches aphteuses existe une auréole d'un rouge vif qui n'existe pas dans la syphilis, à moins d'inflammation accidentelle. Les ulcères aphteux sont aigus, les plaques muqueuses ont une marche chronique ; et ici encore, on devra rechercher les autres symptômes spécifiques. Nous renvoyons à l'herpès circiné pour le diagnostic de cette affection. La diphtérie linguale est une affection très rare dont le diagnostic reposera sur le gonflement, sur l'état fébrile, et sur d'autres symptômes diphtéritiques de voisinage. Dans le cas d'une inflammation de nature diphtéritique ayant produit une fausse membrane sur une plaie, l'historique de la lésion et l'état général concomitant suffiront à caractériser la maladie. Enfin, de véritables papillomes ont été pris pour des tumeurs syphilitiques. Ces papillomes se montrent beaucoup plus souvent sur le dos de la langue, se développent en général très lentement et sont presque toujours d'origine nettement papillomateuse. Le diagnostic se basera comme toujours sur d'autres symptômes de syphilis et sur l'efficacité du traitement.

Le *traitement* des plaques muqueuses a été regardé longtemps et même jusqu'à tout dernièrement comme peu satisfaisant, non pas que la guérison fût impossible ni parce qu'il existait souvent des ulcérations et de graves dégâts, mais parce que cette guérison ne s'obtenait que très difficilement. J'ai dit plus haut avoir vu des condylomes syphilitiques et même des plaques muqueuses aplaties persister sans changement pendant des mois. Et cependant les malades prenaient du mercure à doses suffisantes et semblaient s'être soignés consciencieusement. On s'était servi d'applications topiques diverses sans grand bénéfice ; c'est alors que j'eus l'idée d'employer une solution d'acide chromique. Le résultat fut vraiment magique ; les plaques et les papillomes qui avaient résisté à plusieurs mois de traitement disparurent en l'espace de quelques jours. Aussi depuis cette époque, j'emploie sur une grande échelle une solution à 0,50 centigrammes d'acide chromique contre toutes les affections syphilitiques secondaires de la bouche et surtout contre les plaques muqueuses, et j'obtiens toujours d'excellents résultats. J'ai rencontré quelques cas rebelles et il a suffi alors de rechercher et de supprimer une cause accidentelle d'irritation telle qu'une dent cariée par exemple. Les lésions semblent se fondre sous l'effet de ce topique. Je dois à la vérité de dire que j'ai toujours associé le traitement interne à l'application locale de l'acide chromique, et je prescris le mercure sous la forme qui me paraît le mieux convenir à chaque malade, aussi je ne puis dire quelle serait l'action du topique employé seul.

Pour les malades qui ne viennent qu'à la consultation, le seul inconvénient que je trouve à l'acide chromique est qu'il les débarrasse trop vite de leurs plaques muqueuses et qu'alors ils ne soignent pas d'une façon suffisante leur syphilis secondaire. Cette objection qui autrement paraîtrait triviale est d'ailleurs largement compensée par l'avantage qu'il y a à faire disparaître rapidement une source de contagion syphilitique.

Il nous semble inutile d'insister sur le traitement général des plaques muqueuses syphilitiques : c'est celui de la syphilis constitutionnelle. J'ai l'habitude de donner dans la plupart des cas 0,25 centigrammes d'hydrargyrum cum cretâ deux fois par jour, et de prolonger l'administration du mercure sous une forme quelconque pendant un an et demi avec des intervalles de repos. Pour une étude plus détaillée du traitement de la syphilis constitutionnelle, nous renvoyons le lecteur au Traité de la syphilis de M. Jonathan Hutchinson.

Plaques syphilitiques tertiaires.—L'affection que je me propose de décrire ici est à peine mentionnée dans les traités sur la syphilis pas plus d'ailleurs que dans ceux qui traitent des maladies de la langue. On en trouve cependant une étude bien faite par Fournier et la description qu'il en donne mérite d'être retenue. Je n'en ai vu que quelques exemples et cependant, je suis porté à croire qu'elle est plus commune que ne le feraient croire le petit nombre de cas que j'en ai vu et l'absence de description chez les auteurs. D'après Fournier, ces plaques tertiaires précèdent et amènent les crevasses profondes que l'on trouve sur quelques langues d'anciens syphilitiques.

Nous allons décrire deux cas dont nous avons le dessin sous les yeux et qui nous semblent correspondre à la glossite scléreuse profonde de Fournier.

Dans la première observation, il s'agit d'un homme de cinquante-six ans qui venait à ma consultation externe à l'hôpital Saint-Barthollomée dans le mois de février 1882. Il avait eu la syphilis plusieurs années auparavant et fumait et buvait beaucoup ; mais dernièrement, sa langue était devenue si sensible qu'il avait dû se restreindre beaucoup. Autant qu'on pouvait reconstituer son histoire, il semblait avoir souffert auparavant de glossite superficielle pendant des années, mais quand il vint à l'hôpital il était tout à fait malade et souffrait d'une inflammation aiguë qui s'était entée sur l'état chronique et qui avait amené de la suppuration sur trois points différents : sur aucun des trois points il n'y avait de perte de substance profonde mais il en était résulté néanmoins des ulcérations superficielles très douloureuses surtout quand le malade voulait manger. Mais ce qui attira surtout mon attention, ce fut la présence d'une plaque unique sous forme de masse tuberculeuse au milieu de la face dorsale de la langue. Elle affectait une forme ovalaire et mesurait à peu près 3 centimètres sur 2 et demi, et sa partie centrale la plus élevée dépassait le niveau de la langue d'environ 3 millimètres. Elle semblait constituée par l'agglomération d'une demi-douzaine de tubercules aplatis dont un central et entouré par les cinq autres, car sa surface était sillonnée de crevasses assez profondes. Chaque division de la tumeur était unie, lisse, d'un rouge sombre, et aplatie au sommet. La plaque dans son ensemble était résistante et élastique et tout à fait indolore excepté là où était survenue une poussée d'inflammation aiguë. Et il n'existait d'ulcération — et encore tout à fait superficielle — que dans les points enflammés. Le malade ne pouvait pas nous dire à quelle époque cette plaque remontait, — car il n'avait éprouvé aucune gêne et il ne serait certainement pas venu à l'hôpital n'était la poussée inflammatoire aiguë qui le faisait tant souffrir. — D'ailleurs aussitôt que nous l'eûmes guéri de ce dont il se plaignait, il ne revint plus et je le perdis de vue.

Le second cas est encore plus intéressant, car je pus suivre la marche de la maladie depuis le commencement jusqu'à la fin et de plus il ne peut y avoir le moindre doute ici sur la nature syphilitique de la lésion. Le malade, âgé de trente ans, venait également à la consultation de l'hôpital Saint-BarthoLomée depuis longtemps pour une syphilis tertiaire grave. Je le vis pour la première fois en février 1881 ; il souffrait à cette époque de plaques lisses sur la moitié gauche et les bords de la langue. Ces plaques au nombre de trois, de forme irrégulièrement arrondie, très lisses, épaisses de 1 à 2 millimètres et un peu plus rouges que les parties environnantes, étaient parfaitement délimitées même là où il n'y avait pas d'enduit normal. Je crus d'abord avoir affaire à des gommes ordinaires, mais un examen plus approfondi me montra qu'elles ne présentaient pour ainsi dire pas de profondeur ; elles étaient néanmoins résistantes et comme parcheminées. L'accident primitif remontait à peu près à quatre ou cinq ans et les accidents secondaires existaient depuis plus d'un an. Il avait été atteint d'ulcération du cuir chevelu et de la peau du front, et pendant que je le soignais, il eut une nouvelle poussée d'ulcération sur divers points du corps aussi bien que sur la langue. Les plaques linguales existaient depuis environ deux mois; l'une d'elles s'était montrée d'abord, puis les deux autres et elles avaient graduellement augmenté de dimension. Je n'étais pas sûr si j'avais affaire à des gommes superficielles ou si c'était une lésion similaire aux syphilides tuberculeuses tertiaires que l'on rencontre souvent sur la figure et d'autres points du corps. Dans les deux cas, le traitement indiqué était le même : on lui administra de l'iodure de potassium et on badigeonna les plaques avec une solution de bicyanure de mercure. Ce traitement amena bientôt de l'amélioration, mais comme il ne venait à l'hôpital qu'à des intervalles irréguliers et que par conséquent il y eut des interruptions dans le traitement, la plus grande des plaques augmenta encore de volume, puis s'ulcéra en plusieurs points, mais pas très profondément, de 1 à 2 millimètres environ. On reprit le traitement avec plus de régularité et l'ulcération guérit ne laissant plus que des cicatrices superficielles. Les autres plaques disparurent sans s'ulcérer. Au mois de novembre de la même année, il revint à l'hôpital avec une nouvelle éruption syphilitique sur le cuir chevelu et le cou et une plaque unique au milieu de la langue que M. Godart a eu l'obligeance de peindre. Quand je l'ai vue la première fois, elle mesurait environ 2 centimètres et demi de long et était formée de deux plaques ovalaires qui plus tard se réunirent, prirent encore du développement et ne formèrent plus qu'une seule plaque ayant 5 centimètres de long sur 3 de large. Elle proéminait au milieu de la langue à une hauteur de 2 millimètres. La surface était parfaitement lisse et d'un rouge foncé avec une teinte bleuâtre. Au milieu de la plaque existait le sillon qui au début avait séparé les deux moitiés ; nulle part il n'y avait la moindre crevasse ni fissure. Il existait un certain degré d'induration, mais cette induration ne s'étendait pas profondément dans l'épaisseur des tissus. Le reste de la surface dorsale était saine, à part quelques cicatrices sans importance sur la moitié gauche et deux grosseurs de nature gommeuse sur le bord droit. Ni la plaque centrale ni les gommes ne présentaient la moindre trace d'inflammation. On lui donna trois fois par jour 0,30 centigrammes d'iodure de potassium et 4 grammes de la liqueur au bichlorure de mercure (Pharm. angl.) et on badigeonna la surface de la langue plusieurs fois par jour avec la solution à l'acide chromique : au bout de deux mois il n'y avait pas la moindre amélioration. On lui donna alors 0,60 centigrammes d'iodure et la moitié de la dose de la liqueur mercurielle, et alors, quoiqu'on abandonnât l'emploi de l'acide chromique et qu'on ne fît aucune application topique, la plaque diminua rapidement de volume et avait complètement disparu au bout d'un nouveau mois. Il ne se fit pas d'ulcération, la lésion se résorba sans laisser de trace. Il est impossible de dire ce qui en serait résulté si on n'avait pas fait de traitement.

D'après Fournier, la glossite scléreuse syphilitique tertiaire produit une hyperplasie cellulaire avec infiltration des tissus de la langue. Avec le temps, ces points d'hyperplasie cellulaire se multiplient, s'organisent et finissent par constituer une trame fibro-plastique ou fibreuse. La condensation de cette trame fibreuse amène de la contraction, de sorte que les tissus normaux de la langue sont étranglés et s'atrophient, ce qui donne lieu à des cirrhoses ou, plus proprement, à des scléroses.

Il divise les lésions ainsi produites en superficielles ou corticales et profondes ou parenchymateuses.

La glossite scléreuse superficielle affecte la forme d'indurations superficielles qui se développent dans le derme de la muqueuse. Elles sont étalées et lamelliformes, et se présentent tantôt sous la forme de plaques isolées de dimension et de forme variables (une pièce de cinquante centimes à un haricot), généralement arrondies ou ovalaires, facilement reconnaissables au toucher, ressemblant à des ronds de parchemin, d'un rouge cerise plus foncé que la coloration normale de la langue, unies, lisses, sans papilles, et ne présentant en général aucune épaisseur. Tantôt elles constituent des plaques continues recouvrant une surface de 5 à 6 centimètres carrés ou même davantage, présentant les mêmes caractères que les plaques isolées. Les unes aussi bien que les autres ont une tendance à s'ulcérer et à donner lieu à des fissures, des crevasses, des érosions, des pertes de substance de toute espèce. Les points malades sont en général indolores. L'affection est essentiellement chronique et laisse à sa suite des plaques blanc-laiteuses.

La glossite scléreuse profonde ou parenchymateuse envahit souvent en même temps les couches superficielles, mais peut aussi se limiter aux parties profondes. Elle se reconnaît au gonflement de la surface dorsale, suivi plus tard d'atrophie. Cette surface est mamelonnée et lobulée et rappelle par son aspect celui d'un foie cirrhotique. C'est un symptôme tellement fréquent de la sclérose syphilitique, qu'on peut le considérer comme pathognomonique de cette diathèse. C'est surtout à la partie centrale de la face dorsale que siègent les lésions, mais elles peuvent envahir les bords, qui, dans ce cas, reçoivent l'impression des arcades dentaires. Un autre symptôme consiste en une induration profonde des parties malades, induration qui rappelle celle du cancer. Enfin, il existe de la rougeur, de teinte vineuse, un état lisse et uni avec chute des papilles. Il peut survenir, sous l'influence de causes diverses, des érosions et des ulcérations qui siégeront de préférence dans les crevasses et sillons qui résultent de la contraction du tissu néoplasique.

Il existe une variété rare de glossite scléreuse qui envahit toute l'épaisseur de l'organe ; celui-ci est alors considérablement augmenté de volume, dur et mamelonné.

La marche de toutes ces inflammations scléreuses de la langue est essentiellement chronique. Si on néglige de les soigner, il s'ensuit une tendance à l'ulcération ; mais les pertes de substance qui en résultent ne sont pas très profondes ni très difficiles à guérir. Ces lésions ne s'accompagnent pour ainsi dire jamais d'engorgement ganglionnaire, à moins toutefois d'une irritation ou d'une inflammation accidentelle.

Fournier consacre un chapitre très détaillé au *diagnostic* de ces inflammations scléreuses d'avec les autres lésions qui peuvent les simuler. Et il range dans cette catégorie le chancre induré de la langue, le psoriasis lingual, la plaque des fumeurs et la glossite traumatique d'origine dentaire. Il est difficile à notre avis de confondre ces affections avec celle que nous venons de décrire. Pour ma part, je ne vois même pas qu'il soit si facile, comme le suppose Fournier, de la confondre avec le cancroïde (épithélioma), excepté peut-être dans les cas rares où la gomme syphilitique a envahi les tissus beaucoup plus profondément. L'aspect est le plus souvent tout à fait caractéristique et, dans les cas douteux, il y a presque toujours d'autres symptômes syphilitiques, soit sur la langue soit sur d'autres points du corps, qui aideront au diagnostic. L'effet du traitement est aussi d'un puissant secours dans la détermination de la nature syphilitique ou non syphilitique de la lésion. Plus tard, quand la langue est sillonnée par la rétraction du tissu néoplasique, il y a peu de probabilité de confondre cette affection avec aucune autre.

Le *pronostic* sera nécessairement fâcheux dans les cas où la maladie a pris une grande extension et dans les cas qui ont été peu ou mal soignés, car alors la langue est horriblement déformée. Mais si on applique un traitement énergique dès le début, on obtient presque toujours de très bons résultats. De même que les gommes peuvent disparaître complètement sous l'influence d'un traitement approprié et institué à temps, de même les plaques de glossite scléreuse peuvent également se résoudre sous l'influence de l'agent thérapeutique. L'exemple personnel que j'ai cité montre qu'on peut espérer obtenir la résolution même chez un malade atteint de syphilis grave et qui est faible et malade. En effet chez lui des plaques volumineuses ont rétrocédé sans s'ulcérer et sans laisser ni perte de substance ni cicatrice.

Dans le *traitement* de ces processus scléreux soit superficiels, soit profonds, c'est à l'iodure de potassium que revient le rôle principal. On peut commencer à l'administrer à la dose de 30 à 60 centigrammes trois fois par jour, et, si on n'obtient pas rapidement l'effet voulu, on augmentera la dose jusqu'à 1 gramme 50 ou 2 grammes.

Concurremment à l'iodure de potassium, on pourra administrer une solution de bichlorure de mercure; et on se trouvera souvent bien de l'adjonction d'huile de foie de morue et de toniques, car la plupart de ces malades sont dans un état de santé générale qui laisse à désirer. Quand on a permis à la rétraction néoplasique de se faire, il n'y a guère d'amélioration à attendre du traitement antisyphilitique. L'affection est arrivée à son complet développement et on ne peut plus espérer que combattre les complications à mesure qu'elles se présentent. Le plus souvent, le traitement local sera absolument inutile. Mais quand les plaques sont ulcérées et douloureuses, on peut les badigeonner avec une solution d'acide chromique, ou les frotter, comme le recommande Bryant pour les gommes, avec une pilule bleue.

On trouvera peut-être que nous n'avons pas consacré un chapitre assez long au traitement de ces plaques syphilitiques tertiaires. Mais il faut bien savoir qu'elles cèdent en général très facilement au traitement à l'iodure à doses plus ou moins élevées, si bien que le traitement tout entier se résume dans l'administration de ce médicament.

Lichen de la langue. — Dans quelques cas de lichen, il existe despetites taches ou plaques sur la langue. M. Hutchinson a décrit plusieurs cas de psoriasis lichenoïde (lichen rouge) qui s'accompagnaient de plaques blanches sur la langue. Elles se montraient de préférence sur les parties latérales de la face dorsale, n'étaient constituées au début que par des taches ponctiformes mais en se réunissant, comme d'ailleurs cela a lieu pour la peau, ces points formaient des plaques. C'était des leucomes d'un blanc sale dépassant légèrement le niveau de la muqueuse. Plusieurs fois elles ont affecté la disposition de raies larges comme le doigt, et chez ces malades, la partie atteinte était douloureuse. Presque toujours il existait en même temps de petits leucomes ponctiformes à la face interne des joues.

N'était la présence concomitante d'une éruption de lichen rouge, on ne pourrait pas différencier ces plaques de celles du leucome. Néanmoins il est bon quand on a affaire à un cas de leucome de s'informer de l'état de la peau, car le leucome lichénoïde offre plus de chances de guérison. En fait, c'est bien plutôt pour la maladie de peau que le malade s'adresse à nous que pour la petite affection de la langue dont il ne souffre pas d'ailleurs.

L'éruption linguale qui accompagne le lichen rouge ne semble pas aussi rebelle au traitement que la lésion que nous avons décrite plus haut sous le titre de simple leucome. Dans la plupart des cas où on a cité des guérisons, la tache linguale disparaissait en même temps que l'éruption cutanée.

Le *traitement* se confondra avec celui de la maladie de peau. C'est surtout l'arsenic qui semble donner des résultats satisfaisants. Etant donnés ces bons effets de l'arsenic contre les leucomes lichenoïdes, on est en droit de se demander si on n'obtiendrait pas des effets semblables dans le leucome ordinaire. J'avoue que je n'ai pas fait de recherches nombreuses sur ce point; cependant je l'ai administré à doses croissantes dans un ou deux cas de glossite superficielle chronique accompagnée d'eczéma cutané; quoique le traitement fût poussé à des doses assez élevées, je n'en obtins aucun résultat au point de vue des lésions linguales. J'ai vu aussi un cas de leucomes multiples de la langue dans le cours d'un lichen rouge qui ne fut nullement amélioré par l'administration de l'arsenic. Le traitement avait été surveillé cependant par un médecin très distingué qui reconnaissait parfaitement l'importance de la médication adoptée et qui dirigeait avec toute l'habileté voulue le régime hygiénique et diététique de son malade.

M. Hutchinson a décrit des taches leucomateuses de la langue dans un cas de pityriasis rubra que soignait le docteur Sparks et dont l'observation fut prise par M. Mitchell Bruce. La guérison de l'affection cutanée fut complète, mais on ne dit rien de la guérison des plaques de la langue.

Je crois intéressant de donner une description du seul cas de leucome que j'aie vu s'accompagnant de lichen rouge, car c'est là une coïncidence assez rare. Il s'agit d'un malade qui me fut amené en 1884 par M. Atkinson. Il venait me consulter pour sa langue dont l'état le préoccupait beaucoup quoiqu'il ne souffrît pas. Il y avait à peu près un an qu'il s'était aperçu pour la première fois de l'existence d'une plaque blanche à la suite d'une visite chez un dentiste. On y fit des attouchements au nitrate d'argent et il n'y pensa plus pendant un mois. Il commença alors à prendre de l'arsenic, mais la plaque n'en augmenta pas moins. Il consulta ensuite un chirurgien célèbre qui lui dit qu'il avait là une affection fort rare, et qui lui prescrivit de la liqueur arsénicale et des applications avec une solution d'acide chromique. Malgré ce traitement l'affection envahit les parties de la face dorsale de la langue jusque-là restées saines et se montra même sur la face interne des joues. Les lèvres et le palais restèrent indemnes. De temps à autre, il se plaignait de sécheresse de la langue, et même d'un peu de douleur, mais il n'en était pas autrement incommodé si ce n'est qu'il craignait toujours de voir la maladie dégénérer en cancer. Il ne fumait plus depuis des années ; il ne buvait pas et même s'abstenait complètement pendant des mois de toute boisson alcoolique ; il n'avait jamais eu la syphilis. Sa santé générale semblait bonne et il n'était pas très dyspeptique. Mais il présentait sur la poitrine une éruption qui datait de plusieurs années. Il souffrait aussi beaucoup de mauvaises dents et portait depuis longtemps une pièce prothétique. Dans ses antécédents héréditaires, on ne trouvait rien de semblable ni sur la langue ni sur la peau ; mais son père était rhumatisant. Lui même ne présentait aucun symptôme ni goutteux ni rhumatismal.

Quand je l'ai vu, il portait sur la langue plusieurs petites plaques leucomateuses d'un blanc-bleuâtre de forme irrégulière, légèrement déprimées et lisses, et en général très minces. Aucune d'elles ne semblait enflammée ni le moins du monde indurée. Il me montra cependant une petite grosseur indurée de la dimension d'une petite noisette dont la surface était un peu pâle et recouverte de papilles ; il disait qu'il y avait eu là une plaque blanche quelques jours auparavant. L'affection se trouvait surtout localisée sur les bords de la langue à mi-chemin entre la pointe, la base et aussi sur la moitié gauche de la face dorsale et dans le voisinage du bord correspondant. Il existait aussi des plaques semblables sur la face interne des joues et sur les gencives, mais en nombre bien moindre que sur la langue. Le malade racontait que ces taches lingales disparaissaient quelquefois et changeaient de place, mais que la maladie dans son ensemble avait plutôt augmenté que diminué.

La pièce prothétique qu'il portait ne présentait aucune rugosité, mais il se plaignait d'être obligé à chaque instant de la remettre en place avec sa langue parce qu'elle ne tenait pas bien.

Une ou deux des plaques de la face interne des joues étaient un peu moins lisses que celles de la langue, et avaient un aspect tellement papillomateux qu'on aurait dit absolument des points d'icthyose.

Sur la région thoracique antérieure et sur le haut du dos existaient de nombreuses taches d'un rouge sombre dont quelques-unes avaient l'aspect de psoriasis avorté, d'autres ressemblaient plutôt à des tubercules de lichen. Cette couleur rouge sombre et les squames rudimentaires qu'on trouvait çà et là pouvaient faire croire à une origine syphilitique, mais il n'y avait aucune raison d'admettre cette hypothèse.

Je n'ai vu ce malade qu'une fois, car il demeure loin de Londres, et quand je l'eus rassuré sur les probabilités d'un cancer, il se contenta de continuer le traitement palliatif de ses lésions linguales.

Diphtérie linguale. — Je ne veux pas dire par cet entête que la langue puisse être prise de diphtérie en dehors de l'angine diphtéritique. Il faut même reconnaître que la diphtérie de la langue, même quand les amygdales et l'arrière-gorge sont largement recouverts de fausses membranes, est une complication rare. On peut s'en convaincre en jetant les yeux sur les tableaux statistiques de diphtérie publiés sous les auspices du Comité scientifique dans le soixante-deuxième volume des *Transactions* de la Société médico-chirurgicale de Londres ; dans les ouvrages qui traitent de la diphtérie, ce n'est qu'en passant qu'on mentionne la possibilité de l'extension à la muqueuse linguale. Quand cette extension a lieu, elle se fait d'arrière en avant et a son point de départ dans l'arrière-gorge, de façon que les deux organes sont recouverts par une fausse membrane continue. Cette néo-membrane ne présente sur la langue aucun caractère particulier et le diagnostic est d'une grande simplicité à cause des lésions concomitantes voisines et de l'état général du malade. Il ne saurait être question d'un chapitre spécial pour le traitement. Aussi les cas de diphtérie linguale n'ont d'intérêt qu'en ce qu'ils montrent qu'il n'existe aucune raison anatomique qui préserve la langue de l'invasion diphtérique quoique cette invasion se fasse rarement dans la direction de la langue; elle a une tendance bien plus marquée vers les voies aériennes.

On désigne aussi quelquefois sous le nom de diphtérie de la bouche et de la langue la production d'une couche membraneuse blanche à la surface d'une plaie linguale, soit opératoire, soit accidentelle. Quand il existe [de la diphtérie dans le voisinage ou dans l'hôpital où l'opération a lieu, il n'est pas du tout impossible qu'une pareille plaie puisse se couvrir de fausses membranes, mais il est probable aussi que la plupart des cas de ce genre, cités comme des exemples de diphtérie, n'étaient pas des cas de diphtérie vraie.

Muguet. — Nous traiterons du muguet à propos des affections parasitaires de la langue.

Aphtes. — Nous renvoyons le lecteur pour l'étude des aphtes au chapitre sur les *ulcérations linguales.*

La *nigritie de la langue ou langue noire* a fait l'objet d'un paragraphe spécial dans le chapitre des *colorations morbides.*

On a fait également dans ce chapitre la description des *taches noires* de la maladie d'Addison et des *taches jaunes* de la jaunisse.

Lèpre linguale. — Dans la lèpre tuberculeuse, on rencontre quelquefois des tubercules sur la surface de la langue. D'après Vandyke Carter, cet organe est quelquefois parsemé de tubercules disséminés et pâles, et, de même qu'à la voûte palatine, ils peuvent donner lieu à des ulcérations superficielles. Le sens du goût est rarement affecté, cependant on cite un malade qui se plaignait de chaleur dans la bouche pendant la mastication, un autre affirma ne plus pouvoir rien goûter, même les aliments les plus âcres. Campana a rapporté dernièrement le cas d'un jeune homme de quinze ans, né de parents lépreux, qui souffrait depuis cinq ans d'une éruption nodulaire sur la figure et les membres. Une irruption de même genre se fit sur la langue sous forme de tumeurs papilliformes, qui, par leur cohérence, constituaient une plaque ovalaire de la dimension d'un sou, légèrement proéminente, à surface rugueuse. Ces petites tumeurs variaient de la grosseur d'une lentille à un grain de chènevis; quelques-unes affectaient une forme conique, d'autres arrondie; elles avaient une coloration rosée et étaient indolores. L'examen microscopique y révéla la présence de nombreux bacilles caractéristiques de la lèpre.

En parcourant les relations d'observations de la lèpre, on ne rencontre que très rarement ces plaques de la langue; je n'ai pu découvrir nulle part un cas dans lequel l'affection aurait débuté sur la langue pour envahir ensuite les téguments. On ne peut donc pas la considérer comme un avant-coureur de la lèpre. Le diagnostic se basera sur la coïncidence de symptômes de la lèpre confirmée, car la lésion linguale en elle-même ne présente aucun caractère spécifique.

CHAPITRE X

NODOSITÉS ET NODULES

Nodosités dentaires. — Nodosités tuberculeuses. — Nodosités syphilitiques (Gommes et nodosités tertiaires).

Nous nous proposons d'étudier ici les diverses espèces de nodosités ou grosseurs qui se montrent soit à la surface de la langue, soit profondément dans son épaisseur comme les gommes ou les nodosités tuberculeuses. A l'exception des gommes non ulcérées, la plupart de ces nodosités ont été décrites déjà dans d'autres chapitres, aussi ne nous y arrêterons-nous pas longtemps, et nous renverrons le lecteur aux paragraphes où il en est question.

Les nodosités dentaires ont été décrites à propos des ulcérations de la langue, car il est à remarquer qu'elles sont très vite suivies d'ulcération. Et même à proprement parler, le premier effet de l'irritation produite par une dent est une ulcération et le gonflement et l'induration qui constituent la nodosité ne surviennent que plus tard à la base de l'ulcération. Cependant il arrive parfois que le frottement contre une dent ébréchée et saillante produise une grosseur sur la partie de la langue qui est en contact immédiat avec elle. Cette grosseur, en général indolore, présente le volume d'une petite noisette, et ne proémine pas beaucoup, car elle fait pour ainsi dire partie intégrante du bord de la langue. S'il n'existe pas de véritable ulcération, il y a presque toujours au moins une impression dentaire.

Ces grosseurs ne sont pas toujours douloureuses ni sensibles. Si on ne supprime pas la cause irritante, ou si l'on n'y remédie pas d'une façon quelconque, il finira par se former une ulcération telle que nous les avons décrites plus haut.

La nature de la grosseur se reconnaît à l'absence de douleur, à sa position sur le bord de la langue, et aux impressions dentaires qui l'accompagnent. Une tumeur proprement dite a plus de tendance à augmenter de volume et en a moins à s'ulcérer; une gomme ne siège pas forcément sur le bord de la langue, et d'ailleurs s'accompagne d'antécédents syphilitiques, la gomme est en général plus circonscrite ; et cependant il arrive qu'on ne peut faire le diagnostic que par l'effet thérapeuthique de l'iodure. On pourra hésiter aussi, quelquefois, dans le diagnostic d'avec un carcinome d'autant plus qu'un carcinome peut débuter absolument de cette même façon par une grosseur inoffensive et peut aussi être le siège d'un travail ulcératif. Cependant la nodosité carcinomateuse est plus indurée et s'étend plus profondément dans l'épaisseur des tissus ; c'est dans ces cas surtout qu'il faut tenir compte de l'âge et du sexe du malade.

Ces nodosités d'origine dentaire guérissent toutes seules par la simple suppression de la cause qui les a produites.

Nodosités tuberculeuses. — Les affections tuberculeuses de la langue se présentent presque toujours au médecin sous la forme d'ulcérations, et cependant la plupart des malades reconnaissent que le début s'est fait par une petite grosseur ou nodosité. Rarement il est donné au médecin de les observer.

On les décrit comme ayant les dimensions d'un petit pois ou d'une tête d'épingle, comme étant de consistance dure d'une coloration franchement jaune. En général, ces nodosités sont uniques et ne donnent lieu qu'à une seule ulcération ; parfois cependant elles sont plus nombreuses, et naturellement donnent naissance à plusieurs ulcérations qui, par leur cohérence n'en forment qu'une grande. Le siège de prédilection de ces nodosités est sur les bords ou près de la pointe, rarement sur la face dorsale ou ailleurs. Je ne connais pas d'exemple de nodosité ayant acquis un volume considérable, tel qu'un haricot, sans s'ulcérer. C'est pour cela que l'affection tuberculeuse de la langue se trouve décrite dans le chapitre *ulcérations*.

On trouvera aussi dans ce même chapitre une description des petites nodosités ou taches jaunes qui surviennent dans le voisinage immédiat de certains ulcères tuberculeux et qu'on a regardés comme pathognomoniques de la diathèse tuberculeuse. Trélat qui fut le premier à les signaler les décrit comme légèrement proéminentes, arrondies, mesurant de trois à quatre millimètres de diamètre et de couleur jaune. J'admets volontiers qu'ils constituent un très bon signe de la tuberculose, peut-être même un signe pathognomonique, mais il s'en faut qu'on les rencontre toujours. Pour ma part, quoique j'aie vu plusieurs cas de tuberculose linguale, je n'ai jamais eu l'occasion de voir ces nodosités autour de l'ulcération.

En admettant que la tuberculose linguale débute par une nodosité et même qu'il soit donné à un médecin d'examiner cette lésion primitive, il est peu probable qu'il fasse le *diagnostic* avant que l'ulcération se soit montrée. Nous avons dit à propos des ulcérations, combien il est difficile dans la plupart des cas d'ulcères tuberculeux, même de longue durée, de diagnostiquer exactement la nature de la lésion, et combien d'ailleurs il faut tenir compte des autres symptômes concomitants. S'il est difficile de reconnaître la lésion à l'état d'ulcération, il est encore bien plus difficile de distinguer la nature de la nodosité ; son seul caractère, en effet, est sa coloration jaune, et encore n'est-elle pas toujours bien nette. Si chez un malade tuberculeux ou qu'on soupçonne de pouvoir le devenir, on voit se former une nodosité jaunâtre sur les bords de la langue, il y aura de grandes probabilités en faveur de la nature tuberculeuse de la lésion, et de sa transformation prochaine en ulcères, mais je ne crois pas qu'il soit possible à présent de reconnaître la tuberculose primitive de la langue à l'état de simple nodosité.

Etant donné que le diagnostic de cette affection est très incertain, il est impossible de poser des règles de thérapeutique. Et cependant, je serais très porté à admettre que dans un cas de tuberculose primitive de la langue, ce qu'il y aurait de mieux à faire serait de détruire la nodosité avant qu'elle ne s'ulcère, ou s'il est déjà trop tard, de la détruire avant que l'ulcération prenne trop de développement.

Nodosités syphilitiques : gommes. — Les nodosités d'origine syphilitique peuvent se montrer sur la langue à n'importe quel moment de la période tertiaire ; elles n'ont rien à faire avec la période secondaire ; et cependant on voit quelquefois pendant cette période, de petits condylomes affecter de préférence la forme de nodosités à celle de plaques. Ces nodosités tertiaires peuvent se présenter sous deux aspects : tantôt ce sont des gommes, quand le malade est encore en puissance de syphilis, tantôt ce sont des nodules de dimensions variables dues à d'anciennes lésions syphilitiques guéries depuis longtemps. C'est la première de ces deux formes qui est la plus commune et la plus importante ; le diagnostic n'est pas toujours facile ; les lésions sont souvent fort étendues, mais les résultats thérapeutiques sont toujours excellents. La seconde forme est très pénible pour le malade et la langue est horriblement déformée, mais le diagnostic est très facile, et le traitement malheureusement ne donne aucun résultat en ce qui concerne la lésion principale ; tout au plus peut-on atténuer les complications qui surviennent.

Gommes. — Nous avons fait la description des gommes ulcérées dans le chapitre qui traite de toutes les affections ulcéreuses de la langue. Pour être fidèle à notre plan, il nous reste à parler des gommes dans la première période de leur développement avant le travail ulcératif.

Les gommes non ulcérées peuvent être superficielles ou profondes, autrement dit parenchymateuses. Sous leurs deux formes on les rencontre beaucoup plus souvent chez l'homme que chez la femme, et elles peuvent survenir à tout moment de la période tertiaire, mais en général quatre ou cinq ans après les accidents primitifs. Les gommes superficielles se montrent de préférence sur le dos de la langue plutôt que sur les bords et à la pointe. Elles affectent la forme de nodosités de diverses grandeurs variant des dimensions d'un pois à celle d'une tête d'épingle ; elles proéminent dans la couche muqueuse et dans le tissu sous-muqueux où on peut les sentir sous formes de petites indurations pas bien circonscrites, se confondant plus ou moins avec les tissus voisins. Ces petites tumeurs sont complètement indolores au début et passent probablement inaperçues jusqu'à ce qu'elles atteignent un certain volume. La muqueuse qui les recouvre ne se dépouille de ses papilles que quand elles deviennent tout à fait superficielles. La coloration de la muqueuse également normale au début devient d'un rouge plus vif à mesure que la petite tumeur se développe. Il n'existe que très rarement une seule gomme superficielle, elles sont presque toujours multiples, et parfois très nombreuses. Plus tard, avant de s'ulcérer, elles prennent un aspect plus rouge, plus ramolli, plus proéminent et affectent une teinte jaunâtre. Elles peuvent toutefois persister longtemps avant de s'ulcérer quelquefois plusieurs semaines et même plusieurs mois; cette marche lente s'observe cependant surtout dans les gommes profondes. Les ulcérations qui résultent de la désagrégation de ces petites tumeurs ont le même aspect que s'il s'agissait de tumeurs plus volumineuses, mais la largeur et la profondeur de la perte de substance est en raison directe des dimensions de la gomme.

Le *diagnostic* des gommes superficielles est, à notre avis, bien plus facile que pour les gommes profondes : elles sont très souvent multiples, siègent presque toujours sur des points de la langue où il n'existe pas de cause d'irritation; elles ont une tendance à s'ulcérer de bonne heure et enfin s'accompagnent presque toujours d'autres signes d'infection syphilitique. Il sera peut-être plus difficile de diagnostiquer une gomme superficielle unique surtout, si elle siège sur le bord de la langue; on pourra la confondre avec un carcinome tout à fait au début, à cette période où on ne peut encore affirmer sa nature cancéreuse. Et même s'il se trouve en ce point une dent cariée il sera impossible de faire le diagnostic, à moins de savoir que le malade a eu la syphilis ou à moins d'en retrouver des traces On saura à quoi s'en tenir en enlevant la dent cariée et en administrant de l'iodure de potassium.

Les gommes profondes ou parenchymateuses constituent en général une affection beaucoup plus grave, plus difficile à reconnaître, et plus destructive. Elles peuvent se montrer dans toute l'épaisseur musculaire de la langue, mais se rapprochent de préférence de la face dorsale, tantôt sur les bords tantôt vers la ligne médiane. On a tort de dire qu'elles se montrent de préférence sur la ligne médiane ; la vérité est qu'on les rencontre tout aussi souvent sur les bords. Les hommes y sont beaucoup plus sujets que les femmes et surtout les hommes qui ont dépassé la quarantaine ; cependant on en voit chez les femmes et même chez les enfants, car elles peuvent être un des symptômes de la syphilis congénitale. Ces gommes profondes varient beaucoup de dimensions. Elles peuvent être toutes petites ou grosses comme une noisette ou même une noix, mais les gommes très volumineuses sont en général le résultat de la fusion de plusieurs gommes isolées. Toutefois, elles sont ordinairement plus volumineuses que les gommes superficielles. On peut les trouver à des profondeurs bien variables dans l'épaisseur de la langue ; quand elles sont très profondes elles échappent à la vue, car elles font à peine saillie sur le dos de l'organe. Mais on peut les sentir sous forme de grosseurs arrondies ou ovoïdes mal circonscrites donnant la sensation d'un corps étranger situé dans l'épaisseur des muscles et entouré d'une auréole inflammatoire. Elles sont également indolores aussi bien spontanément qu'à la pression. La muqueuse qui les recouvre ne présente pas de modification, à moins qu'elles ne soient sur le point de s'ulcérer. Ces gommes profondes sont uniques ou multiples ; peut-être sont-elles plus souvent multiples et, dans ce cas, elles peuvent être isolées les unes des autres ou, au contraire, réunies ensemble, et, dans ce dernier cas, fusionner pour constituer de grandes masses irrégulières. La marche normale des gommes soit superficielles soit profondes est de s'ulcérer, mais elles peuvent persister très longtemps à l'état de simple grosseur. Et même en ce qui concerne les gommes profondes, il se passe souvent des mois avant qu'elles ne s'ulcèrent ; on cite même des cas où l'ulcération n'est survenue qu'au bout de plusieurs années. D'après Jairlie Clarke, ces gommes peuvent subir la dégénérescence calcaire et persister ainsi un temps indéfini ; mais cette assertion ne me semble pas reposer sur des faits bien probants : il s'agit en effet de deux ou trois cas rapportés par d'anciens auteurs où on aurait enlevé de la langue des masses calcaires qui n'étaient pas des calcul salivaires.

Parmi ces gommes profondes, celles qui sont les plus superficielles forment des saillies arrondies à la surface de l'organe et presque toujours sur la face dorsale. Elles présentent d'ailleurs les mêmes caractères que celles qui sont plus profondément situées, mais il est plus facile de les délimiter, et elles présentent une induration plus nette. La muqueuse qui les recouvre est généralement lisse et souvent dépouillée de ses papilles. Mais il n'y a pas de modification dans la coloration, à moins que la tumeur ne soit en voie de ramollissement.

Si l'affection suit son cours, ces tumeurs, se ramollissent et se rapprochent de la surface de l'organe, tout en gardant leur forme arrondie ou ovalaire. A mesure qu'elles augmentent de volume, la muqueuse qui les recouvre devient de plus en plus lisse, de plus en plus rouge et tend à se ramollir aussi, et enfin, un peu avant l'ulcération ces parties deviennent douloureuses. Il est souvent très facile de constater de la fluctuation dans celles qui présentent un volume assez considérable.

La présence d'une ou plusieurs de ces gommes peuvent, en comprimant la veine principale de la langue, amener un gonflement de tout l'organe. De même quand il existe plusieurs gommes rapprochées les unes des autres en voie de ramollissement et de développement vers la surface, il en résulte fatalement une augmentation considérable du volume de la langue. On cite des cas dans lesquels la langue a tellement augmenté de volume du fait de la présence de gommes dans son épaisseur qu'elle pendait hors de la bouche comme dans la macroglossie. C'est là un fait excessivement rare ; et dans la plupart des cas il n'y a qu'une hypertrophie localisée au point malade; d'ailleurs ce développement énorme n'a lieu que quand la langue se trouve comme farcie de nombreuses gommes plus ou moins confluentes.

Le *diagnostic* de ces gommes profondes peut être ou très facile, ou au contraire presque impossible. Les deux lésions avec lesquelles on confondra le plus souvent cette affection sont les tumeurs bénignes, c'est-à-dire graisseuses ou fibreuses, et le carcinome surtout au début. Les tumeurs bénignes affectent souvent la disposition polypiforme, les gommes jamais; les premières sont presque toujours nettement circonscrites, élastiques, distinctes des tissus propres de la langue; les secondes au contraire sont mal définies, indolores, dures sans élasticité et se confondant avec les tissus voisins. Les tumeurs bénignes sont presque toujours uniques, les gommes au contraire presque toujours multiples; les premières sont parfois lobulées; les secondes jamais, quoique cependant l'adjonction de deux ou trois petites gommes peuvent simuler un peu cette disposition lobulée. Une tumeur cancéreuse est presque toujours unique; elle siégera très souvent au niveau d'une dent cariée qui en aura été la cause occasionnelle; le cancer se montre de préférence sur les bords de l'organe, les gommes au contraire sur la partie médiane. Le cancer se voit surtout après quarante ans; les gommes plutôt de vingt-cinq à trente-cinq. Enfin dans les cas douteux, on recherche les signes et les traces d'une syphilis plus ou moins ancienne.

On pourra également confondre une gomme avec un abcès chronique, mais l'abcès est en général plus circonscrit et affecte une forme plus nettement arrondie. Cependant il sera parfois difficile de faire un diagnostic précis en dehors des antécédents syphilitiques, à moins de faire une petite ponction ou d'essayer l'effet thérapeutique de l'iodure de potassium.

Une gomme peut aussi simuler un corps étranger ou, à plus proprement parler, un corps étranger peut être pris pour une gomme. Mais alors on trouvera dans les commémoratifs l'histoire d'un traumatisme ; ajoutez à cela l'ancienneté et l'état stationnaire de la grosseur et enfin l'absence de tout symptôme syphilitique, telles sont les bases du diagnostic. D'ailleurs ce diagnostic ne se pose pas souvent, les corps étrangers de la langue étant très rares.

Le *pronostic* des gommes non ulcérées est presque toujours favorable, surtout si on applique le traitement avant qu'il n'y ait un commencement de ramollissement et si l'état général du malade est satisfaisant. L'iodure de potassium, surtout si on l'administre à grandes doses, amène presque toujours une résolution rapide. Dans les cas où l'état de santé général n'est pas satisfaisant, on adjoindra un traitement tonique aux agents antisyphilitiques quels qu'ils soient et on aura très souvent la satisfaction d'obtenir une guérison sans cicatrice. Mais aussi quand on ne fait pas intervenir le traitement, les gommes s'ulcèrent fatalement au bout de quelques semaines ou de quelques mois et les dimensions, ainsi que la marche de cette ulcération dépendront beaucoup de l'état général du malade. Dans le cas de gommes multiples, le pronostic n'est pas plus grave, le traitement agit aussi bien que dans le cas d'une gomme unique. Ces cas rares dont nous avons parlé de langues farcies de tumeurs gommeuses et présentant un développement énorme cèdent en général facilement au traitement spécifique.

Les *nodosités* et les *nodules* que l'on rencontre dans les cas d'ancienne syphilis ne sont à la vérité que des saillies formées par le tissu propre de la langue par suite de la rétraction fibreuse. Nous avons fait la description de cette lésion dans les chapitres qui traitent des crevasses, fissures et sillons ainsi qu'à propos des plaques et taches de la langue ; car ce sont des dépressions et non des saillies qui résultent de ce processus pathologique. Ces surfaces en saillie affectent des formes et des dimensions très variées ; tantôt elles sont quadrilatères, assez égales, peu proéminentes, plutôt mamelonnées ; tantôt au contraire elles sont volumineuses, arrondies, tubéreuses, ressemblant à des gommes. Comme les crevasses et les sillons affectent presque toujours une direction parallèle au grand axe de la langue ces nodosités ont souvent une forme allongée et ont plutôt l'air de replis que de véritables nodosités. La muqueuse qui recouvre ces anciennes lésions syphilitiques est en général unie, d'une coloration tantôt normale, tantôt plus rouge, et parfois excoriée. Ces grosseurs ont une consistance plus ferme que le tissu normal, mais variable selon l'état des tissus circonvoisins et la période à laquelle on les considère. Cette consistance est plus grande s'il existe de l'inflammation. Il ne faut pas oublier que ces nodosités ne sont pas caractéristiques d'une syphilis ancienne ; elles se montrent tout aussi souvent et concurremment avec des gommes récentes ou d'autres manifestations précoces de la diathèse.

Le *diagnostic* de ces vieilles langues syphilitiques est en général très facile. On ne retrouve dans aucune autre affection ces cicatrices et ces dépressions qui sillonnent la surface de la langue en produisant cet aspect bosselé et mamelonné caractéristique que nous avons décrit. La glossite chronique peut, il est vrai, produire des déformations plus ou moins grandes sur le dos de la langue, mais jamais elle n'occasionne des lésions aussi profondes et aussi indélébiles que la syphilis.

Ces vieilles lésions tertiaires sont incurables, du moins en ce qui concerne les déformations ; mais on peut beaucoup pour calmer l'irritation et la douleur produites par les petites excoriations et ulcérations qui viennent si souvent les compliquer.

Le *traitement* de ces petites nodosités syphilitiques variera selon la nature de la lésion : les gommes réclament un traitement constitutionnel, tandis que l'application de topiques suffira contre ces nodosités que nous venons de décrire. Ces topiques seront les mêmes que ceux que nous avons recommandées contre le leucome et la glossite superficielle chronique ; il est de même aussi pour les préceptes d'hygiène et d'alimentation. Le grand danger à éviter, c'est le retour de poussées inflammatoires, aussi doit-on recommander avant tout une alimentation très peu excitante et des mets peu relevés.

Le traitement constitutionnel n'est, pour ainsi dire, d'aucune utilité dans le cas de ces langues déformées par d'anciennes cicatrices, à moins qu'il ne se fasse une nouvelle poussée de la diathèse : on reviendrait alors à l'iodure de potassium et au mercure. Les gommes subissent rapidement des modifications heureuses sous l'effet de l'iodure, aussi doit-on administrer ce médicament largement. On peut le prescrire à la dose de 0,50 centigrammes à 1 gramme 3 fois par jour ; et si l'effet curatif se fait attendre, on peut aller jusqu'à 2 grammes et même 3 grammes. Concurremment à l'iodure, on se trouvera bien de prescrire des toniques, surtout chez les malades débilités, et de préférence l'huile de foie de morue à la dose de deux cuillerées à bouche par jour.

Le mercure sera indiqué chez deux classes de malades atteints de gommes ; ceux qui ne peuvent pas prendre d'iodure et ceux chez lesquels les gommes se sont montrées à une période peu avancée de la syphilis et qui n'ont pas été convenablement traités. Chez la plupart des malades, l'iodure est assez bien supporté, même à doses élevées ; mais on en rencontre de temps à autre chez qui 0,15 ou 0,30 centigrammes suffisaient à produire l'iodisme. On donnera alors à ces malades une solution de bichlorure de mercure à la dose de

1 gramme 50 à 2 ou 3 grammes, ou bien de l'hydrargyrum cum crêta à la dose de 0,05 à 0,20 centigrammes. Quelle que soit la préparation mercurielle que l'on adopte, on devra l'associer à un traitement tonique et une alimentation fortifiante, car le succès du traitement dépendra beaucoup de l'état général du malade. Pour ma part, je prescris à cette dernière catégorie de malades de l'hydrargyrum cum cretâ à la dose de 0,15 à 0,20 centigrammes, et je fais continuer le traitement longtemps après la disparition de la tumeur. Car c'est dans ces cas là surtout, qu'il faut obtenir du malade qu'il se soigne pendant plusieurs mois, plus d'une année même : on pourra varier la forme sous laquelle on l'administrera, mais il faut qu'il prenne du mercure.

Enfin, on se trouvera souvent bien de l'administration simultanée du mercure et de l'iodure dans la proportion de 1 gramme 50 à 3 grammes de la solution de bichlorure pour 0,30 centigrammes d'iodure, surtout chez les malades qui ne peuvent pas supporter de fortes doses de ce dernier médicament.

En général, il n'y a aucun traitement local à instituer contre les gommes non ulcérées ; elles se dissolvent comme par enchantement sous l'influence de la médication interne et du relèvement de l'état général. On a néanmoins recommandé de frictionner tous les jours les grosseurs diathésiques avec la substance d'une pilule bleue. Bryant propose d'ouvrir les gommes quand elles sont fluctuantes, mais s'il est permis de recourir à cette extrémité, ce n'est qu'après avoir donné à la médication interne le temps d'agir, car on est surpris de l'action énergique de l'iodure même sur des gommes ramollies et prêtes à s'ulcérer.

Les *nodosités cancéreuses* seront décrites à propos du cancer. Il n'est peut-être pas inutile de dire dès à présent que ces nodosités qui se montrent sur les bords de la langue doivent leur origine presque toujours à une dent mauvaise, cariée et ébréchée, tandis que celles qui affectent de préférence la partie moyenne de la face dorsale sont parfois la suite d'une des nombreuses formes de glossite superficielle.

Nous avons parlé ailleurs du peu de sensibilité de ces grosseurs, de leur développement très lent au début de leur extension en profondeur et de leur tendance à s'ulcérer. De même que nous avons insisté à plusieurs reprises sur l'importance qu'il y a à s'en préoccuper et à les détruire pendant qu'elles sont encore petites et dans la période que nous avons nommée précancéreuse.

Les *abcès chroniques* qui se montrent sous la forme de grosseurs arrondies sur le dos de la langue, seront décrits avec les kystes de l'organe.

Les *grosseurs produites par la présence de corps étranger* sont nécessairement très rares. Il en a été question dans le chapitre des traumatismes.

CHAPITRE XI

PLAQUES LISSES ET LANGUES LISSES

Il existe un exemple de langue à surface lisse dans le paragraphe qui traite de la glossite superficielle. Dans le cas en question, l'aspect lisse du dos de la langue était dû à l'inflammation chronique de la muqueuse; mais il y a d'autres états pathologiques caractérisés par des plaques lisses sur le dos de la langue et même d'un état lisse de toute cette surface dorsale, sans qu'il y ait aucun symptôme inflammatoire passé ni présent. Une seule plaque lisse peut se former sur la langue consécutivement à un traumatisme, par exemple, tel qu'une brûlure par une boisson trop chaude. Ces surfaces dénudées affectent des formes et des dimensions variées. Il arrive parfois que les papilles fongiformes résistent, alors que les filiformes ont disparu, mais en général, il n'en existe plus d'aucune espèce. Ces plaques dénudées ne sont pas toujours la conséquence d'un traumatisme, mais peuvent être dues aussi à quelque maladie passagère ou quelque défaut de nutrition, elles peuvent exister parfois même sans que le malade s'en doute, car elles ne sont ni douloureuses, ni enflammées. Il est difficile de se rendre bien compte de leur genèse dans ce dernier cas. On peut les rencontrer chez des personnes jouissant d'ailleurs d'une excellente santé et exister en dehors de tout trouble même digestif. Comme ces plaques n'occasionnent que très peu de gêne, les personnes qui en sont atteintes ne les remarquent pas et on ne connaît pas la marche de ces lésions ; quoi qu'il en soit, elles disparaissent sans traitement en quelques jours.

On ne rencontre pas souvent cette dénudation étendue à toute la langue excepté à la suite d'une glossite superficielle ou d'un état de débilité général grave. C'est ainsi que j'en ai observé plusieurs cas chez des malades épuisés, soit par une longue diarrhée, soit par des grossesses répétées ou par des hémorrhagies post-puerpérales, ou enfin chez des vieillards. Chez tous ces malades, il n'existait pour ainsi dire plus de papilles sur la muqueuse, les filiformes surtout avaient entièrement disparu ; on retrouvait parfois quelques papilles fongiformes et quelques caliciformes ; la langue avait une consistance molle et n'avait rien perdu de sa mobilité ni de sa sensibilité générale ou gustative. Cette sensibilité d'ailleurs n'était pas exagérée non plus ; pourtant chez un de mes malades, l'organe était légèrement sensible et semblait sec et raide, quoique rien dans son apparence ne fût changé ; il se formait de temps à autre des excoriations à la pointe et sur les bords.

La plupart du temps, cet état lisse de la langue n'incommode aucunement le malade qui, nous le répétons, ne s'en doute même pas. C'est plutôt une curiosité pathologique qui ne réclame aucun traitement. Quand la langue est sensible et a une tendance à s'excorier, il est urgent de soumettre le malade à un régime approprié et de prescrire des attouchements soit avec une solution alcaline, soit avec une solution à l'acide chromique.

Quant à la pathogénie de cet état lisse de la langue, je ne connais pas d'observation qui éclaircisse ce point ; pour ma part, je n'ai pas encore eu l'occasion d'examiner une langue ainsi dénudée. Mais il ne me semble pas que le microscope révélerait d'autres lésions que celles que nous pouvons constater à l'œil nu. Les papilles sont dépouillées de leur enveloppe superficielle, ce qui entraîne aussi nécessairement la disparition de l'enduit. A part cela, il ne semble pas qu'il existe d'autre lésion.

Tout d'abord, il paraît bizarre et on a de la peine à comprendre que les papilles se dépouillent si facilement ; mais il me semble qu'on peut rapprocher de cette spoliation, la chute des cheveux et la calvitie plus ou moins complète qui en résulte. C'est là un fait presque normal dans la vieillesse. De même aussi, c'est surtout chez des personnes très âgées et débilitées que j'ai rencontré des langues dénudées. Dans une visite que je fis à l'asile de Holborn il y a plusieurs années, dans le but d'examiner les langues des vieillards, je rencontrai immédiatement plusieurs de ces langues entièrement dépouillées de papilles ou n'en présentant plus que de très rares et très espacées. De même que les cheveux tombent à la suite de certaines fièvres, de même les papilles disparaissent dans certaines affections débilitantes ; de même aussi que les cheveux peuvent repousser, de même aussi il peut se faire une régénération des papilles. On pourrait comparer à certaines formes d'alopécie, les plaques dénudées dont on ne retrouve pas bien les causes, et cependant cette ignorance même où l'on est sur la nature de l'affection rend toute analogie au moins hasardeuse. La desquamation épithéliale facile des papilles n'est pas plus extraordinaire en somme que la chute des cheveux ; s'il est vrai que la papille ait une surface d'adhérence plus large que le cheveu, chaque cheveu, en revanche, est plus solidement fixé dans sa gaine que les papilles sur leur base.

CHAPITRE XII

ATROPHIE DE LA LANGUE

Je ne sache pas que l'on rencontre jamais l'atrophie comme affection idiopathique et primitive de la langue. Le seul cas qui semblerait répondre à cette dénomination est celui rapporté par Chapman dans les *Archives de laryngologie*. Un monsieur âgé de 57 ans éprouvait de très grandes difficultés à avaler les aliments solides. Cette gêne était due apparemment à l'état d'atrophie de la langue et à la dimension exagérée en longueur et en profondeur de l'excavation glosso-épiglottique. Les aliments s'amassaient dans cette cavité et le malade était obligé de la vider soit avec une brosse à dents, soit à l'aide du doigt. Malheureusement il n'est pas question dans l'observation de la cause de cet amincissement de la langue ni de la marche ni de la durée de l'affection, ni, en un mot, de toutes les conditions qui auraient pu éclairer un peu le diagnostic.

L'atrophie complète de la langue à la suite d'une affection nerveuse ou vasculaire de l'organe est excessivement rare ; dans les cas de paralysie des deux moitiés de la langue, la survie n'est pas assez longue pour permettre à l'atrophie secondaire de se faire.

L'hémi-atrophie n'est pas rare : elle peut être de cause centrale ou périphérique.

L'hémi-atrophie de cause centrale peut reconnaître plusieurs origines ; elle peut être due soit à un ramollissement, une hémorrhagie, une tumeur syphilitique ou autre siégeant dans la région du noyau de l'hypoglosse. Il est bien rare que le noyau de l'hypoglosse soit seul pris. La lésion s'étend presque toujours aux autres noyaux voisins et surtout à ceux de la septième et de la huitième paire, et la paralysie et l'atrophie consécutive de la langue ne forment qu'un des symptômes du tableau clinique d'une lésion de la moelle allongée. Il en est ainsi dans l'atrophie musculaire progressive, dans la paralysie bulbaire, dans l'ataxie locomotrice, et dans les cas d'hémiplégie où la paralysie de la langue siège du même côté que celle des membres.

En général cette hémi-atrophie est le signe d'une affection cérébrale ou médullaire antérieure ou bien d'une affection névropathique progressive. Ballet, dans le *Progrès médical*, a appelé l'attention sur l'hémi-atrophie linguale précédant quelquefois tout autre symptôme d'affection centrale. Cet auteur a rencontré ce symptôme dans plusieurs cas de tabes dorsalis ; l'atrophie d'une moitié de la langue était nettement accusée avant qu'il ne se montrât aucun autre symptôme de l'affection, ou, du moins ceux qui pouvaient exister étaient tellement insignifiants qu'ils n'avaient éveillé ni l'attention du médecin ni celle du malade. Aussi pense-t-il que l'hémi-atrophie peut être considérée comme un très bon signe précurseur de la maladie et il conseille dans ces cas de rechercher avec soin d'autres symptômes tabétiques ; si même on n'en trouve pas on devra néanmoins toujours craindre de voir la maladie se développer. Dans les *Archives de Neurologie* de 1884 Ballet a complété la note du *Progrès médical* par un article détaillé dans lequel il est fait mention de plusieurs observations de tabes dorsalis dont l'hémi-atrophie linguale avait été le premier symptôme.

L'hémi-atrophie périphérique est bien plus rare. On la rencontre quelquefois comme conséquence d'un traumatisme de la neuvième paire sur un point quelconque de son trajet, ou d'une simple compression. Je ne connais pas de cas où cette atrophie ait été la conséquence de la ligature de l'artère linguale, quoique cette ligature ait toujours pour effet de diminuer au moins pour un certain temps le volume des tumeurs de la langue et d'arrêter leur développement. La ligature de la linguale est une opération que l'on fait si rarement en dehors des cas d'hémorrhagies cancéreuses ou de l'ablation de l'organe qu'on a bien peu l'occasion d'étudier l'effet que produit sur la langue la suppression de l'irrigation artérielle.

L'hémi-atrophie de la langue est facile à reconnaître, pour peu qu'elle soit marquée. Non seulement la moitié malade est plus petite que l'autre mais elle présente un aspect ridé et crevassé tout à fait bizarre dû à ce que le processus atrophique n'a pas été aussi rapide pour la muqueuse que pour les muscles sous-jacents. On y constate souvent aussi un léger tremblotement dû à de la contraction fibrillaire. En général, l'autre moitié ne varie pas, n'augmente ni ne diminue. Cependant dans une observation d'hémi-atrophie faciale publiée par messieurs Oswald Browne et Jessop dans le XVIIIe volume des rapports de l'hôpital Saint-Bartholomée, la moitié droite de la langue semblait avoir été le siège d'une hypertrophie compensatrice, car elle suffisait à remplir complètement la cavité de la bouche comme à l'état normal. J'ai vu moi-même ce malade dernièrement et quoique je fusse tenté tout d'abord d'accepter la théorie si séduisante de l'hypertrophie compensatrice, il me sembla après un examen attentif que cette hypertrophie était plutôt apparente que réelle et que l'on n'avait peut-être pas suffisamment tenu compte de la diminution de capacité de la moitié gauche de la bouche.

L'hémi-atrophie n'apporte aucune gêne notable dans les fonctions de la langue. La parole, la mastication, la déglutition se font sans difficulté; aussi le malade peut-il ne pas s'apercevoir de la lésion, et n'y aurait-il pas lieu d'instituer de traitement si même on en connaissait un qui fût approprié. Cette affection est surtout intéressante comme symptomatique d'une lésion centrale dont elle aide à confirmer le diagnostic. Il n'est pas inutile de dire en terminant que rien dans l'aspect de la moitié atrophiée ne permet de conclure plutôt à une cause périphérique qu'à une cause centrale ni d'en déduire la nature de la lésion, quel qu'en soit le siège.

CHAPITRE XIII

HYPERTROPHIE DE LA LANGUE

Macroglossie — Hypertrophie inflammatoire. — Hypertrophie syphilitique.

La macroglossie (*Hypertrophie linguale*, *prolapsus lingual*, — *lingua vituli*, — *lingua propendula*, — *langue procidente*, — *lymphadénome caverneux*, — *lymphadénome simple*) est une affection très rare, qui débute par un léger agrandissement du volume de la langue et qui finit par acquérir des dimensions telles qu'elle ne peut plus être contenue dans la cavité buccale.

Cette affection est souvent congénitale ou se montre dans la première enfance, aussi quelques auteurs en font-ils une maladie essentiellement congénitale. Cependant on l'a vue survenir chez des adultes de vingt à trente ans ; de plus il est arrivé que même chez de jeunes sujets cette déformation s'est montrée à la suite d'affections générales ou locales diverses et son origine semblait si bien liée à ces affections qu'il n'est pas possible d'admettre qu'il s'agisse toujours d'une difformité congénitale. Parmi les causes locales qui ont pu produire la macroglossie, il faut citer les abcès, la grenouillette, la salivation mercurielle, les traumatismes plus ou moins violents ;

parmi les causes d'origine générale la varicelle, la scarlatine, la coqueluche, les accès d'épilepsie. Il est très possible que ces diverses affections n'aient joué que le rôle de cause occasionnelle et qu'il y ait eu au moins chez la plupart des malades une prédisposition constitutionnelle héréditaire ou acquise. Il est même possible que chez quelques-uns la langue ait présenté une augmentation de volume dès la naissance qui avait passé inaperçue jusqu'à ce qu'une maladie quelconque locale ou générale ait appelé l'attention sur cet organe.

Il n'est pas rare de rencontrer un certain degré d'hypertrophie de la langue chez les idiots et les crétins. Chalk a décrit, il y a plusieurs années, le cas d'une femme âgée de trente ans qui était atteinte de symptômes nerveux divers, entre autres d'amaurose et d'accès d'épilepsie, et dont la langue devint le siège d'une hypertrophie progressive jusqu'à saillir hors de la bouche et à déformer la mâchoire inférieure. Je ne sache pas qu'il soit bien prouvé que l'hypertrophie dans ce cas pas plus que celle des crétins et des idiots soit de même nature que l'hypertrophie de la macroglossie. Il peut se faire qu'il n'y ait entre les deux affections d'autre relation que l'augmentation de volume de la langue ; cependant je suis porté à croire qu'il n'y a pas de différence fondamentale entre elles. On a aussi cité un cas d'hémihypertrophie de la langue chez un enfant dont toute la moitié du corps du même côté était également hypertrophiée (Maas). Il s'agissait d'une hypertrophie congénitale généralisée et l'augmentation de volume portait sur les muscles de la langue, ce qui diffère totalement de la macroglossie ordinaire comme nous allons le voir. C'est d'ailleurs une malformation plus rare encore que la macroglossie vraie.

Les deux sexes semblent également exposés à la macroglossie.

Au début de l'affection la langue tout en étant encore contenue dans la bouche est plus volumineuse que normalement ce qu'on peut constater par la simple inspection ; la parole est embrouillée et le malade se fait difficilement comprendre.

Mais ce sont là les seules modifications que l'on constate. La langue est augmentée de volume dans sa totalité et les papilles sont hypertrophiées également. A part cela, les tissus ont un aspect parfaitement normal, et il n'y a pas d'autre trouble fonctionnel que celui de la parole. A mesure que l'organe prend du développement, la cavité buccale ne suffit plus à le contenir, il fait saillie et il y a, comme on dit, procidence. A partir de ce moment, la bouche reste constamment ouverte, le malade bave, et son état est vraiment pitoyable. La muqueuse exposée toujours à l'air perd sa couleur et sa consistance normales ; elle se dessèche, durcit, se fendille et prend une coloration bleuâtre ou brunâtre. Même alors les troubles fonctionnels ne sont pas aussi marqués qu'on se l'imaginerait, la parole est encore possible ainsi que la déglutition quoiqu'elle se fasse avec difficulté ; le malade est souvent obligé de repousser le bol alimentaire avec le doigt loin au fond de la bouche ; une fois qu'il est là, toute difficulté est surmontée et les aliments passent dans l'estomac sans autre effort. Cette augmentation de volume ne s'accompagne pas en général de douleur, à moins que par suite de son exposition à l'air, la langue ne devienne, ainsi que cela arrive souvent, le siège de traumatismes divers. Elle présente alors une grande tendance à s'enflammer et à s'irriter et il s'ensuit un état fort douloureux. A chaque poussée inflammatoire, l'organe augmente encore de volume. Non seulement le gonflement inflammatoire a-t-il une tendance à devenir chronique, mais l'affection elle-même reçoit un coup de fouet de cette succession de poussées inflammatoires. Quand il y a un certain temps que la langue pend ainsi hors de la bouche, l'état du malade est vraiment désastreux. Peu à peu, la mâchoire inférieure est aplatie par le poids de cette masse ; les dents prennent une direction horizontale au lieu de perpendiculaire et sont plus espacées entre elles. Plus tard, les gencives se gonflent, les dents se recouvrent de tartre. s'ébranlent et tombent. Il est évident que cette déformation de la mâchoire se fait d'autant plus vite que le malade est plus jeune, et elle s'explique par l'affaissement d'un os en voie de développement qui cède à la force de la pression. Cependant on peut observer les mêmes effets sur des os qui ne sont plus en croissance, la malade dont parle Chalk avait trente ans quand sa langue se mit à augmenter, et au bout d'une année, la mâchoire inférieure avait déjà acquis la disposition aplatie caractéristique.

Il ne faudrait pas croire que la macroglossie affecte une marche rapide et que ces symptômes que nous venons de décrire se produisent en quelques mois. C'est au contraire une affection à marche essentiellement chronique, se développant lentement, pendant des mois et des années, quelquefois stationnaire pendant de longues périodes, puis prenant un essor subit sous l'influence d'une poussée inflammatoire ; tantôt, au contraire, suivant une marche toujours progressive. Il se passe presque toujours plusieurs années avant d'en arriver à cet état pénible dont nous avons parlé. On peut observer après une marche lentement progressive de plusieurs années, un temps d'arrêt dans la maladie, qui désormais reste stationnaire ; mais je ne crois pas qu'il existe un seul cas bien probant où il y ait eu une régression progressive, et où la maladie se soit terminée par résolution.

Depuis quelques années, la *pathogénie* de la macroglossie a éveillé l'attention du public médical. Pendant longtemps, on considéra l'affection comme une simple hypertrophie de la langue.

Humphry, Weber et Clarke en parlent comme d'une hypertrophie des tissus normaux de l'organe, papilles, tissu conjonctif, tissu adipeux et fibres musculaires. Ils ne s'entendaient pas, il est vrai, sur la lésion des fibres musculaires qui d'après certains auteurs sont augmentées en nombre et en volume ; d'après d'autres, au contraire, elles ne sont pas modifiées. En général, ces langues après ablation présentaient l'aspect propre à l'hypertrophie simple, c'était des masses solides ayant tous les caractères d'une langue normale. Quelques-unes cependant présentaient un aspect un peu différent : il existait dans leur épaisseur quantité de petits espaces nettement visibles à l'œil nu ; rarement ces espaces étaient assez nombreux pour donner à la coupe l'aspect d'un tissu caverneux. Virchow, en 1854, appela l'attention sur cette disposition à propos de deux langues hypertrophiées qu'il avait examinées. L'organe était transformé en un tissu pàle, caverneux, dont les alvéoles renfermaient un liquide albumineux jaune et par çi par là des caillots transparents. Dans un cas ces alvéoles contenaient des caillots sanguins. Il put se convaincre par l'examen microscopique que ces alvéoles du tissu caverneux étaient des vaisseaux lymphatiques et non sanguins, car elles ne présentaient pas d'endohélium et se distinguaient d'ailleurs facilement des vaisseaux sanguins dilatés et hypertrophiés. Concurremment à cette dilatation des vaisseaux lymphatiques existait une hypertrophie du tissu conjonctif qui présentait une disposition tantôt fibroïde, tantôt cellulaire. Le tissu musculaire ne semblait pas avoir subi de modification. Maas, dans un article daté de 1871, soutint que la structure caverneuse qu'il avait constatée dans trois cas de macroglossie était due à la dilatation des vaisseaux sanguins et non des lymphatiques.

Néanmoins l'observation de Virchow a été confirmée par O. Weber, Arnstein, Arnott, Wegner et Maguire. Bien mieux, Wegner démontra, en se servant des observations mêmes de Maas, qu'il s'agissait bien de dilatation des lymphatiques. Même celles parmi les langues hypertrophiées, qui semblaient à l'œil nu de consistance solide, présentaient au microscope cette même structure caverneuse ; aussi l'opinion généralement admise aujourd'hui est que la macroglossie consiste toujours en une dilatation des lymphatiques. Cette dilatation n'est pas toujours assez accusée pour modifier l'aspect à l'œil nu d'une coupe de la langue ; d'autres fois la structure caverneuse est des plus nettes. En même temps que cette dilatation des lymphatiques, on constate l'augmentation en nombre des vaisseaux sanguins dont plusieurs surtout parmi les petites artères présentent aussi une augmentation de volume et un épaississement des parois. Le tissu conjonctif, surtout dans le voisinage des dilatations lymphatiques est hypertrophié et infiltré de cellules lymphoïdes, et d'après Arnstein, il existerait aussi du tissu adénoïde disséminé dans l'épaisseur de l'organe. Les fibres musculaires ne semblent pas hypertrophiées. Elles sont plus ou moins dissociées, mais l'augmentation de volume de la langue n'est pas due, ainsi qu'on l'a cru longtemps, à l'augmentation en volume et en nombre de ces fibres. Le tissu conjonctif de la muqueuse est également épaissi et augmenté, de même que l'épiderme dont la surface a pris un développement considérable. Les alvéoles sont évidemment des dilatations lymphatiques : leur forme, la nature de leurs parois, leur contenu, tout le prouve surabondamment. Mais il ne semble pas que le nombre de ces vaisseaux lymphatiques ait augmenté, qu'il y en ait de nouvelle formation ; il n'est question que d'une dilatation de ceux qui existent normalement.

Il n'y a d'exception à cette structure toute spéciale de la macroglossie que nous venons de donner que dans les cas où il s'agit, comme dans l'observation de Maas, d'une hypertrophie généralisée à toute une moitié du corps, il s'agirait bien alors d'une hypertrophie essentiellement musculaire.

En un mot les lésions de la macroglossie sont des lésions du système conjonctif et du système lymphatique; hypertrophie d'une part, dilatation de l'autre. L'augmentation des vaisseaux sanguins est tout à fait secondaire et peut s'expliquer par l'appel plus considérable de sang dans un organe hypertrophié. L'hypertrophie du tissu conjonctif, si elle se localisait à la base de la langue, pourrait produire la dilatation secondaire des espaces lymphatiques, mais cette action est bien moins facile à expliquer quand l'hypertrophie envahit d'emblée tout l'organe, on peut même dire que par le fait de sa généralisation cette hypertrophie du tissu cellulaire tendrait plutôt à obturer les vaisseaux lymphatiques qui le traversent. D'un autre côté, si par une cause quelconque les vaisseaux lymphatiques se trouvent dilatés il s'ensuit nécessairement un épaississement et une infiltraiton du tissu conjonctif que ces vaisseaux traversent. La plupart des auteurs s'accordent à reconnaître que c'est la lésion lymphatique qui constitue l'élément essentiel de la macroglossie et que toutes les autres lésions ne sontque secondaires. Quant à expliquer cette dilatation lymphatique, il faut admettre qu'il existe un obstacle à la circulation en retour de la lymphe, soit, comme le suppose Wegner, par suite du développement insuffisant des vaisseaux blancs ou par suite de thrombose ou d'inflammation : à l'obstruction succède la dilatation passive, puis la distension, et à mesure que surviennent ces modifications les parois vasculaires se dépouillent de leur endothélium et la lymphe s'épanche dans les tissus voisins. La présence de caillots sanguins dans quelques-unes de ces alvéoles lymphatiques peut s'expliquer soit par de petites hémorrhagies, soit par une communication anormale entre les alvéoles et les vaisseaux sanguins. Virchow assimile cette affection à l'éléphantiasis soit congénital soit acquis, cette analogie semble assez bien fondée quand on considère les lésions lymphatiques dans les deux maladies. Des deux côtés il y a dilatation des vaisseaux lymphatiques, et hypertrophie du tissu conjonctif; de part et d'autre aussi la maladie est facilement aggravée par des poussées inflammatoires.

Dans quelques cas rares, on a pu retracer la lésion des lymphatiques à quelque affection de voisinage. Virchow rapporte l'observation d'une petite fille de deux ans que soignait Von Textor et qui était atteinte de macroglossie et présentait sous le maxillaire un ganglion engorgé par de la lymphe. Maguire décrit aussi un cas où il s'agissait d'une enfant du même âge et chez qui la macroglossie s'accompagnait d'un hygroma kystique de chaque côté du cou. Dans ce dernier cas, la mort a permis d'examiner les parties malades. Valenta a rapporté un cas fort similaire.

La théorie de l'obstruction lymphatique permet de comprendre quelle relation il peut exister entre la macroglossie et les causes aussi banales que la grenouillette, un abcès, ou d'autres affections produisant un gonflement du plancher de la bouche. Toutes ces causes tendent à s'opposer au retour de la lymphe et par conséquent, à amener la série d'accidents dont nous venons de parler et qui conduisent à la macroglossie. A propos de l'observation de Virchow concernant l'analogie qu'il a trouvée entre cette affection et l'éléphantiasis, il est bon de faire observer que dans les pays où l'éléphantiasis se rencontre souvent il ne semble pas qu'on ait observé beaucoup de cas de macroglossie. Fayrer, dans les remarques qu'il fait à propos d'un cas de macroglossie observé chez un brahma du Bengale, dit que c'est le seul cas qu'il ait jamais vu aux Indes.

Le *diagnostic* de la macroglossie est très facile quand la maladie est bien confirmée ; on ne saurait la confondre avec aucune autre affection. La marche essentiellement chronique, le volume considérable et la procidence de l'organe, sa consistance, son aspect général, la déformation de la mâchoire sont autant de symptômes pathognomoniques. Mais à la période où la langue est encore contenue dans la bouche et offre une apparence normale il peut y avoir une certaine difficulté à reconnaître cet état pathologique. L'organe n'est qu'un peu plus gros que normalement mais ne donne pas l'idée d'un processus pathologique. Le diagnostic de macroglossie ne peut se faire qu'en suivant pendant un certain temps la marche de la maladie ; si celle-ci se développe d'une façon continue avec des poussées inflammatoires survenant de temps à autre, le doute ne sera plus possible. Le *pronostic* de cette affection est, en somme, très favorable même dans des cas assez avancés ; car s'il est vrai qu'il y a peu d'espoir de voir l'augmentation de volume disparaître toute seule, en revanche le traitement donne d'excellents résultats.

Tant que la langue est encore contenue dans la bouche, on peut espérer obtenir une guérison ou un arrêt dans le développement hypertrophique, sans opération. On recommandera de garder toujours la bouche fermée au moyen d'un bandage excepté aux repas, de façon que les dents et les gencives exercent une pression continue sur la langue aussi bien que le palais et le plancher de la bouche. Le meilleur bandage à adopter dans ce cas est la mentonnière qui sert aux fractures du maxillaire inférieur ; on pourrait le compléter d'ailleurs par une attelle en bois ou en gutta-percha moulée sur la mâchoire. Il faut garder cet appareil pendant plusieurs semaines et même plusieurs mois. Même quand l'organe a acquis un tel développement que la bouche ne peut se fermer qu'incomplètement, ce genre de traitement pourra encore donner de bons résultats ; mais il faut reconnaître que la longue durée de ce traitement, d'ailleurs très pénible au début, finit pas lasser bien des malades.

Quand la maladie est plus avancée, le traitement à employer

consiste dans l'ablation de la portion procidente, c'est-à-dire tout ce qui dépasse la ligne de l'arcade dentaire. Cette ablation peut se faire soit au bistouri, soit avec les ciseaux, soit au galvano-cautère ou avec l'écraseur. Tous ces procédés ont été mis en usage tour à tour et chacun d'eux a ses partisans. Pour ma part, je préfère le couteau. On tient les parties malades bien mieux sous la main, et l'hémorrhagie qui est rarement sérieuse est facile à maîtriser. Les ciseaux ne présentent aucune supériorité sur le couteau qui est l'instrument que le chirurgien manie avec le plus de facilité. Il faut attirer la langue aussi en avant que possible au moyen de deux fils de soie qui la traverseront de part en part en arrière de la ligne de section, qui d'ailleurs aura été tracée à l'avance. L'incision sera faite lentement s'il s'agit d'un enfant et on saisira chaque artère pour la lier aussitôt qu'elle sera sectionnée. S'il s'agit d'un adulte il n'est pas nécessaire de procéder avec tant de précaution. Si on a affaire à un enfant très jeune ou très débilité il vaut mieux se servir du galvano-cautère ou de l'écraseur, car alors la perte de sang présenterait plus d'inconvénients que n'en aura la suppuration. Quel que soit l'instrument dont on se serve, il faut s'appliquer à donner à l'organe autant que possible sa forme normale. La ligne d'incision sera arrondie ; ce qu'on obtiendra plus facilement avec le couteau ou les ciseaux qu'avec le galvano-cautère ou l'écraseur. On peut aussi, en se servant de ces instruments, faire une langue pointue en dirigeant son incision à partir du trou fait par le fil de soie obliquement en arrière et en dehors le long de chaque bord, de façon à obtenir une langue en forme de coin. On peut encore, selon la recommandation de Boyer, faire l'ablation de la partie procidente par deux incisions en forme de coin, l'une verticale, l'autre horizontale.

Il n'y a pas de traitement consécutif. On tiendra la surface de section parfaitement propre en la saupoudrant d'iodoforme ou avec une solution faible d'acide phénique, s'il survient de l'inflammation on prescrira des boissons glacées. L'alimentation sera entièrement liquide et s'il le faut on soutiendra le malade avec des lavements nutritifs. Il est très rare que l'ablation même de lambeaux considérables soit suivie de mort. Les malades ne semblent pas prédisposés à la pneumonie, ni à l'empoisonnement septique, peut-être parce que la surface se trouvant à la partie antérieure de la langue il est plus facile de la bien détorger. Souvent aussi, on a affaire à des enfants et quoiqu'ils soient délicats c'est encore une condition bien meilleure que quand il s'agit d'enlever un cancer à un vieillard. Comme l'a fait remarquer Paget, les enfants jouissent d'une immunité singulière contre la pyémie, la septicémie et autres empoisonnements, à moins qu'ils ne soient atteints de nécrose.

Deux fois (un cas de Vernon et un cas de Weber) il y a eu récidive très peu de temps après une ablation partielle. Dans les deux cas on recommença l'opération et cette fois avec un succès définitif. Il n'est pas invraisemblable que l'inflammation qui suivit l'opération ait été une des causes les plus actives de la récidive; il est même dit expressément dans l'observation de Vernon qu'après l'opération pratiquée par Paget il se fit une poussée inflammatoire intense et, que c'est immédiatement après cette poussée que l'organe se remit à augmenter de volume. Dans les cas où l'on s'aperçoit d'une nouvelle tendance hypertrophique chez un malade qui a déjà été opéré et qui est complètement remis depuis plus ou moins longtemps de son opération on pourra essayer d'abord le traitement recommandé au début, à savoir la compression par la fermeture de la bouche.

Bryant veut qu'on donne à l'intérieur du mercure et de l'iodure de potassium quand la macroglossie n'est pas trop avancée. Il a employé le mercure une fois et une fois l'iodure, les deux malades guérirent, mais celui à qui on administra l'iodure faillit mourir par gonflement iodique de l'organe. En lisant son observation, on ne peut s'empêcher de trouver que l'opération n'aurait pas exposé le malade à des dangers plus grands.

Hypertrophie inflammatoire. — Sous ce titre, nous comprendrons les augmentations de volume portant sur toute ou sur une partie seulement de la langue et qui sont le résultat soit d'une inflammation aiguë soit d'un état inflammatoire chronique. Cette lésion diffère essentiellement de la macroglossie en ce qu'il ne s'agit pas ici de dilatation du système lymphatique, et en ce que l'hypertrophie n'est pas pour ainsi dire indéfinie.

En général après une accès de glossite aiguë soit généralisée, soit limitée à une moitié de la langue, le gonflement disparaît rapidement mais la *restitutio ad integrum* n'est pas toujours complète. Tantôt c'est une moitié de la langue qui reste légèrement hypertrophiée, tantôt il persiste une grosseur dans l'épaisseur de l'un ou de l'autre côté. Ces grosseurs peuvent ne plus jamais disparaître mais n'occasionner ni gêne ni embarras de la parole. Je ne sache pas non plus que jamais ces grosseurs soient devenues plus tard le point de départ d'un cancer.

Il peut se faire aussi que ce gonflement inflammatoire disparaisse entièrement ; néanmoins le processus régressif est toujours lent. Un des cas les plus remarquables de ce genre que je connaisse est celui que rapporte Williamson : il s'agissait d'un homme de trente ans qui fut pris d'une glossite aiguë intense laquelle se termina au bout d'une semaine par un abcès à la base de l'organe. Quand l'abcès se fut ouvert, on était en droit d'espérer que le malade allait être soulagé et que le gonflement allait disparaître. Il n'en fut rien. Au bout de vingt-huit jours, la langue dépassait encore les arcades dentaires de cinq centimètres, était largement étalée, brunâtre, et ne pouvait rentrer dans la bouche. A sa surface inférieure existait une ulcération profonde au niveau des deux incisives inférieures. Il est probable, comme dit Williamson, que c'était précisément cette ulcération qui entretenait l'augmentation de volume, car il a suffi de protéger l'organe par une plaque de gutta-percha pour voir le gonflement disparaître en quarante-huit heures.

Ces gonflements inflammatoires chroniques en voie de régression ne réclament pas de traitement, car il n'en résulte aucune gêne sérieuse. D'ailleurs il n'est pas probable qu'aucun traitement ait de prise sur cette lésion, puisque la seule méthode thérapeutique dont on pourrait espérer un bon résultat dans ce genre de lésion, à savoir la compression, est impossible.

Hypertrophie syphilitique. — Je n'ai pas l'intention de décrire ici ces hypertrophies partielles qui sont dues à la présence d'une ou de plusieurs gommes. Ce sont là des états transitoires qui cèdent facilement au traitement où qui peuvent se terminer par de l'atrophie de l'organe ou par des cicatrices profondes et indélébiles.

Mais il peut y avoir du fait de la syphilis augmentation de volume de presque toute ou de toute la langue. Cette augmentation peut être due à la présence de plusieurs gommes dans l'épaisseur du tissu musculaire et peut aller jusqu'à produire la procidence de l'organe. On reconnaîtra dans ce cas la nature de l'hypertrophie à son aspect mamelonné. Le traitement approprié en vient facilement à bout. Ce même processus pathologique qui détermine la formation sur le dos de la langue de longs et profonds sillons, favorise la formation de masses hypertrophiées, dont le volume d'ailleurs est en raison directe des dimensions de ces sillons. Il est probable que la guérison de ces ulcères profonds ne se fait pas sans que la circulation sanguine et lymphatique en souffre ; il en résulte nécessairement du gonflement, de l'œdème et cette tuméfaction devient plus ou moins permanente, absolument comme ce qui a lieu quelquefois pour l'œdème des membres inférieurs. La déformation qui en résulte reçoit même une nouvelle poussée à chaque nouvel accès inflammatoire. Ce genre d'hypertrophie se reconnaît très facilement : on y retrouve l'empreinte syphilitique profondément gravée.

Malheureusement, le traitement qui est approprié à la guérison de ces ulcères n'est pas celui qui convient à l'hypertrophie ; au contraire, car cette contractilité qui est la conséquence de la guérison des ulcérations et de la formation des cicatrices tend à augmenter les masses ainsi circonscrites. Et même l'iodure de potassium qu'on prescrit contre la syphilis peut aggraver le gonflement de la langue. A mon avis, ce qu'il y a de mieux à faire dans ces cas-là, est d'administrer à l'intérieur de petites doses d'hydrargyrum cum cretâ, ou bien des doses de trois grammes de solution de bichlorure de mercure et à prévenir toute irritation de la langue de quelque nature qu'elle soit. Je ne connais pas de médication qui permette d'espérer une diminution de volume même insignifiante.

Il est permis de se demander jusqu'à quel point il est juste d'appliquer le mot d'hypertrophie à ces divers états dont nous venons de parler. Ce sont bien des hypertrophies en ce sens que la langue est augmentée de volume, mais il ne s'agit cependant pas là d'hypertrophie véritable : en effet nous n'y trouvons pas d'augmentation de volume de tous les éléments constitutifs de l'organe. Le terme hypertrophie ne devrait s'appliquer à vrai dire qu'à cette forme de macroglossie où il existe une hypertrophie concomitante de toute la moitié du corps. Il s'agit bien alors d'une augmentation de volume de tous les éléments constitutifs de l'organe, muscles, tissu conjonctif et muqueuse. Je reconnais avoir donné au mot hypertrophie son sens plutôt populaire voulant signifier simplement une augmentation de volume partielle ou totale de l'organe sans tenir un compte rigoureux de la nature de la lésion.

CHAPITRE XIV.

KYSTES DE LA LANGUE.

Kystes muqueux. — Kystes sanguins. — Cysticerques. — Echinococques (Hydatides). — Abcès chroniques.

Les kystes de la face dorsale ou des bords de la langue sont rares. Cependant on en a observé. Ceux qu'on rencontre le plus souvent sont les suivants.

Les **kystes muqueux**, qu'on s'attendrait à voir plus souvent étant donné le développement glandulaire considérable de la partie postérieure de l'organe, siègent sur cette moitié postérieure et sont presque toujours uniques et de petites dimensions, atteignant parfois le volume d'une noisette ou d'une amande, mais rarement davantage. Leur forme est arrondie, sphéroïdale, leurs contours nettement délimités ; la muqueuse qui les recouvre est lisse et unie. Parmi ces kystes les plus gros sont souvent le siège d'une fluctuation très nette et s'ils font saillie ils sont translucides. Ils n'occasionnent aucune douleur et passent probablement inaperçus jusqu'à ce qu'ils aient atteint un certain volume. Ces kystes muqueux se rencontrent plus souvent chez les adultes que chez les enfants, mais peuvent se montrer à tout âge. Leur développement se fait très lentement et leur contenu qui consiste en un liquide clair, visqueux, épais, ne subit pas d'altération.

L'*origine* de ces kystes muqueux peut être due soit à une hypersécrétion glandulaire, soit à l'obstruction de canaux d'excrétion. Dans les deux cas, il s'ensuit une dilatation des follicules par le produit de sécrétion et enfin formation d'une petite tumeur. Il n'est pas absolument nécessaire pour qu'il y ait formation de kyste que les conduits glandulaires soient obstrués ; car j'en ai vu à la face interne de la lèvre inférieure en un point où on pouvait les examiner de près, et j'ai pu faire sourdre le contenu par une ou plusieurs ouvertures sans produire de douleur.

Le *diagnostic* de ces kystes muqueux peut présenter certaines difficultés. Ainsi par exemple, quand le kyste est petit, qu'il se trouve situé un peu plus profondément que d'habitude dans le tissu sous muqueux et loin en arrière sur la face dorsale, il est fort difficile non seulement d'en reconnaître la nature mais même de pouvoir en affirmer l'existence. On peut le confondre avec une tumeur solide graisseuse ou fibreuse et on ne reconnaîtra son erreur qu'à la ponction ; on peut encòre le prendre pour un abcès chronique et là aussi la ponction seule viendra lever les doutes. Ces kystes sont cependant en général plus nettement délimités qu'un abcès, de plus, ils siègent de préférence sur la partie postérieure de la langue, tandis que l'abcès se rencontre surtout sur la moitié antérieure. Il faut bien dire aussi que quand le kyste muqueux est superficiel, de dimensions relativement considérables, qu'il fait une saillie marquée, et qu'il est translucide, le diagnostic est on ne peut plus facile. Les seules affections avec lesquelles on puisse le confondre alors sont les tumeurs à cysticerques ou à échinococques. Les cysticerques n'ont pour ainsi dire jamais été rencontrés dans la langue. On voit à de très rares intervalles des tumeurs à échinococques. Mais elles siègent en général beaucoup plus profondément dans l'épaisseur de l'organe et plus souvent dans la moitié antérieure que dans la postérieure ; elles ne sont jamais translucides.

Une simple incision suffit pour amener la guérison d'un kyste muqueux, mais il est bon, pour que cette guérison soit définitive, d'introduire au fond de la petite plaie un petit plumasseau de charpie ou de gutta-percha pour exciter le travail inflammatoire de la cavité vers la surface.

Kystes sanguins. — Le seul exemple qu'il semble exister de kyste sanguin est celui rapporté par Bryant dans le quarante et unième volume des rapports de « Guys Hospital ». Il s'agissait d'une jeune fille de dix-huit ans qui portait en arrière de la langue une grosseur fluctuante limitée en avant par les papilles caliciformes; elle était lisse et arrondie. On n'en avait constaté l'existence que depuis quatre ou cinq mois, et elle s'était développée lentement ; mais, d'après l'avis de Bryant, le début de l'affection remontait plus loin. Pendant les dix jours qui ont précédé son admission à l'hôpital, elle avait saigné abondamment du nez et de la bouche.

On ouvrit le kyste ; il ne s'en écoula que du sang ; on bourra la cavité avec de la charpie et la cicatrisation se fit peu à peu de la profondeur à la surface. La jeune fille revint quelque temps plus tard pour montrer que la guérison s'était maintenue.

Il y a des raisons de croire qu'il s'agissait dans ce cas d'un kyste muqueux transformé en kyste sanguin par une hémorrhagie s'étant faite dans son intérieur. Il siégeait à la partie postérieure de la langue, siège d'élection des kystes muqueux. L'hémorrhagie nasale et buccale pouvait bien coïncider et être accompagnée d'une extravasation sanguine dans le kyste. C'est d'ailleurs le seul cas de kyste sanguin que j'aie trouvé dans la littérature médicale.

Cysticerques. — Je n'ai pu découvrir qu'un seul cas de cysticerques de la langue et la description en était fort incomplète. Hofmokl rapporta, en 1877, le cas d'un jeune garçon chez qui on enleva un kyste de la langue qu'on reconnut être un kyste à cysticerques. A la région thoracique, il existait deux petites nodosités cutanées que l'on supposa être de même nature, mais on ne les enleva pas.

Echinococques. — Ce genre de tumeur kystique est aussi très rare à la langue ; moins rare cependant que les cysticerques. On la rencontre beaucoup plus souvent chez l'adulte que chez l'enfant, ainsi, d'ailleurs, que pour les hydatides des autres parties du corps.

Le kyste à échinococques est unique, petit, situé dans la profondeur des muscles de la langue, faisant saillie sur la face dorsale vers la partie moyenne sous forme de tumeur lisse et arrondie. Il peut y exister de la fluctuation, mais c'est rare, le liquide présentant une tension considérable. Quand on l'incise, il s'en échappe un liquide clair ou bien du pus dans lequel on retrouve, soit un hydatide globuleux, soit une poche kystique atrophiée, ou bien de cette matière ochreuse qui tapisse parfois les parois internes des kystes hydatiques. L'affection débute sous la forme d'une petite grosseur sans disposition kystique bien nette, et le développement se fait sans occasionner ni gêne, ni douleur. Il est impossible de distinguer la nature de cette tumeur quand elle est petite ; mais quand elle a atteint les dimensions d'une noisette, sa surface lisse, sa tension, son contour nettement accusé donneront l'idée d'une tumeur kystique. Mais il n'existe aucun signe qui permette de reconnaître la nature hydatique de ce kyste.

Le traitement des kystes hydatiques est très simple et toujours suivi de succès. Si, après incision, le sac hydatique est éliminé, la guérison s'ensuit naturellement. Le plus souvent le sac est entraîné par le liquide qui s'écoule, sinon on peut en général l'arracher facilement. Si les parois kystiques sont dégénérées et que la suppuration ait une tendance à se prolonger, il faut disséquer le kyste et l'enlever en entier.

Abcès chroniques. — L'étude des abcès chroniques trouve bien ici sa place à cause de leur ressemblance avec les affections que nous venons d'étudier. Nous y voyons plusieurs caractères communs aux kystes. Ils sont nettement circonscrits, ils siègent immédiatement sous la membrane muqueuse qui est mobile et lisse. On peut y constater quelquefois de la fluctuation ; la petite tumeur n'est d'ailleurs ni sensible, ni douloureuse. Aussi peut-on la confondre facilement avec une tumeur kystique ; l'abcès siège de préférence sur la partie antérieure de la face dorsale, les kystes muqueux au contraire sur la moitié postérieure ; ces derniers sont aussi plus saillants et plus translucides.

Il est rare qu'on confonde un abcès chronique avec un carcinome, cependant, cela est arrivé pour des abcès de petite dimension situés un peu profondément et ne présentant pas de fluctuation. Sir James Paget m'a raconté qu'il a accompagné, une fois, deux des plus grands chirurgiens de Londres pour faire l'amputation d'une partie de la langue chez une femme de quarante-cinq à cinquante ans. L'affection remontait à cinq ans et consistait en une grosseur solide de la dimension d'une fève enclavée dans l'épaisseur de la langue à un centimètre et demi environ de sa pointe et de ses bords. Elle était parfaitement circonscrite, la muqueuse n'était pas adhérente à son niveau, et elle ne semblait pas contracter d'adhérences intimes avec les tissus propres de la langue. Avant de procéder à la ligature préparatoire, on y fit une incision, il s'en écoula quelques gouttes de pus épais. La petite plaie se cicatrisa rapidement et la guérison fut complète. Sir James Paget, en ce temps-là, n'agissait qu'en qualité d'assistant ; cependant, il s'étonna de l'erreur de diagnostic. En effet, l'absence d'ulcération dans une affection datant de si loin semblait devoir écarter l'hypothèse d'un carcinome.

Les abcès chroniques de la langue n'acquièrent jamais un bien grand développement ; ils dépassent rarement les dimensions d'une noisette. L'observation que nous venons de rapporter montre qu'ils peuvent exister pendant des années sans même atteindre ce volume. L'abcès chronique débute d'une façon insidieuse, et il est rare qu'il ait existé de processus inflammatoire. C'est une affection peu commune qui se rencontre plus souvent chez les adultes que chez les enfants. Nous ne reviendrons pas sur le diagnostic ; nous nous contenterons de rappeler qu'il faut toujours songer à la possibilité d'une suppuration chronique, quand on trouve dans l'épaisseur de la face dorsale de la langue, une petite tuméfaction à surface lisse, nettement circonscrite, peu saillante, pas translucide, ni douloureuse, ni sensible, de forme arrondie ou ovalaire et de date ancienne. On confirmera son diagnostic par une incision qui d'ailleurs servira en même temps de méthode thérapeutique. Si l'abcès se reproduit, on fera une nouvelle incision et on maintiendra la petite plaie ouverte jusqu'à cicatrisation complète, au moyen d'un plumasseau de charpie ou un bout de gutta-percha

CHAPITRE XV.

KYSTES SUB-LINGUAUX ET CALCULS SALIVAIRES.

Grenouillette. — Kystes dermoïdes. — Calculs salivaires.

Grenouillette. — C'est une affection commune qui se rencontre dans les deux sexes, plus souvent chez les adultes que chez les enfants. Elle consiste en la formation d'un kyste, généralement assez gros, situé sous la langue ordinairement de l'un ou de l'autre côté du frein, et qui fait saillie entre le plancher de la bouche et la langue. Quelquefois, mais rarement, la grenouillette est bilatérale et proémine de chaque côté du frein. Ce dont se plaignent les malades atteints de grenouillette, c'est surtout une sensation de plénitude dans la bouche du côté malade et d'un peu de gêne dans la mastication ; il n'y a pas à proprement parler de douleurs. En faisant ouvrir la bouche et en relevant la pointe de la langue, la grenouillette se voit très nettement sous la forme d'une tuméfaction lisse, saillante, d'une coloration bleu foncé ou rosée. Sa surface est parcourue par de gros vaisseaux sinueux ; elle est un peu translucide ; sa tension est plus ou moins considérable et on peut y constater de la fluctuation en introduisant deux doigts dans la bouche ou avec un doigt dans la bouche et l'autre sous la mâchoire inférieure. Il n'y a pas d'induration de voisinage, ni inflammation, à moins de traumatisme.

Cette affection a une marche essentiellement chronique et existe souvent depuis longtemps quand le malade vient trouver le médecin. Si on n'intervient pas, la tumeur peut atteindre les dimensions d'une grosse prune, rarement davantage. S. Mackenzie a décrit une forme de grenouillette aiguë s'accompagnant de gonflement considérable de la langue et de symptômes généraux inflammatoires, avec sensation de plénitude de la bouche, de douleur et chaleur au niveau du plancher. Mackenzie a vu plusieurs cas de ce genre ; toujours l'affection a guéri spontanément en quelques jour. Ce sont là évidemment des cas intéressants, mais j'ai du mal à croire qu'il se soit agi de cas de grenouillette ; je serais plutôt tenté de les considérer comme des exemples de glossite catarrhale aiguë avec un gonflement exagéré du plancher de la bouche. Et cependant, Richet cite des cas bien plus probants de grenouillette aiguë ; dans l'un il s'agissait d'un jeune homme de vingt-cinq ans chez qui l'obstruction du canal de Wharton amena un gonflement aigu de la région sublinguale et de toute la langue. On chercha et on leva l'obstruction qui était due à la présence dans l'orifice du conduit d'un fétu de gazon.

La *nature* et l'*origine* exactes de la grenouillette ont été pendant longtemps l'objet de discussions très vives. Il fut admis pendant un temps que c'était toujours une dilatation du conduit excréteur de la glande sublinguale. S'il est vrai que souvent c'est en effet bien là la lésion, il faut ajouter que bien plus souvent encore elle est tout autre. La forme de la tuméfaction n'est pas, en général, celle du conduit de Wharton dilaté, il n'existe pas d'ailleurs d'hypertrophie ni d'augmentation de volume concomitante de la glande sous-maxillaire comme cela a lieu souvent dans le cas de calcul salivaire, et Baker a montré qu'il était souvent facile dans des cas de grenouillette d'introduire un stylet dans le conduit de Wharton à une profondeur de plus de deux centimètres, ce qui en démontre bien la perméabilité. Baker en réponse à cette objection fait observer que la dilatation du conduit ne dépend pas nécessairement de son obstruction, ce qui peut être vrai ; mais la preuve que la grenouillette n'est pas une simple dilatation d'un conduit salivaire c'est qu'un stylet introduit dans ce conduit passe à côté de la tumeur, et qu'on a beau rétablir la perméabilité du conduit, le liquide ne s'écoule pas. La forme de la tuméfaction et la position de la glande sublinguale ne permettent pas non plus de considérer la grenouillette comme la dilatation d'un des conduits de la glande sublinguale, mais on ne peut pas en établir la preuve aussi nettement que pour la sous-maxillaire. La théorie généralement admise aujourd'hui attribue la grenouillette à la dilatation des acini ou des conduits excréteurs des glandes muqueuses qui sont situées sous la langue. Von Recklinghausen et Sonnenberg soutiennent que la glande où siège la tumeur est la glande décrite par Blandin et Nuhn et qui est située sous la langue un peu en dehors de ligne médiane. Recklinghausen en disséquant une grenouillette sur le cadavre trouva au milieu de la poche kystique les vestiges de la glande de Blandin et constata que l'épithélium qui tapissait le kyste présentait les mêmes caractères que celui de la glande. Il crut pouvoir conclure que le kyste s'était formé par la dilatation d'un ou plusieurs acini de la glande et que les vestiges glandulaires intrakystiques avaient échappé à la modification. En comparant attentivement ce cas avec plusieurs autres Von Recklinghausen et Sonnenberg furent convaincus qu'ils étaient tous de même nature et avaient probablement une même origine. En effet, tous ces kystes affectaient le même siège et présentaient les mêmes caractères généraux ; le revêtement épithélial était partout de même nature, ainsi que le contenu de ces kystes, qui présentait toujours la même composition chimique. Donc, il ne serait pas impossible que bien des cas de grenouillette eussent leur point de départ dans la glande de Blandin. Mais il ne faut pas oublier que cette glande ne présente pas une disposition toujours la même; chez quelques sujets on ne la trouve sous la langue que d'un côté; chez d'autres, on n'en trouve pas trace nulle part malgré une recherche des plus attentives; hâtons-nous d'ajouter que ce n'est pas parce que cette glande n'existe quelquefois pas, que la grenouillette ne puisse y avoir son origine quand elle existe.

Ce qu'il y a de plus certain, c'est que cette affection peut reconnaître plusieurs origines, et que la plus commune d'entre elles consiste dans la dilatation du canal de Wharton d'une part, et d'autre part, la distension des acini d'une glande muqueuse, probablement celle de Blandin.

Lannelongue a décrit une grenouillette congénitale; il admettait d'après la forme de la tumeur et un examen minutieux de quelques cas qu'il s'agissait d'une dilatation du canal de Wharton. Pour ma part, j'ai examiné plusieurs cas de ces soi-disant grenouillettes congénitales, et j'ai acquis la conviction que ce n'étaient pas des grenouillettes, mais simplement des hygromas kystiques congénitales.

Le *diagnostic* de la grenouillette se fait le plus souvent tout seul, et cependant, il y a eu des erreurs commises. On la distinguera d'un nœvus sublingual en ce que ce dernier ne présente jamais de fluctuation vraie, n'est pas translucide, et enfin il est facile par la compression d'en faire sourdre du sang.

On la distinguera d'un kyste dermoïde, en ce que celui-ci a une consistance plus pâteuse, n'est pas translucide, et qu'il siège derrière le maxillaire. Le diagnostic d'avec un calcul salivaire se basera sur la dureté du calcul, l'inflammation concomitante qu'on rencontrera souvent et le gonflement de la glande salivaire du côté correspondant.

Le *traitement* de la grenouillette n'est ni aussi facile, ni aussi satisfaisant que le diagnostic. Les méthodes préconisées n'ont rien, il est vrai, de bien compliqué, mais les résultats ne sont pas souvent bien brillants. La plus ordinaire consiste à faire une large incision sur la paroi antérieure du sac, au niveau de la saillie sous la langue et à évacuer ainsi le liquide clair et visqueux du kyste. Mais si on s'en tient là, il arrive presque toujours que le liquide se reproduit. Pour y remédier, la plupart des chirurgiens excisent un lambeau de la paroi du sac et cautérisent l'intérieur avec un crayon de nitrate d'argent. Même en prenant ces précautions, la récidive est très fréquente, peut-être est-ce parce que le caustique est tellement dilué par les mucosités et la salive qu'il perd de son énergie.

Bryant conseille de faire passer un séton à travers la tumeur et de l'y laisser huit jours ; et je crois aussi que c'est la meilleure méthode de traitement à adopter si on n'en a jamais employé d'autre, ou si on n'a eu recours qu'à l'incision simple. Comme séton, on se servira d'un bout de fil de soie à ligature, assez gros, qu'on fera passer à travers la tumeur au moyen d'une aiguille courbe. A moins qu'il ne survienne une poussée inflammatoire par trop intense, on peut laisser le fil en place huit jours ; on se guidera d'ailleurs sur l'effet produit. Si on ne réussit pas avec le séton, — et on ne réussira pas toujours, — on pourra avoir recours au système qui consiste à renverser en arrière un lambeau de la paroi kystique, et à le fixer par un point de suture. Pour ce faire, on immobilise d'abord le kyste en le traversant avec un fil ; on découpe ensuite sur la paroi antérieure un lambeau triangulaire avec des ciseaux bien tranchants, on renverse dans la cavité du kyste, la pointe du lambeau et on la fixe dans cette position à l'aide d'un ou de deux points de suture. On empêche ainsi le sac de se refermer, et petit à petit, il revient sur lui-même.

Sonnenberg, partant de cette donnée que l'affection est due à la dilatation d'une partie de la glande de Blandin et que les vestiges de cette glande se trouvent situés à la partie supérieure et antérieure du kyste, recommande de détacher les parois du kyste de la muqueuse qui le recouvre depuis le conduit de Wharton jusqu'à la face inférieure de la langue et d'exciser la partie ainsi disséquée qui contient les vestiges de la glande en question. Pour cet auteur, tant qu'il reste une portion de cette glande si petite qu'elle soit, il y a à craindre la récidive. Mais en somme, cette méthode, pas plus que celle préconisée par Barker qui consiste à disséquer et à enlever complètement le kyste, ne semble indispensable ; et toutes deux sont d'une application bien plus difficile que les autres que nous avons décrites.

Le liquide de la grenouillette, malgré sa viscosité et sa consistance presque aussi ferme que de la gelée, n'est guère composé que d'eau. La partie solide consiste presque entièrement en mucine.

Kyste dermoïde. — On le décrit aussi quelquefois sous le nom de kyste sébacé. C'est une affection rare, mais dont il existe néanmoins une bonne vingtaine de cas dans les annales de la chirurgie. Barker, dans un excellent travail qui a paru dans les Transactions Cliniques, a analysé dix-huit cas connus. L'affection consiste en un kyste de grande dimension siégeant au milieu des muscles et à la face inférieure de la langue, et contenant la même substance que les kystes dermoïdes des autres parties du corps. Ordinairement, il n'existe qu'un seul kyste d'un côté de la bouche, mais on en a rencontré deux chez le même malade, un de chaque côté de la ligne médiane. On serait porté à croire que l'affection est toujours congénitale, et il est probable en effet qu'il y a là tout au moins une prédisposition ou une conformation anatomique congénitale. Néanmoins, les cas sont rares où on a constaté l'existence d'un kyste dermoïde peu après la naissance, et c'est surtout chez les adultes qu'on les a notés et souvent vers l'âge de trente ans. Dans un des cas, il s'agissait d'un homme de plus de soixante ans.

Le kyste dermoïde forme une tumeur plus ou moins grande sur le plancher de la bouche et fait saillie non seulement entre la langue et le plancher de la bouche comme la grenouillette, mais aussi entre le menton et l'os hyoïde au devant du cou et forme à ce niveau une tumeur dure, grosse comme un œuf, voire même un œuf de dinde. Cette tumeur donne une sensation assez nette de fluctuation aussi bien dans la bouche qu'au cou; mais cette fluctuation n'est pas aussi nette que celle de la grenouillette, et on éprouve une résistance plutôt pâteuse qu'élastique. La surface de la grosseur est unie, égale, et sa forme généralement allongée ou arrondie. La muqueuse soulevée au niveau de la tumeur est traversée par de petits vaisseaux comme à la surface de la grenouillette, mais on observe ici une teinte légèrement jaunâtre au lieu de la coloration bleu foncé ou rosée. Quelques kystes dermoïdes gardent l'impression du doigt comme un tissu œdématié.

Par le fait que ces kystes dermoïdes ont un volume beaucoup plus grand que la grenouillette et que leur contenu est plus résistant, ils sont la cause de plus de gêne et d'ennuis. Le malade éprouve souvent de la difficulté à manger et à parler, parfois il y a un peu de salivation et toujours une sensation de plénitude dans la bouche. Mais là se bornent les symptômes subjectifs ; il est très rare que ce genre de kyste soit le point de départ d'un processus inflammatoire.

La *pathogénie* du kyste dermoïde est très intéressante. On l'attribue généralement à l'invagination d'une partie de la couche tégumentaire pendant la vie fœtale. Il se forme ainsi un cul-de-sac tapissé par de l'épithélium. A mesure que le développement se poursuit, l'entrée du cul-de-sac s'oblitère et il reste une cavité close de toutes parts. Si l'épiderme ou l'épithélium qui tapisse la paroi intérieurement reste inactif, le sac ne se distend pas et on ignore son existence. Mais, si plus tard, l'épithélium devient le siège d'une excitation, il s'y développe de nouvelles cellules, les vieilles tombent dans l'intérieur du sac qu'elles distendent et dont elles forment le contenu. Le lieu d'élection de cette invagination et de la formation de ces kystes est ou bien entre les muscles genio-hyo-glosses sur la ligne médiane, ou un peu sur le côté entre les genio-hyo-glosses et le mylo-hyoïdien ; s'il y en a deux on les trouve entre le genio-glosse et le mylo-hyoïdien, soit à droite, soit à gauche. Les parois kystiques sont presque toujours résistantes et fibreuses et sont tapissées intérieurement par une couche plus ou moins épaisse d'épithélium semblable à l'épithélium tégumentaire.

Le contenu consiste en une substance épaisse ressemblant à de la matière sébacée, quelquefois d'une odeur repoussante, parfois aussi tellement dure et résistante qu'il est difficile de l'en exprimer. Cette substance se compose de cellules épithéliales nombreuses comprimés, de cholestérine, d'huile et de débris graisseux. On y rencontre, mais plus rarement, des cheveux, et plus rarement encore de petits os ou des dents. Le plus souvent ces kytes ne sont reliés que très lâchement avec les parties voisines, cependant on a décrit un kyste dermoïde qui était attaché à la symphyse de la mâchoire inférieure par une corde fibreuse résistante.

Les kystes dermoïdes se reconnaissent en général facilement. Les seules affections avec lesquelles on pourrait les confondre sont la grenouillette et les calculs salivaires. Dans le premier cas, on les distinguera par la série de symptômes que nous venons d'énumérer, la consistance pâteuse, la coloration jaune, le gonflement sous le menton. Ils se différencient du calcul salivaire par leur surface lisse et unie, par la fluctuation, par l'absence d'inflammation et, au contraire, dans le cas de calcul salivaire, par la dureté du gonflement sous-maxillaire ou sublingual. Churchill a décrit un cas de tumeur graisseuse du plancher de la bouche ayant le même siège que la grenouillette ou le kyste dermoïde. On la prit pour une grenouillette probablement parce que les kystes dermoïdes sont beaucoup plus rares, et cependant c'est avec ces kystes qu'elle offrait le plus de ressemblance et je crois qu'il eût été impossible de faire le diagnostic entre les deux affections. Dans tous les cas douteux, une ponction faite avec un bistouri étroit ou un trocart lèvera tous les doutes.

On peut avoir recours dans le traitement des kystes dermoïdes à une large incision faite par la voie buccale; on vide la cavité, on la nettoie et on y laisse à demeure un plumasseau de charpie. Mais ce n'est pourtant pas la meilleure méthode à suivre, d'abord parce qu'il est souvent fort difficile de vider le sac et aussi parce qu'il s'ensuit souvent de l'inflammation et de l'œdème. La dissection complète du sac, quelque difficile que ce semble, voilà le traitement le plus simple et le meilleur. Si la tumeur est petite on peut opérer dans la bouche. On fera une large incision sur la muqueuse qui recouvre la tumeur et on pourra en général la détacher alors et l'enucléer, car il n'existe que peu d'adhérence avec les parties voisines. Tout au plus aura-t-on à faire quelques petites sections par-ci par-là. La quantité de sang qui s'écoule est insignifiante; on remplit la cavité avec de la charpie trempée dans un désinfectant, ou bien on peut la drainer. Pendant l'opération, on tient la bouche ouverte au moyen d'un bâillon et la langue est tenue écartée du côté opposé par un fil qui la traverse de part en part. La pratique qui consiste à ouvrir le kyste avant de l'enlever n'est pas de mise quand la poche est petite. Mais s'il s'agit d'un kyste un peu volumineux, et par conséquent difficile à enlever, on se trouvera bien de l'exciser, de le vider et de disséquer ensuite ses parois. Pour les plus grands de ces kystes on a presque toujours eu recours à une incision sous le menton, soit sur la ligne médiane, soit sur le point culminant de la tumeur. Cette dissection n'est ni difficile ni dangereuse, et l'opération est plus facile que par la bouche; mais il ne faut pas perdre de vue que de cette façon il existe une cicatrice, cachée sous le menton, il est vrai, mais indélébile. Il ne faut donc avoir recours à l'opération extérieure que quand il semble impossible d'opérer par la bouche. Quelquefois l'opération est suivie d'une poussée inflammatoire avec gonflement et œdème, mais ces symptômes disparaissent en quelques jours en faisant sucer des morceaux de glace et en surveillant de près la plaie. Le résultat est très satisfaisant: la plaie opératoire guérit rapidement et le malade est à l'abri de la récidive si on a eu soin de disséquer tout le sac.

Calculs salivaires.— Il se forme quelquefois dans le conduit excréteur de la glande sous-maxillaire une masse allongée, en forme de crayon d'ardoise, constituée par de la matière animale et de la substance terreuse, surtout du phosphate et du carbonate de chaux et du phosphate de magnésie. Il est probable que cette substance ne se forme que lentement et peut exister depuis plusieurs années dans le conduit sans donner lieu à aucun symptôme. Mais à mesure que son volume augmente ou que par suite de quelque accident il s'établisse de l'inflammation à son niveau, les tissus voisins deviennent œdématiés, douloureux, il survient une obstruction partielle du conduit et la glande sous-maxillaire augmente de volume, sous l'influence, soit de cette obstruction, soit d'une inflammation chronique s'étendant d'avant en arrière le long du conduit. C'est alors que le malade s'adresse au médecin qui constate la symptomatologie suivante. La langue est un peu gonflée; toutes les parties comprises entre la langue et le plancher de la bouche d'un côté sont tuméfiées, rouges, sensibles; la glande sous-maxillaire est augmentée de volume et dure, mais rarement douloureuse. Il n'est pas toujours facile de s'expliquer ces symptômes, même quand on en soupçonne la véritable origine. Mais si on recherche l'orifice du conduit et qu'on y fasse pénétrer un stylet on sentira une substance rugueuse siégeant souvent près de l'orifice, quelquefois cependant assez loin en arrière. Plus tôt le malade sera débarrassé mieux cela vaudra. On fera une incision sur le calcul avec un bistouri bien pointu et on l'enlèvera avec une pince. Ce deuxième temps de l'opération devra se faire avec beaucoup de délicatesse, car la pierre est très friable et si on la casse on aura beaucoup de mal à retrouver et à extirper les morceaux; il est indispensable cependant de les enlever tous, car ils exposent davantage le malade aux dangers d'une inflammation que le calcul tout entier.

Il n'est pas rare qu'un calcul salivaire soit rendu sans intervention chirurgicale et on voit des malades qui apportent des petits calculs qu'ils ont ainsi trouvés sous leur langue et dont ils viennent demander l'explication. Si après l'extirpation du calcul tous les symptômes ne s'amendent pas, c'est qu'il est resté quelques fragments derrière; il est absolument nécessaire de les enlever de la même façon.

Nous ne reviendrons pas sur le diagnostic entre les calculs salivaires d'une part et d'autre part la grenouillette et le kyste dermoïde: les principaux éléments de ce diagnostic sont, nous l'avons dit, l'inflammation et la dureté du gonflement sous-maxillaire qui accompagnent le calcul. Dans quelques cas rares, les symptômes propres à la présence d'un calcul ont été bien plus remarqués que ceux que nous venons de décrire. Stephen Mackensie rapporte deux cas dans lesquels on observa dans l'espace de quelques heures une phlegmasie intense du plancher de la bouche avec du gonflement s'étendant depuis l'angle de la mâchoire jusqu'à la ligne médiane, et de l'œdème marqué de la langue.

Kappeller d'autre part décrit l'extirpation d'une tumeur qu'on a cru être de nature maligne qui s'étendait de la symphyse de la mâchoire jusqu'à l'os hyoïde mais qui n'était en somme qu'un gonflement musculaire, inflammation qu'avait produite la présence de deux petites masses crayeuses qu'on avait d'ailleurs enlevées. Ce sont là des curiosités chirurgicales qu'on ne rencontre pas dans la pratique journalière.

CHAPITRE XVI.

TUMEURS BÉNIGNES.

Lipomes (tumeurs graisseuses). — Fibromes (tumeurs fibreuses). — Enchondromes et Ostéomes (os et cartilages). — Papillomes-Adénomes (tumeurs glandulaires). Angiomes (tumeurs vasculaires). — Kéloïdes.

Lipomes. — On rencontre bien plus rarement sur la langue des tumeurs bénignes que des tumeurs malignes, et une tumeur graisseuse est une véritable rareté. C'est une affection de l'âge adulte ; cependant on a cité plusieurs cas de lipomes congénitaux. La tumeur est généralement unique et siège sur le bord de la langue près de la pointe, plus rarement sur la face dorsale et quelquefois, comme la grenouillette, entre la langue et le plancher de la bouche. Il est probable que ces tumeurs prennent naissance d'abord dans l'épaisseur de la couche musculaire ; puis, en se développant elles se fraient un chemin vers la surface et finissent quelquefois par former une tumeur libre rattachée par un pédicule assez étroit. Dans tous les cas, la muqueuse qui les recouvre présente toujours un aspect lisse, tendu et dépouillé de ses papilles quand elle siège sur la face dorsale. Cette grosseur est tantôt simple, tantôt double ; souvent on peut y constater de la fluctuation et souvent aussi on peut distinguer à travers la membrane rosée qui la recouvre une coloration jaune dorée propre à la nature de la tumeur. La marche de cette affection est si lente que ce n'est quelquefois qu'au bout de dix, quinze ou vingt ans que la tumeur atteint le volume d'une noix ou d'un œuf de pigeon, ce qui forme un contraste frappant avec le développement si rapide du carcinome. La maladie, même abandonnée à elle-même, n'occasionne que peu d'inconvénients et n'expose à aucun danger ; il est même rare de voir la tumeur s'ulcérer. Cependant, quand elle a atteint le volume d'une grosse noix et surtout si elle proémine sous forme de polype faisant saillie sur la face dorsale, il peut s'ensuivre de la gêne dans la déglutition et en tout cas l'aspect en est fort désagréable. D'ailleurs comme l'opération qui doit en débarrasser le malade ne présente aucun danger, celui-ci s'y soumet volontiers.

Le *diagnostic* de cette affection est rarement difficile. Le siège de la tumeur, sa marche essentiellement chronique, sa forme lobulée, la sensation de fluctuation ou tout au moins de grande mollesse, sa coloration jaune dorée constituent un ensemble de symptômes presque pathognomonique.

Le seul *traitement* consiste dans l'ablation, opération d'ailleurs très simple que la tumeur soit pédiculée ou plus ou moins profondément enclavée dans la masse musculaire. Dans le premier cas il suffira de sectionner le pédicule et de mettre un fil à ligature sur l'unique artériole. Il faut que pendant l'opération la langue soit maintenue soit par un simple linge entre les doigts, soit avec une paire de pinces à mors un peu larges, aplaties et à côtes. Si la grosseur siège plus profondément une simple incision suffira, car elle est toujours isolée et tend à s'échapper aussitôt.

Disons en passant que les lipomes congénitaux renferment souvent d'autres tissus tels que par exemple du tissu fibreux, ou même du cartilage ou du tissu osseux.

Fibromes (tumeurs fibreuses ou fibro-cellulaires). On les rencontre un peu plus souvent que les lipomes avec lesquels ils présentent d'ailleurs beaucoup d'analogie. Les fibromes se voient aussi de préférence chez l'adulte, et cependant peuvent être congénitaux. Ils siègent surtout sur la face dorsale, mais peuvent se montrer partout même tout à fait à la base de l'organe ; mais contrairement aux lipomes on ne les voit presque jamais à la face inférieure. Tantôt il n'y en a qu'un, tantôt plusieurs ; il n'est pas rare qu'il y en ait deux ou trois plus ou moins espacés. Il est probable que, comme les lipomes, ces tumeurs prennent naissance dans l'épaisseur de l'organe et tendent à faire saillie et à affecter la disposition polypiforme à mesure qu'ils augmentent de volume, aussi les a-t-on décrites quelquefois sous le nom de polypes fibreux de la langue. Leur développement est un peu plus rapide que celui des lipomes, bien lent encore cependant, au point de n'être guère plus grand qu'une noix au bout de plusieurs années. Ces polypes fibreux présentent une ressemblance presque complète avec les polypes lipomateux ; ils sont constitués par un tissu fibreux très peu dense et plutôt fibro-cellulaire. La muqueuse qui les recouvre est lisse et tendue et souvent on y sent comme une espèce de fluctuation. Ce par quoi ils se distinguent, c'est qu'ils n'ont pas cette coloration jaune propre aux lipomes et c'est là-dessus que se base le diagnostic entre ces deux affections. Mais les fibromes qui siègent profondément sont plus difficiles à reconnaître. La muqueuse qui les recouvre peut être tendue et amincie mais n'est pas adhérente, la tumeur est généralement arrondie mais quelquefois lobulée ; elle est résistante, tendue, élastique et on peut la prendre pour une tumeur liquide. Ces fibromes sont rarement douloureux, ne présentent aucune gravité et n'occasionnent que peu d'ennuis. En se développant, ils peuvent gêner la parole ou la mastication et dans ce cas, il est bon de les enlever.

Le *diagnostic*, comme nous l'avons donné à entendre, n'est pas toujours facile. On peut confondre cette lésion avec un kyste et ne reconnaître son erreur qu'après incision, et même alors on peut quelquefois hésiter. Sir James Paget a bien voulu me communiquer quelques notes relatives à un cas où il fit une ponction exploratrice ; il s'échappa un peu de liquide ressemblant à de la synovie, mais comme il restait encore une substance solide il l'extirpa et s'aperçut que c'était une tumeur fibreuse. En somme, dans l'espèce, une erreur de diagnostic n'a pas d'importance.

Le *traitement* est absolument le même que celui des lipomes ; on sectionnera le pédicule de ceux qui affectent la forme polypoïde et on fera l'énucléation de ceux qui sont situés plus profondément. La partie enlevée présente un aspect quelquefois variable, tantôt c'est un amas compact de tissu fibreux ; tantôt ce sont des travées de fibres résistantes entrecoupant une substance plus molle, jaunâtre ; tantôt, enfin, c'est un tissu mou et œdémateux tel que celui des polypes du nez.

Enchondromes et ostéomes.—On rencontre parfois dans les tumeurs de la langue, du tissu cartilagineux ou osseux, mais il n'existe pas d'exemple de tumeurs formées uniquement par ces tissus. Weber a fait la description d'un cas qu'il a observé chez une jeune fille de quinze ans qui présentait sur la langue une masse arrondie, de la dimension d'une noix, et qui existait depuis plus de huit ans. Cette tumeur était en grande partie cartilagineuse, mais renfermait aussi une certaine proportion de tissu graisseux et de tissu fibreux. Tout porte à croire qu'il s'agissait là d'une tumeur congénitale, d'abord à cause de la rareté extrême de l'enchondrome lingual à l'âge adulte, ensuite parce qu'il existe deux cas bien avérés (Arnold et Bastien) de tumeurs congénitales de la langue renfermant du tissu adipeux en quantité, entremêlé de tissu cartilagineux et cellulaire.

Le diagnostic d'une tumeur de ce genre ne diffère pas de celui d'un lipome ou d'un fibrome, et pour peu qu'il y ait une quantité un peu considérable de cartilage ou d'os, on peut s'assurer de leur présence par l'excessive dureté des tissus et la surface inégale bosselée de la tumeur.

Papillomes. — Ce sont les plus fréquentes des tumeurs bénignes de la langue. Ils se montrent surtout à la face dorsale dans la région papillaire, et ne sont constitués que par les papilles linguales hypertrophiées. Mais ils ne se cantonnent pas uniquement dans la région papillaire et peuvent à la rigueur se montrer à la face inférieure de la langue où la muqueuse est parfaitement unie. On peut les rencontrer à tout âge ; ils sont quelquefois congénitaux. Je me rappelle un cas remarquable chez un petit garçon à l'hôpital Saint-Bartholomée il y a quelques années. Toutes ses papilles fongiformes présentaient un certain degré d'hypertrophie, au point de constituer de véritables papillomes. Une autre fois, à l'hôpital des Enfants-Malades, j'ai enlevé et examiné une de ces petites tumeurs papillomateuses qui siégeait sur la face inférieure de la langue d'un enfant de dix mois. Elle faisait saillie à gauche du filet dans le sillon de séparation, entre la langue et le plancher de la bouche.

Ces papillomes sont presque toujours de nature composée ; ils sont uniques ou multiples.

Le *diagnostic* est en général facile. Chez les enfants et les jeunes gens, on ne pourra les confondre qu'avec des condylomes. J'ai souvent vu sur la face inférieure de la langue une petite excroissance syphilitique ressemblant tellement à un papillome que je ne crois pas qu'il eût été possible de faire le diagnostic si on n'avait pas eu sous les yeux d'autres symptômes syphilitiques. C'est pourquoi il est toujours bon d'examiner le malade à fond au point de vue de cette diathèse, surtout s'il s'agit d'un malade jeune, et que la tumeur ne soit pas très ancienne. Le papillome syphilitique disparaît rapidement sous l'action locale d'une solution d'acide chromique (voir plus haut) ; mais je ne crois pas que cet agent ait une action quelconque sur un simple papillome. On pourrait peut-être le confondre aussi chez des enfants avec un nœvus dégénéré ; nous en parlerons un peu plus loin.

Chez les malades d'un âge plus mûr, surtout chez les hommes, on pourra confondre le papillome avec un épithéliome au début : ou plutôt, on pourra confondre un épithéliome avec un papillome, ce qui est beaucoup plus grave, et ce qui rend le diagnostic d'autant plus difficile c'est qu'il peut y avoir dégénérescence du papillome en cancer. Il me revient à la mémoire comme exemple de cette difficulté le cas d'un vieillard de soixante-dix à quatre-vingts ans que M. Savory opéra d'un papillome — à ce qu'il croyait — unique, situé sur la pointe de la langue. C'était une petite tumeur sessile de la dimension d'un pois, de coloration blanche et qui ne semblait pas dépasser en profondeur la limite de la muqueuse. Elle était survenue dans les environs d'une cicatrice résultant de l'ablation d'un soi-disant cancer six ans auparavant, mais la cicatrice elle-même était saine. J'ai pu examiner la petite tumeur et j'ai acquis la conviction que sa structure était au moins de nature douteuse : en effet, toutes les papilles présentaient des formes irrégulières, les cellules épithéliales étaient déformées et on y voyait beaucoup de cellules à nucléoles. L'épithélium de la muqueuse dans le voisinage immédiat était aussi un peu anormal. Je me basai sur ces considérations pour penser que s'il ne s'agissait pas encore d'un épithéliome, ce n'était qu'une question de temps. J'ai appris d'ailleurs que le malade vit encore et jouit d'une bonne santé.

Pour faire le diagnostic entre un papillome bénin et un papillome carcinomateux ou en train de le devenir, on se basera surtout sur l'âge du sujet. Le carcinome est si rare avant trente ou quarante ans qu'avant cet âge on pourra presqu'à coup sûr conclure à la nature bénigne. En second lieu, il faut tenir compte de l'état des tissus sur lesquels le papillome est implanté ; si la tumeur est bénigne, ces tissus ont un aspect parfaitement normal et souple ; s'il s'agit d'un carcinome au contraire ils sont infiltrés, et indurés sur une étendue plus ou moins grande selon son ancienneté. On ne saurait trop tenir compte de la valeur semeiologique de cette induration. Nous parlerons, à propos du cancer, de tout ce qui a trait à l'ulcération, à l'engorgement glandulaire et à l'examen microscopique de la lésion ; ce sont là d'ailleurs des symptômes propres à une période plus avancée de la maladie et de peu de valeur au point de vue qui nous occupe.

On dispose de plusieurs moyens pour faire disparaître ou enlever les papillomes. Chez les enfants, on peut se servir d'une cautérisation avec un crayon de nitrate d'argent ; il suffit ordinairement d'un seul attouchement sur chaque papillome. Ceux qui sont plus gros et pédiculés seront enlevés aux ciseaux ou bien par une ligature serrée, si on veut éviter le petit écoulement de sang. Quand le papillome est un peu gros, il vaut mieux avoir recours au bistouri ou aux ciseaux, et, s'il y a la moindre induration à la base ou le moindre soupçon relativement à la nature de la grosseur on devra exciser en même temps une étendue assez considérable de tissu. C'est dans ces cas-là précisément que l'opération donne de bons résultats ; une excision largement faite évite le développement d'un cancer, ou, dans tous les cas, le supprime alors qu'il en est encore temps. On ne saurait trop s'élever contre le traitement par les caustiques de ces papillomes très développés à aspect louche survenant après quarante ans. Loin d'être d'une efficacité quelconque c'est une pratique des plus dangereuses; on irrite ainsi la tumeur qui prend un développement plus rapide et se transforme plus rapidement et plus sûrement en néoplasme cancéreux.

Etant donné que souvent ces papillomes de la langue chez les adultes sont à proprement parler des condylomes syphilitiques, on fera bien, toutes les fois qu'il n'y aura pas lieu de craindre un cancer, de soumettre le malade au mercure et à l'iodure de potassium. Comme topique, rien ne vaut une solution d'acide chromique dans la proportion de 0,60 centigrammes pour 30 grammes d'eau. On en badigeonnera longuement la petite tumeur trois ou quatre fois par jour. Même en l'absence de tout antécédent syphilitique il n'y a pas d'inconvénient à essayer ce traitement. Sir James Paget m'a communiqué des notes sur un cas qui me semble bien d'origine syphilitique, qui fut guéri par l'iodure de potassium à l'intérieur et à l'extérieur et chez qui cependant il n'existait aucun antécédent syphilitique. Le cas est si intéressant que je demande la permission de le relater. Il s'agissait d'un homme de trente-huit ans, que Sir James Paget vit pour la première fois en 1858, et qui présentait au milieu de la face dorsale de la langue, un peu à gauche de la ligne médiane, une grosseur ovalaire, peu saillante et nettement limitée. On aurait dit un condylome, mais elle était plus bosselée et plus fendillée. Elle mesurait à peu près deux centimètres sur un et demi, et trois millimètres de hauteur. Elle présentait une consistance solide et on aurait dit qu'il existait à sa base une couche de tissu induré, enclavé dans la langue. La marche de cette affection fut également bizarre. Vers la fin de 1854 M. Luke avait enlevé une espèce de grosseur papillomateuse qui occupait absolument le même siège et qui existait depuis environ un an. Dans le courant de l'année qui suivit l'opération, il se forma sous la cicatrice une grosseur qui augmenta ; c'était un abcès, on l'ouvrit. Tout alla bien jusqu'à une année avant sa visite à Sir James Paget, époque à laquelle la tumeur actuelle se montra et alla toujours en augmentant. La guérison se fit rapidement, grâce à l'iodure de potassium. Il se forma alors une induration dans le côté gauche de la langue qui tantôt augmentait, tantôt diminuait jusqu'à ce qu'on le perdît de vue en janvier 1862.

Adénome (tumeur glandulaire). — C'est une affection si rare qu'il est impossible d'en donner une description générale. Parmi les quatre cas que j'ai réunis, deux appartiennent à l'âge adulte, le troisième se montra chez une jeune fille de seize ans, et le quatrième chez un nouveau-né qui est mort seize heures après sa naissance étouffé par cette grosseur qui siégeait à la base de la langue et qui comprimait le larynx. Dans un des autres cas, la tumeur siégeait également sur la partie postérieure de la face dorsale là où il existe précisément des glandules sous-muqueuses. Dans le cas de la jeune fille on ne fait pas mention du siège de la tumeur ; enfin dans celui rapporté par Bryant, elle était située sous la muqueuse à la face inférieure de la langue et près de la pointe, probablement en rapport avec la glande de Blandin. L'aspect général de ces tumeurs semble rappeler celui des lipomes ou des fibromes : elles sont ou polypoïdes ou enclavées dans l'épaisseur de l'organe. Dans un des cas on constata au microscope l'existence de tubes glandulaires tapissés d'un épithélium cubique ; dans un autre on trouva des follicules glandulaires, des conduits excréteurs et des vaisseaux rappelant la structure d'une glande en grappe. La tumeur décrite par Solis Cohen et qui siégeait à la partie postérieure de la langue chez une femme était, au dire du Dr Seiler un « adénome cystique », mais il n'en a pas donné une description détaillée. Dans aucun cas il ne semble y avoir eu de signes particuliers qui auraient permis de faire le diagnostic de la nature de l'affection ; d'ailleurs, cela n'avait pas d'importance puisqu'il s'agissait de tumeurs bénignes parfaitement reconnaissables comme telles. Il est inutile de vouloir poser des règles de diagnostic ou de traitement.

Quand on en trouvera, on les prendra probablement pour des lipomes ou des fibromes et on les soignera comme tels ; il n'y a rien de mieux à faire d'ailleurs.

Angiomes (tumeurs vasculaires).— Ces tumeurs vasculaires de la langue peuvent être divisées en *veineuses* ou *artérielles* ; les premières ne sont pas rares, les autres le sont davantage. Les angiomes veineux sont en général congénitaux, mais pas toujours ; ils surviennent quelquefois chez les adultes. Ils peuvent être uniques ou multiples ; dans tous les cas, ils siègent de préférence sur la face dorsale et sur la moitié antérieure de cette face. Ils font une légère saillie et soulèvent la muqueuse qui est amincie, laissant voir leur couleur bleu-foncé et leur aspect livide. De même que pour les nœvi de la peau, la muqueuse qui recouvre ces tumeurs vasculaires de la langue contient de petits vaisseaux variqueux. Parfois on peut exprimer doucement le contenu de la tumeur ; d'autres fois, c'est une masse tendue élastique ressemblant à un kyste à parois minces et rempli de liquide. Ces nœvi, ne sont jamais bien grands et ne dépassent guère les dimensions d'une noix. Ils sont tout à fait indolores et ne gênent que par leur volume. Cependant, ils peuvent donner lieu à un écoulement de sang qui peut quelquefois, à la suite d'une piqûre, se répéter et devenir inquiétant.

Ces nœvi de la langue peuvent augmenter de volume au point de réclamer une intervention, ou ils peuvent guérir spontanément, ou demeurer stationnaires pendant des années, ou enfin subir la dégénérescence papillomateuse. Cette dernière modification est la plus intéressante. Bryant a eu l'occasion d'observer de près la marche de cette transformation : les parties malades perdent peu à peu leur consistance spongieuse et acquièrent plus de consistance. La surface se modifie aussi et semble constituée par de petites grosseurs vésiculaires remplies d'une sérosité claire et sanguinolente. Même quand la surface du nœvus s'est ainsi modifiée, les parties profondes peuvent néanmoins garder leurs caractères et il peut se former dans le voisinage d'autres tumeurs semblables.

M. Marsh m'adressa il y a quelque temps une jeune femme présentant au milieu de la langue une rangée de plusieurs nœvi ainsi dégénérés. Le plus gros de ce groupe était situé au centre et existait depuis plusieurs années ; les plus petits s'étaient formés depuis un an à peu près. Je les enlevai au bistouri, et il se fit une hémorrhagie tellement considérable par des petits vaisseaux difficiles à lier, que je dus avoir recours à la compression. Cette hémorrhagie se reproduisit plusieurs fois pendant les premiers jours, au point que j'eus quelques inquiétudes pour la vie de ma malade; mais heureusement, on put toujours l'arrêter en maintenant avec le doigt pendant quelques minutes un morceau de toile sur la plaie. Comme la reproduction de l'hémorrhagie était due surtout aux mouvements de déglutition, je la fis nourrir exclusivement par le rectum ; l'hémorrhagie cessa aussitôt et la guérison se fit rapidement.

Quoique le nœvus lingual ne se complique pas d'engorgement glandulaire, il s'accompagne quelquefois d'un symptôme bizarre, à savoir un certain degré de dilatation des vaisseaux lymphatiques (lymphangiéctasie) sur le plancher de la bouche et dans le cou. On constate alors sous la mâchoire l'existence d'un gonflement indolore mal limité ; si on y fait une ponction, il s'en écoule un liquide clair, aqueux, très albumineux. Dans le cas dont parle Bryant, il est question de cette complication.

Au point de vue *pathogénique*, les nœvi veineux de la langue sont de deux espèces : ou bien ils se composent de nombreuses veinules anastomosées ou elles sont caverneuses. Dans cette dernière catégorie rentrent ceux qui présentent un certain volume et qui sont situés profondément.

Il est en général très facile de reconnaître un nœvus. Sa situation sur la face dorsale, sa coloration bleuâtre, sa consistance molle, la facilité avec laquelle il se vide sous la moindre pression pour se remplir aussitôt, le lacis veineux qui parcourt sa surface, sont autant de symptômes qui le distinguent facilement. Je n'ai jamais rencontré un seul cas où il y eut place pour le moindre doute, et d'ailleurs dans aucun des cas cités il n'est question de la difficulté du diagnostic. Je dois dire cependant qu'il m'est arrivé une fois de voir un nœvus chez un jeune homme de seize ans qui fut pris par une tumeur fibro-cellulaire ou kystique (hytatides), parce qu'elle ne présentait pas la coloration caractéristique, qu'elle était très tendue et qu'on ne pouvait pas la vider par la pression. On ne fit le diagnostic qu'après une ponction. Il est bien évident que dans ce cas, tous les symptômes étaient singulièrement masqués, il existait cependant un signe qui aurait dû faire soupçonner sa véritable nature : la muqueuse qui recouvrait la tumeur était parcourue de petits vaisseaux variqueux. D'ailleurs, il s'agissait d'un nœvus caverneux.

A moins qu'un nœvus lingual ne soit en voie de diminution et qu'on puisse espérer une guérison spontanée, il faut intervenir, et le plus tôt sera le mieux. Si la lésion est petite, on peut la détruire au cautère actuel, ou mieux, au galvano-cautère. Même quand elle atteint la dimension d'une petite noisette, il suffira de deux ou trois applications du galvano-cautère pour la guérir ; on enfoncera profondément dans l'épaisseur de la partie malade l'extrémité du cautère en platine et on le promènera un peu dans tous les sens. Le gonflement et l'inflammation qui se montrent quelquefois après cette petite opération sont sans importance, et il suffit quelquefois d'une seule application. S'il y a menace de récidive, on fera une nouvelle cautérisation. Il n'y aura pas d'hémorrhagie si on ne chauffe qu'au rouge-cerise. Quand le nœvus est bien délimité et saillant, on pourra le lier, mais si on dispose d'un galvano-cautère, la cautérisation est préférable, parce qu'elle est moins douloureuse. Quant aux nœvi qui présentent des dimensions plus considérables, on peut ou les exciser, ou les détruire au thermo-cautère ; il en est de même pour les dégénérescences papillomateuses ; je dois dire cependant que depuis le cas que je viens de citer, je ne recommande pas l'intervention au bistouri, je pense qu'il vaut mieux avoir recours à un cautère quelconque.

Il semble qu'on n'ait jamais observé qu'un ou deux cas d'*anévrysme cirsoïde* ou par anastomose. Dans celui de Bryant, la tumeur siégeait à la pointe et sous la moitié antérieure de la langue. Il existait à ce niveau du gonflement, de la congestion, de grosses veines distendues et on percevait des artérioles volumineuses et tortueuses qui se dirigeaient de la base de la langue vers cette tumeur. On la vidait d'ailleurs facilement par la compression, mais elle se remplissait aussitôt. On n'y fit rien. Dans une observation rapportée par Fayrer, la tumeur occupait le même siège que la grenouillette et présentait d'ailleurs au premier abord une certaine ressemblance avec cette affection ; mais un examen plus approfondi montra qu'elle était lobulée et nettement pulsatile. Elle était grosse comme une petite orange et existait depuis huit ans ; elle avait donné lieu souvent à de fortes hémorrhagies et paraissait augmenter de volume. Fayrer y fit une ponction qui donna issue à un jet de sang. Il y injecta alors une forte solution d'acide tannique ; l'hémorrhagie et les mouvements pulsatiles cessèrent immédiatement. La solidification de la tumeur continua de se faire pendant quelques jours, puis le malade, un Indien, sortit de l'hôpital complètement guéri. Dans ces deux cas, il s'agissait de malades du sexe masculin, l'un âgé de trente ans, l'autre de quarante.

Il existe une histoire bizarre dans un numéro du « Lancet », il y a plus de cinquante ans : il s'agit d'une jeune fille de dix-huit ans qui portait une tumeur congénitale de la langue, grande comme une fraise, molle, compressible, pourprée, formée d'une agglomération de vaisseaux et pulsatile. Elle fut incisée par erreur ; il se fit une ulcération qui envahit toute la langue, la tumeur disparut, et la guérison fut complète en quatre mois. Malgré les pulsations qui y furent notées, on peut se demander s'il s'agissait réellement ici d'un nœvus artériel.

Kéloïde. — Le seul cas de kéloïde que je connaisse est rapporté par Sedgwick dans les *Pathological Transactions* de 1861. La malade était une petite fille de quatre à cinq ans, ayant des plaques de kéloïde sur diverses parties du corps. Quelque temps avant que son cas fût soumis à la société, une plaque apparut sur le côté droit de la langue, et s'étendit rapidement le long du bord supérieur vers la pointe. Quand la malade tirait la langue, on eût dit une cicatrice produite par quelque opération chirurgicale, une forte brûlure ou l'application d'un caustique. L'induration était fort peu marquée. Sedgwick considérait ce cas comme un bel exemple du kéloïde d'Addison. M. Morrant Barker a eu dans son service à Saint-Barth元lomée Hospital en 1881 un cas à peu près semblable. Le malade, un homme de vingt-trois ans et qui paraissait jouir d'une santé excellente, présentait sur le bord gauche de la langue une dépression concave parfaitement lisse, limitée, surmontée du côté de la face dorsale par un bord uni légèrement courbe en dehors et qui pouvait mesurer un à deux millimètres de hauteur. Il n'y avait aucune induration, sauf sur le bord qui était un peu plus résistant que les parties environnantes. Le mal provenait, disait-on, d'une morsure de cette partie de la langue. M. Barker enleva la partie malade avec environ un quart de pouce des tissus adjacents ; je ne sais s'il y a eu récidive.

CHAPITRE XVII.

CANCER.

Sarcome. — Carcinome.

Sarcome. — Lorsqu'il y a quelque temps je traitais la question du sarcome de la langue, je disais que je n'avais trouvé dans les annales de la chirurgie qu'un seul exemple de cette maladie. C'était un cas signalé par le professeur Jacoby de New-York dans le journal américain *Journal of Obstetrics* for 1870. La tumeur était congénitale, environ de la grosseur d'une noix, ayant son siège sur la face dorsale de la langue et présentant une croissance rapide. Elle était élastique, arrondie, profondément creusée de crevasses et ulcérée. On l'enleva avec succès au galvano-cautère, et on trouva alors qu'elle était formée de cellules dont quelques-unes étaient rondes, mais dont la plupart étaient en fuseau. J'exprimai quelque doute sur le caractère véritablement sarcomateux de l'affection et j'émis l'opinion qu'il s'agissait peut-être de tissus embryonnaires, étant donné l'extrême jeunesse du petit malade. Une des raisons qui me firent parler ainsi, était qu'à l'époque où j'écrivais il n'existait pas, à ma connaissance, d'autre exemple de sarcome de la langue. Depuis lors, deux autres cas ont été publiés : l'un était celui d'un malade du service de mon ami M. Godlec, dans University College Hospital. La tumeur siégeait sur le dos de la langue, était quelque peu pendante, et se reproduisit après ablation. Plus tard, on vit apparaître plusieurs excróissances sur la peau en divers points du corps. Barker cite ce cas et émet l'avis que c'était un véritable cas de sarcome multiple, ce qui n'est pas impossible. Je ne sais que fort peu de chose touchant le second cas. On me demanda d'examiner une coupe d'une tumeur de la langue d'assez ancienne date, mais je ne vis jamais la tumeur, ni ne connus l'histoire de son apparition et de sòn développement. Elle présentait les caractères d'un sarcome à cellules rondes ou lympho-sarcome.

En admettant même que dans tous ces cas on ait eu affaire à de véritables sarcomes, il n'en est pas moins évident que l'on doit considérer le sarcome primitif de la langue comme une tumeur d'une espèce extrêmement rare, et qu'il serait certainement inutile de tenter d'en faire une description. D'autre part, maintenant que l'attention a été attirée sur son extrême rareté, il se peut que quelques exemples observés mais non encore signalés viennent prendre place dans les ouvrages de chirurgie.

Carcinome.— Ce qui n'est guère moins remarquable que la rareté du sarcome, c'est qu'on ne rencontre jamais dans la langue qu'une seule espèce de carcinome. Bien que depuis les deux dernières années on ait dit un peu partout que la langue peut être affectée également de carcinome induré et de cancer mou, je ne vois pas que ces assertions reposent sur d'autre base que l'induration, ou la non-induration ou les dimensions de certaines tumeurs. Il est donc permis de répéter que la langue ne semble présenter qu'une seule variété de carcinome, savoir : le carcinome à cellules épidermiques ou epithelioma. Si même il venait à être clairement démontré par la suite que la langue est parfois réellement le siège d'autres variétés de carcinome, leur extrême rareté restera toujours une énigme. Et en effet, la partie postérieure de la langue ainsi que les régions sous-jacentes à sa pointe sont riches en glandes; ces parties sont très vasculaires, et la surface dorsale en arrière des papilles caliciformes, bien qu'elle ne soit pas à beaucoup près aussi exposée aux lésions que la pointe et les bords, n'est pas complètement à l'abri d'un traumatisme ou d'une irritation quelconque. Cette localisation peut s'expliquer dans une certaine mesure par ce fait que la partie antérieure de la langue et les bords sont plus exposés à toutes les causes d'irritation que la base de l'organe. C'est ainsi que les ulcérations et excoriations, l'ichthyosis, le psoriasis et toutes les lésions similaires se présentent bien plus fréquemment ou même exclusivement sur toute la partie de la langue située au devant du foramen cœcum. S'il est vrai que pris individuellement tous les cas de carcinomes de la langue ne soient pas précédés d'une phase pré-cancéreuse nettement définie, il n'est cependant aucun autre organe dont on connaisse aussi bien et dont on observe aussi souvent les lésions pré-cancéreuses.

Aucun point de la langue n'est absolument à l'abri du carcinome, mais la moitié postérieure n'est pas à beaucoup près aussi souvent affectée que la moitié antérieure, et les bords y sont plus sujets que le dos ou la face inférieure; les deux moitiés y sont exposées à un degré égal. Et en effet, il n'y a aucune raison pour qu'il y ait une différence entre elles ; car les conditions qui amènent la formation du carcinome sont de celles qui se présentent aussi fréquemment d'un côté que de l'autre. La table ci-contre indique la proportion relative dans laquelle les diverses parties de la langue ont été atteintes dans quatre-vingt cas de carcinome que j'ai recueillis :

Base	1
Moitié antérieure et pointe	3
Bord droit	12
Bord gauche	17
Côté droit	11
Côté gauche	16
Bord	1
Face dorsale	15
Sous le bord droit	2
Sous le bord gauche	1
Langue entière	1
Total	80

Si l'on compare ces chiffres à ceux que donnent d'autres auteurs, on trouvera peut-être quelques différences ; mais les points principaux sont les mêmes. Il y a pourtant un fait qui appelle l'attention ; dans ces tables, le côté ou la moitié gauche de la langue paraît beaucoup plus sujette au carcinome que le côté droit, mais si l'on consulte les statistiques de von Winiwarter ou de Barker, on trouvera que c'est sur le côté ou le bord droit qu'on a rencontré le plus grand nombre de cas. De plus, il faut remarquer que très souvent le mot « côté » désigne simplement le bord, et non toute une moitié de l'organe. Je ne doute pas qu'une analyse plus approfondie ne démontre que la moitié antérieure du bord est beaucoup plus sujette à ces affections que la moitié postérieure, mais les observations dont je dispose ne me permettent pas d'apporter à l'appui de cette opinion des chiffres suffisamment complets.

A propos du siège, il ne faut pas oublier que deux carcinomes peuvent se produire sur la même langue en même temps. C'est là un fait assurément fort rare, mais on en relate au moins deux cas ; j'ajouterai que je ne connais aucun exemple où on ait rencontré plus de deux carcinomes sur une même langue à la fois. En revanche, on citerait facilement un grand nombre de cas où la maladie a récidivé sur un autre point de l'organe après ablation,

L'étiologie du carcinome peut se diviser en causes prédisposantes et en causes efficientes, et ces termes sont d'une application bien plus juste ici qu'en bien des cas. Parmi les causes prédisposantes générales, il faut citer tout d'abord l'âge et le sexe.

La jeunesse paraît être absolument à l'abri du carcinome de la langue ; et la maladie est même si rare avant l'âge de trente ans qu'on pourrait presque en dire autant des jeunes adultes. Parmi les quatre-vingts cas dont je viens de parler, (et dont on trouvera la table dans mon livre sur le Sarcome et le Carcinome) on ne cite que deux exemples de malades de moins de trente ans, et tous deux en avaient vingt-neuf. Un des malades cités et opérés par Barker avait, il est vrai, vingt-six ans, et sur la table des âges qu'il a dressée d'après les statistiques de différents auteurs, huit d'entre les deux cent quatre-vingt-dix malades avaient de vingt à trente ans ; mais leur âge précis n'est pas donné, de sorte qu'il est permis de croire qu'ils approchaient de la trentaine. Après cet âge, il n'y a plus d'immunité contre la maladie ; mais c'est surtout entre quarante et soixante qu'on rencontre le plus grand nombre de cas et bien que la proportion soit de beaucoup la plus grande entre quarante-cinq et cinquante, ou encore entre cinquante et cinquante-cinq, l'ensemble de cas se répartit d'une façon assez égale sur la période de la vie qui s'étend de quarante à soixante. Une des raisons, sinon la principale, du plus petit nombre de cas de la maladie après l'âge de soixante ans, est probablement la suivante : le nombre de gens qui dépassent la soixantaine étant beaucoup plus petit, il en reste bien moins d'exposés aux atteintes du mal. Il existe, sans aucun doute, de nombreuses raisons pour que le mal soit plus fréquent chez les adultes que chez les enfants ; la fumée de tabac, les boissons alcooliques, la syphilis de la langue, l'absorption d'aliments épicés, la déchirure et l'irritation produites par des dents cariées et ébréchées, toutes causes plus ou moins directes du carcinome, sont infiniment plus fréquentes chez les adultes que chez les enfants. Mais, malgré tout cela, il n'est pas facile de comprendre pourquoi la maladie ne se montre jamais aux premiers âges de la vie, et si rarement chez les jeunes adultes. A toutes les autres causes, il faut probablement ajouter une prédisposition de l'épithélium à subir la transformation carcinomateuse à partir d'un certain âge. Cet état de l'épithélium doit être intimement lié à l'âge, car il paraît absolument impossible de le faire naître dans la jeunesse; et cependant les causes propres à son éclosion doivent exister parfois chez des personnes n'ayant pas l'âge auquel cette maladie s'adresse plus spécialement; nous n'en voulons pour preuve que le nombre très restreint, il est vrai, d'exemples de la maladie avant l'âge de trente ans. Cette prédisposition toute spéciale de l'épithélium peut se comparer, au point de vue de l'âge, à l'athérome des artères, et à d'autres processus de dégénérescence plus connus.

L'influence du *sexe* est aussi frappante que celle de l'âge. La maladie est incomparablement plus fréquente chez les hommes que chez les femmes, à tel point que nos propres tableaux indiquent une proportion de près de six hommes contre une femme. Barker, en parcourant les tableaux statistiques de plusieurs auteurs, ne trouve que quarante-six femmes sur deux cent quatre-vingt-treize cas, ce qui donne une proportion plus grande encore que dans les observations recueillies par moi. Il est vrai de dire qu'un grand nombre de causes auxquelles on attribue avec raison le carcinome de la langue sont plus fréquentes chez les hommes que chez les femmes, mais il m'a toujours paru difficile d'admettre que l'effet nuisible dérivant de ces habitudes soit six fois plus fréquent chez l'homme que chez la femme. Pourtant, à tout prendre, et après un examen attentif de tous les faits se rapportant à la question, je suis bien plus disposé à croire aujourd'hui, que je ne l'étais il y a deux ans, que la différence d'habitudes chez l'homme et la femme, et les conséquences de ces habitudes, donnent la meilleure explication de ce fait que l'un est beaucoup plus exposé que l'autre au carcinome de la langue. La fumée de tabac, les boissons alcooliques, les effets de la syphilis linguale sont autant de lésions bien plus communes chez l'homme que chez la femme, et, d'autre part, les affections de la surface de la langue connues sous les noms de leucome, leukoplaques psoriasis, etc. (reconnues aujourd'hui comme étant des affections prédisposant au cancer) sont beaucoup plus fréquentes chez l'homme que chez la femme.

Il y a quelques semaines Stallard a attiré l'attention sur l'accroissement de la mortalité par le cancer à San-Francisco, et il attribue cet accroissement en grande partie à l'usage du tabac, des boissons alcooliques et d'une nourriture grossière. Il trouve que cet accroissement est bien plus marqué pour les hommes de cette ville que pour les femmes, et il montre comment cela peut s'expliquer par la grande différence d'habitudes chez les deux sexes. Il est fort possible, comme le fait remarquer le rédacteur du *Western Lancet,* que Stallard ait exagéré la disproportion entre les deux sexes, non pas à dessein, mais parce qu'il n'a pas tenu un compte suffisant du grand nombre de cas de cancer (surtout des hommes), qui viennent du dehors pour se faire soigner à San-Francisco ; mais il n'est pas probable que l'exagération soit telle qu'on doive rejeter complètement ses conclusions; et ces mêmes conclusions concordent d'une façon si parfaite avec celles qui ont été émises, en particulier par Virchow, et par bien d'autres encore, que l'on serait porté à les admettre, même sans les preuves évidentes dont le Dr Stallard accompagne son dire.

Pour ce qui est des autres causes prédisposant au carcinome de la langue, il a déjà été fait mention plus d'une fois des effets des boissons alcooliques, de la fumée de tabac, d'une nourriture grossière, et on peut soutenir avec raison que ce sont ces causes-là, et non le sexe masculin, qui prédisposent à la maladie. Je ne crois pas qu'elles y prédisposent d'une façon directe, mais je suis convaincu qu'elles ont un très grand effet indirect sur l'apparition du carcinome. De même que la syphilis, ces causes tendent à produire le soi-disant psoriasis, l'ichthyosis ou le *leucome* de la langue, espèce d'inflammation chronique des couches superficielles de la membrane muqueuse, qui précède fréquemment le carcinome ; on peut donc dire qu'elles préparent le terrain. Ces lésions que nous avons déjà décrites sont, j'en suis sûr, un précurseur plus fréquent de carcinome qu'on ne se l'imagine même aujourd'hui. Parmi les derniers cas de carcinome de la langue que j'ai observés, la plupart ont été précédés d'une coloration anormale de la surface de l'organe ; mais si je ne l'avais recherchée avec soin cette lésion m'eût certainement échappé, et j'aurais cru que l'aspect inégal et lisse de l'organe et sa coloration légèrement blanc bleuâtre ou nacrée dans le voisinage de l'ulcère cancéreux était simplement une complication accidentelle de la lésion principale ne méritant pas une attention spéciale. En général, les malades ne sont pas assez gênés par les manifestations peu importantes du leucome (appellation générale) pour s'en plaindre, et ils peuvent ignorer complètement leur existence. Tout récemment il venait régulièrement aux consultations externes, un homme qui était atteint de psoriasis des extrémités, et qui présentait une langue nacrée et tout à fait lisse, manifestation caractéristique du leucome ; mais il ignorait absolument l'état anormal de sa langue et ne pouvait en déterminer ni la durée ni la cause. Dans une série de quatre-vingts cas, il a été reconnu que la maladie a été seize fois précédée de leucome. Si l'on se reporte à ces tableaux, on ne trouvera pas le terme leucome, mais on verra qu'il est remplacé par « glossite chronique », « glossite superficielle chronique », « psoriasis », « ichthyosis ». Mais je suis parfaitement certain que si je réunissais une autre série d'observations en nombre égal, observations dans lesquelles l'attention du chirurgien aurait été spécialement attirée sur ce point, je trouverais une proportion de cas ayant été précédés de leucome infiniment plus grande que dans mon tableau actuel.

L'influence de la syphilis ne se borne pas à sa faculté de produire une inflammation superficielle de la langue. Elle est souvent la cause des cicatrices qui se font sur les bords et qui, étant irritées, peuvent plus tard devenir des ulcères cancéreux.

Les fissures et cicatrices produites par l'ulcération de gommes profondes peuvent aussi dans la suite devenir le siège d'un carcinome. Ce sont là probablement des cas fort rares, mais nous en trouvons la preuve dans une communication faite au cours d'une des dernières réunions de la session pathologique de Londres par M. Morrant Barker. Un homme qui dix ans auparavant avait suivi ses consultations externes à Saint-Bartholomew's Hospital, pour une gomme ulcérée de la langue, tellement caractéristique de la syphilis tertiaire qu'on en avait fait un dessin qn'on a conservé comme cas-type, revint cette année présentant sur la cicatrice de son ancienne affection un carcinome dont on ne pouvait méconnaître la nature, avec engorgement secondaire des ganglions lymphatiques. Les cicatrices petites, superficielles et en apparence moins importantes que la syphilis laisse sur les bords de la langue sont plus aptes à devenir carcinomateuses que celles plus profondes et plus apparentes situées sur la face dorsale, à cause de l'irritation bien plus grande à laquelle elles sont exposées.

Les fissures et les ulcérations chez des personnes qui n'ont jamais été atteintes de syphilis peuvent également devenir cancéreuses, et elles y sont surtout exposées lorsque celles-ci sont situées sur les bords de la langue, et sont produites par le frottement contre une dent cariée.

On se demande quelquefois si la syphilis peut être considérée comme une cause de carcinome. En ce qui concerne la langue, la réponse est, je crois, évidente. La syphilis peut prédisposer la langue à l'apparition du carcinome en tant qu'elle peut produire des ulcères et cicatrices sur la langue. Mais les ulcères et cicatrices produits par la syphilis ne sont pas plus exposés à devenir cancéreux que ceux qui proviennent de toute autre cause. De même le psoriasis (leucome), ou inflammation chronique superficielle produite par la syphilis, n'est pas plus apte à devenir cancéreux qu'un psoriasis ou une glossite chronique superficielle qui n'a aucun rapport avec la syphilis.

La question de savoir si les fumeurs sont exposés au carcinome de la langue a attiré l'attention d'une façon toute spéciale pendant ces dernières années, et mérite d'être traitée un peu plus longuement qu'elle ne l'a été jusqu'ici. Il n'existe pas de preuves que je connaisse établissant que le carcinome est réellement beaucoup plus fréquent chez les adultes qui fument que chez ceux qui ne fument pas ; il est pourtant probable, je crois, que la fumée de tabac prédispose à la maladie jusqu'à un certain point. On peut sans doute faire la même réponse ici qu'à propos de la syphilis : si le tabac ne produit pas sur la langue d'effet appréciable, on ne saurait dire qu'il prédispose au carcinome. Les rapports du tabac et du leucome ainsi que de la glossite chronique superficielle sont discutés plus longuement dans le chapitre qui a trait à ces maladies.

On a, je crois, donné trop d'importance à l'hérédité comme cause prédisposante de carcinome. On n'a pas suffisamment tenu compte des effets d'une même localité et d'autres conditions sur les parents et sur les enfants; et l'on a été un peu trop prompt à conclure que si le carcinome atteint deux générations d'une même famille, c'est qu'il doit exister une prédisposition héréditaire, soit dans le sang, soit dans quelque faiblesse spéciale de certains tissus. Parmi ceux qui sont atteints de carcinome de la langue un très petit nombre seulement ont connaissance de l'apparition de cette maladie chez d'autres membres de leur famille ; et s'il n'y avait que le carcinome lingual pour étayer la théorie de l'hérédité du cancer, cette théorie cesserait bientôt d'avoir cours.

Quelques-unes des causes qui prédisposent au carcinome de la langue sont aussi des *causes efficientes*, telles que les ulcères et les fissures. Un ulcère à marche aiguë peut se transformer en carcinome dans un temps relativement court. Mais en général, le carcinome ne se greffe pas sur des ulcères aigus. Ce sont les ulcères chroniques et indolents qui, produits par des dents ébréchées et cariées, par la fumée de tabac, les boissons alcooliques et autres causes, deviennent carcinomateux. Les causes véritablement efficientes de la maladie sont les dents cariées, les plaques dentaires mal ajustées, une nourriture grossière et fort épicée, l'excoriation ou le frottement d'un tuyau de pipe, l'habitude de chiquer, et sans doute plus fréquemment et d'une façon plus certaine que la plupart de ces causes-là, l'application de caustiques aux ulcérations de la langue. Une plaie provenant d'une morsure ou d'une brûlure peut être le point de départ d'un carcinome, mais c'est rare. Il est fort probable que de semblables lésions ne deviendraient jamais carcinomateuses si elles n'étaient entretenues à l'état de plaie. Parmi les causes les plus certaines de cancer il en est qu'on peut supprimer, d'autres qu'on peut atténuer et il est possible en s'y prenant à temps de détourner la maladie. Mais il en est une que le malade n'a pas, la plupart du temps, le pouvoir de supprimer ou de prévenir, car elle est entre les mains du médecin, à savoir le caustique. *S'il y a une chose plus nuisible que d'autres dans le traitement d'ulcères simples et indolents de la langue chez les personnes au-dessus de trente ans, c'est l'application d'un caustique énergique.* Pourtant c'est là une pratique qui compte bien des partisans parmi les confrères, d'autant plus qu'elle leur assure l'approbation du malade, qui sent qu'on fait quelque chose pour lui, et qui a grande confiance dans les caustiques. On ne saurait s'élever trop énergiquement contre cette erreur. L'effet des cautérisations au nitrate d'argent solide ou en solution concentrée sur certains ulcères indolents que présentent les langues des enfants après une éruption aphtheuse est admirable; on pourra encore employer ce topique et en retirer de bons résultats dans le traitement de certaines ulcérations et fissures indolentes syphilitiques tertiaires chez des personnes relativement jeunes. Mais l'emploi de caustiques doit être absolument écarté dans le traitement d'ulcères de toute espèce sur la langue de personnes ayant dépassé la trentaine. Les caustiques ne sont pas nécessaires, et le bénéfice qu'on en peut retirer est insignifiant, comparé au mal qui en est résulté très souvent. En ce qui concerne les affections de la langue, je ne serais pas fâché qu'on ne traitât plus jamais les ulcérations par l'emploi de caustiques.

Il est assez rare qu'on puisse attribuer un cancer à l'habitude de chiquer; cependant on a admis tout récemment à Saint-Bhartholomew's Hospital un homme présentant un cancer situé au point précis de la langue où se posait habituellement sa chique. Dans ce cas, il est probable qu'il s'était d'abord formé accidentellement une ulcération ou une excoriation par le contact constant de la chique, et que cette ulcération s'était transformée en cancer sous l'influence de l'irritation produite par l'usage constant du tabac.

A sa *première apparition,* le cancer peut revêtir des aspects très divers. Il peut commencer sous forme de vésicule, d'excoriation, d'ulcère, de fissure, de papule ou tubercule très petit, de verrue ou papillome, de grosseur ou de nodule dans l'épaisseur de la langue.

Les aspects multiples sous lesquels se présente le cancer à son début ne sont pas desformes diverses de la maladie,comme dans la syphilis, mais témoignent de la possibilité pour une lésion quelconque à revêtir le caractère cancéreux. Il a été surabondamment prouvé que souvent la lésion sous laquelle le cancer fait sa première apparition n'est à l'origine, et même longtemps après sa première manifestation, qu'une affection simple non cancéreuse. L'excoriation ou ulcération provenant d'une brûlure ou d'une morsure, par exemple, n'est certainement pas cancéreuse dès le début, et les ulcères dus au frottement contre des dents cariées ne le sont certainement pas davantage. Les papillomes aussi, qui sont souvent le point de départ d'un carcinome au dos de la langue sont d'abord inoffensifs. Il n'est donc pas aussi important de se rappeler le nombre de formes que peut revêtir le carcinome à son début, que de bien se pénétrer de cette vérité que chacune de ces formes est susceptible de devenir carcinomateuse. Mais le point intéressant par excellence consiste à étudier avec soin la manière dont chacune d'elles se transforme, et surtout, de s'efforcer de reconnaître, par une étude très attentive, les signes auxquels le développement carcinomateux peut se reconnaître.

Une vésicule crève et fait place soit à une excoriation ou une ulcération ; il en est de même d'une pustule ; de sorte qu'au point de vue pratique, nous pouvons classer dans un même chapitre les vésicules, les pustules, les excoriations, les ulcères et les fissures. A vrai dire, n'était l'histoire donnée par le malade, un médecin, n'admettrait que difficilement la possibilité d'un début par une vésicule ou une pustule, tellement il est rare qu'il soit témoin de cette première phase. La partie malade, quelle qu'en soit l'origine, est d'abord indolore, et revêt toutes les apparences d'une ulcération chronique, ne suppurant que peu, ne causant guère de douleur, avec peu ou point de modifications des tissus. Si, ce qui n'est pas rare, elle a son siège sur le bord de la langue, elle fait légèrement saillie, ou, si c'est une fissure, on la reconnaît à une légère proéminence de ses bords. Soit ignorance de la part du malade, soit qu'un traitement défectueux ait été institué, cette surface s'irrite, puis s'agrandit lentement. L'ulcération devient rugueuse, la fissure se creuse et devient anfractueuse ; la surface environnante peut s'enflammer, le plus souvent, elle n'est qu'un peu irritée, mais, et c'est là un des points les plus importants dans ce processus, le voisinage et la base s'indurent lentement et presque imperceptiblement, ou si l'induration existait dès le début, elle s'accentue de plus en plus. Il est probable qu'à ce moment la lésion est déjà devenue carcinomateuse, car la maladie présente maintenant des caractères cancéreux, dont l'induration est certainement un des plus importants ; et à partir de ce moment elle croîtra rapidement et on verra se dérouler successivement un à un des signes de carcinome sur lesquels on ne saurait se méprendre. Mais il n'existe pas de moment précis, du moins au point de vue clinique, où on puisse dire qu'une lésion simple s'est transformée en carcinome. Parfois, même à cette phase de transformation il se fait de l'engorgement ganglionnaire, sous-maxillaire plus ou moins limité, et cependant bien que le pronostic en soit aggravé d'autant, il n'en faut pas nécessairement déduire que cet engorgement soit de nature cancéreuse.

La modification lente par laquelle un tubercule ou un papillome se transforme en carcinome se voit surtout bien sur le dos de la langue. Dernièrement, j'ai soigné deux cas, l'un n'était qu'un simple papillome sur la face dorsale de la langue près de la ligne médiane, l'autre, un papillome plus gros, occupant le même siège et qui était devenu cancéreux. Les deux langues étaient le siège de plaques de leucome datant de plusieurs années, mais si peu marquées qu'on y avait à peine fait attention. Un papillome s'était formé au milieu de la surface malade, dû sans doute à une cause irritante quelconque. Dans le premier cas, la tumeur mesurait près d'un centimètre dans son plus long diamètre, parallèle à l'axe de la langue et 6 millimètres de large. Elle faisait saillie sur la surface de la langue comme une petite fève qu'on y aurait posée, mais elle présentait un contour légèrement papillomateux ; elle était résistante, mais élastique, indolore, et sans induration à sa base. Il n'y avait aucune ulcération, ni excoriation à sa surface, bien que sa situation dût l'exposer à des irritations fréquentes. Dans le second cas, la grosseur avait près de deux centimètres et demi de long sur plus d'un centimètre de large, et son plus long diamètre était, comme pour le premier, parallèle à celui de la langue. Il est probable qu'à une date très peu éloignée, cette grosseur avait ressemblé absolument à la précédente ; mais la surface en était devenue ulcérée, elle était plus dure, et l'induration de sa base s'étendait dans la substance de la langue. Je n'attendis évidemment pas que la plus petite de ces tumeurs se transformât sous mes yeux en cancer, mais si j'avais attendu, je ne doute pas qu'elle fût devenue peu à peu semblable à l'autre. Voyant, au contraire, que cette grosseur augmentait, et qu'elle deviendrait fort probablement carcinomateuse, je l'enlevai au galvano-cautère, avec une portion des tissus sains voisins. Dans tous les cas de transformation de papillomes en cancers, le développement continu, l'ulcération, la dureté plus grande de tumeur, et l'induration croissante de sa base, sont les principaux phénomènes qui annoncent cette transformation.

Le début moins fréquent du carcinome lingual est celui qui se présente sous forme de grosseur ou nodule dans l'épaisseur de l'organe, ou, pour parler plus correctement, dans les tissus sous-dermiques, car, bien que la grosseur paraisse souvent située profondément dans l'épaisseur de la langue, et ne fasse qu'une très légère saillie, il est plus que probable qu'elle doit son origine à des modifications des couches plus profondes du derme. Ce genre de nodules est probablement, dans un grand nombre de cas, sinon dans tous, de nature carcinomateuse dès le début ; on n'assiste pas à sa transformation en cancer comme pour les papillomes. On peut même considérer ces nodules comme de même nature que l'épaississement et l'induration qui se font autour de la base de l'ulcération ou du papillome, et que nous avons indiqué comme un symptôme sûr et significatif de la transformation d'une affection simple en carcinome. Le processus anatomo-pathologique est d'ailleurs le même, à savoir la pénétration de cylindres épithéliaux du derme dans les tissus sous-jacents. Mais, quelle que soit la pathogénie de la tumeur, son évolution et les symptômes qui s'y montrent sont les mêmes dans presque tous les cas. Elle envahit lentement l'épaisseur de la langue, a une consistance très dure, puis fait légèrement saillie à la surface, et finalement s'ulcère. L'ulcération ne comporte pas nécessairement de la suppuration et formation d'une cavité profonde et de mauvaise nature, bien que ce soit le cas le plus ordinaire ; il peut y avoir au contraire saillie d'une masse fongueuse, ou bien les bords de l'ulcère peuvent s'agrandir, revêtir un aspect nodulaire et cratériforme.

D'après ce que nous venons de dire, on ne s'étonnera plus de voir l'ulcération se produire si souvent et à une époque si précoce. On peut même dire que l'ulcération est tellement la règle qu'on peut presque la considérer comme une condition nécessaire du carcinome de la langue. Je crois que les seuls cas où l'ulcération fasse quelquefois défaut après le développement complet de la maladie, sont ceux où le début se fait par un papillome. Dans ceux de ces cas où il s'agit d'un papillome sec et dur. l'ulcération peut être longue à se faire, et le cancer se développera en profondeur. La forme nodulaire sous-muqueuse n'a pas non plus une tendance à s'ulcérer tout d'abord, et peut atteindre un volume considérable avant de s'ouvrir, mais il est rare que ce travail ulcératif ne survienne pas au bout de quelques semaines. Nous avons fait observer dans le paragraphe précédent que c'est là la forme du début la moins commune pour le carcinome de la langue. A propos du diagnostic, il sera de nouveau question de la fréquence et de la grande importance de l'ulcération.

Les *symptômes objectifs* de la maladie confirmée sont très nets et en général très évidents, et pourtant ils diffèrent beaucoup selon les cas. J'ai en ce moment sous les yeux quatre croquis coloriés de carcinome de la langue, pris sous ma direction pas M. Godart, et qui représentent quatre cas de Saint-Bartholomew's Hospital. Dans l'un il s'agit d'un papillome qui s'est transformé en carcinome ; la description en a déjà été donnée, je ne veux donc pas y revenir. Le second cas est celui d'un malade dans le service de M. Smith, qui a bien voulu le mettre à ma disposition. Sur le bord gauche de la langue est une grosse masse saillante, formée de plusieurs éminences, d'un rouge livide, implantée sur une base étranglée, et au fond d'une dépression centrale on voit une escarre d'un vert foncé et grisâtre. L'impression générale est celle de l'épanouissement de quelque fleur hideuse, à pétales rouges et charnus recourbés, et cachant les pistils et les étamines. Cette assimilation se retrouve dans l'odeur infecte qui se dégage de cette végétation. C'est encore à M. Smith que je dois le troisième cas. Ici la langue demeure immobile au fond de la bouche, mais, par l'écartement des mâchoires on peut voir toute la moitié gauche de l'organe qui est transformée en une masse saillante papillomateuse de forme irrégulière, couverte çà et là d'escarres ou de grumeaux de pus, et sillonnée en divers sens de fissures profondes et irrégulières A la partie antérieure de l'organe le mal s'arrête à la ligne médiane, mais un peu en arrière il empiète sur la moitié droite. Enfin dans le dernier cas dont je veux parler, la face dorsale, sauf dans la partie malade, était normale et couverte d'un enduit épais ; mais ici le reste de cette face est parfaitement lisse et on n'y voit ni enduit ni papilles. Le quatrième malade était dans mon service, et je lui enlevai la langue pour une affection qui est représentée dans la gravure comme siégeant surtout sur le bord gauche. C'était un ulcère de forme ovalaire, sans granulations, mais à surface lisse et polie présentant à sa partie centrale une dépression qui le continuait par une crevasse longue et étroite. On dirait qu'il y a eu une force d'attraction qui en a fait rentrer la partie centrale. Toute cette surface ulcérée repose sur une base en saillie ; la membrane muqueuse recouvre ces bords saillants jusqu'aux limites de l'ulcère, et là s'arrête brusquement. Au devant de la plaie existe une ulcération linéaire superficielle à bords irréguliers et dentelés, qui n'est qu'un ulcère simple et indolent ; et toute la face dorsale est lisse et opalescente, ou d'un blanc opaque sans enduit, parsemé de petits papillomes destinés tous par la suite à devenir cancéreux. D'autres cas de carcinome fort différents de ceux-ci, mais pourtant également caractéristiques me reviennent en mémoire. Il y a environ deux ans j'opérai un homme dont la langue ne présentait guère sur toute sa surface que des excoriations, sans hypertrophie. Je dirai même que cet organe semblait plus petit qu'à l'état normal, comme s'il s'était agi d'un processus atrophique comme pour le sein squirrheux. Il était lisse, uni et sillonné d'une façon irrégulière, et presque toute la partie antérieure était transformée en une substance dure, non élastique, presque aussi dure et aussi résistante que le bois. Vers la même époque, il y avait aussi à l'hôpital un malade, dans le service de M. Willett, avec un epithelioma papillomateux du dos de la langue. La surface en était sèche et dure, et ne présentait d'ulcération nulle part. Le mal eût bien pu être pris pour un simple papillome, n'était sa base indurée qui envahissait jusqu'à la substance musculaire. Ce malade souffrait d'une ichthyose de la langue et de l'intérieur des lèvres et des joues, la plus caractéristique que j'aie jamais vue; la surface de toutes les parties malades n'était pas seulement épaissie et plus dure qu'à l'état normal, mais nettement papillomateuse. Une autre forme assez fréquente de carcinome consiste en un ulcère profond et purulent creusé dans la substance de l'organe. Les bords sont généralement saillants, recourbés et à nodosités, le fond de l'ulcère est fongueux et rempli de pus et d'aliments en décomposition; les tissus environnants sont infiltrés et indurés.

La description de la maladie à son complet développement n'est pas épuisée par l'histoire de ces quelques cas, mais on a pu y étudier les symptômes les plus ordinaires, ainsi que quelques-uns de ceux que l'on rencontre plus rarement. Ainsi à propos de ces observations, j'aurais pu dans quelques-unes, sinon dans toutes, ajouter à la symptomatologie l'*hypertrophie des ganglions lymphatiques* sous-maxillaires, symptôme qui complique très souvent la maladie arrivée à une période aussi avancée que celles dont il s'agit. Les ganglions peuvent être assez volumineux pour qu'on les distingue parfaitement, mais le plus souvent il faut les chercher, et on les sent facilement du côté correspondant à la moitié malade de la langue. A la première période du carcinome les *symptômes subjectifs* les plus pénibles sont ordinairement la douleur et la salivation. La douleur peut exister dès l'origine, être très aiguë, ou lancinante, ou térébrante, et peut rayonner dans les organes voisins du même côté jusqu'à l'oreille. Une douleur aiguë de l'oreille est souvent l'indice d'un néoplasme cancéreux siégeant assez loin sur le bord ou sur le côté de la langue. La salivation n'est ordinairement pénible que lorsque la maladie est plus avancée, mais dans ses dernières phases, elle ajoute beaucoup aux souffrances du malade.

Cependant, il ne faudrait pas considérer ni l'un ni l'autre de ces symptômes comme pathognomoniques d'un cancer ; il est même plus commun de les rencontrer dans les ulcères tuberculeux et ordinairement à une période plus précoce. Il est surprenant de voir combien certains ulcères carcinomateux sont indolores, même lorsqu'ils sont exposés par leur situation même à toutes sortes d'irritations et d'excoriations. Il est toutefois fort rare qu'un cancer subisse toute son évolution sans se compliquer vers la fin de douleur et de salivation.

Bien que notre intention soit de nous con acrer dans ce travail à l'étude clinique des maladies de la langue, nous aurions tort de passer sous silence les caractères *histologiques* et *anatomo-pathologiques* d'une maladie telle que le carcinome. Nous avons déjà dit que la seule forme de carcinome primitif de la langue que l'on connaisse est le carcinome à cellules squameuses ou epithelioma, mais on ne peut expliquer d'une manière satisfaisante le droit exclusif d'affecter la langue que cette variété paraît s'être attribué. Il y a certes bien des raisons pour expliquer qu'on la trouve dans les tissus de la langue bien plus fréquemment que toute autre espèce, mais il n'existe pas de raison apparente pour qu'aucune des autres variétés n'attaque jamais cet organe. L'anatomie pathologique de l'affection ressemble à celle de l'epithelioma dans d'autres parties du corps. Il se forme des travées de cellules épithéliales présentant une grande ressemblance avec celles des couches profondes du derme avec lesquelles elles se continuent d'ailleurs; ces travées envahissent d'abord le tissu fibreux de la muqueuse, puis pénètrent jusque dans le tissu musculaire. Quelques-unes de ces travées descendent perpendiculairement et assez loin dans l'épaisseur des tissus, mais ne conservent pas la même épaisseur dans toute l'étendue de leur trajet; le plus souvent elles se dissocient, se divisent et s'anastomosent les unes avec les autres et constituent un véritable lacis dans la profondeur des tissus. Ces prolongements néoplasiques ainsi disposés en lacis n'ont que très peu de développement; on y distingue très nettement des cellules épithéliales modifiées tapissant les parois de ces prolongements ou travées, et disposées perpendiculairement par rapport aux tissus voisins, absolument comme les couches profondes d'un épiderme normal, moins toutefois la régularité. Il est facile de reconnaître la nature épithéliale des cellules dont nous venons de parler, et cependant elles diffèrent sur bien des points d'avec celles de l'épiderme normal de la langue; en effet, elles sont en général plus petites et présentent d'ailleurs des dimensions très variables. Leur forme n'est pas moins variable que leurs dimensions, elles sont rarement fusiformes ou caudées. Souvent elles présentent des bords dentelés. La plupart d'entre elles renferment des noyaux de dimensions relativement considérables par rapport à la grosseur des cellules elles-mêmes; quelquefois ces gros noyaux sont au nombre de deux ou trois et renferment de nombreux nucléoles, ou bien ce sont des cellules mères contenant une ou plusieurs cellules filles. Les plus grosses travées renferment souvent des cellules à noyaux ou des globes épidermiques, c'est-à-dire des corps arrondis sphériques contenant une ou plusieurs cellules, cellules entourées de plusieurs couches aplaties et squameuses comme les écailles imbriquées d'un bulbe de tulipe. On rencontre aussi quelquefois dans les plus petites travées des cellules à noyaux de dimensions moindres, et qui donnent à la travée une disposition moniliforme. Ces travées épithéliales ne sont pas contenues dans une gaîne et cependant elles se distinguent presque toujours nettement des tissus fibreux et musculaires voisins, quoique ces tissus soient infiltrés de petites cellules arrondies comme il en existe toujours sur les limites d'une tumeur maligne. L'aspect général du lacis néoplasique rappelle un peu le mode de distribution des vaisseaux lymphatiques et on peut croire que cette disposition est due à ce que ces travées se développent dans l'intérieur des canalicules lymphatiques ou tout au moins en suivant leur direction. Ce qui vient encore à l'appui de cette hypothèse, c'est l'apparition rapide de l'infection ganglionnaire.

Nous devons à Eve la description du processus pathologique qui relie une simple irritation à un carcinome squameux, et il est bon de faire observer que la ligne de démarcation est aussi difficile à établir d'une façon précise en histologie qu'en clinique. Pour mieux dire, il n'y a pas de ligne de démarcation, la transformation se fait insensiblement. On peut dire d'une façon générale que tant que la prolifération épithéliale ne dépasse pas l'épiderme et le tissu immédiatement sous-jacent, on n'a pas affaire à un épithélioma, mais quand le néoplasme a envahi les couches profondes du derme et surtout quand le tissu musculaire lui-même est intéressé, l'affection est nettement carcinomateuse. La présence des cellules à noyaux établit bien une présomption en faveur du cancer, mais ne constitue pas une preuve irrécusable, car on en a souvent vu d'aussi grosses dans des coupes de muqueuse parfaitement saine. Disons à ce propos que l'examen microscopique pourra aider au diagnostic en montrant des cellules à noyaux dans le produit de râclage, car sur cent examens de ce produit que j'ai faits à propos de langues saines ou malades mais non cancéreuses, je n'ai jamais rien trouvé qui ressemblât à des cellules à noyaux. D'ailleurs, les cellules épithéliales provenant de la surface d'un épithélioma diffèrent tellement de celles provenant d'autres ulcérations qu'il suffirait de la présence d'une seule cellule à noyau pour affirmer la nature cancéreuse de l'ulcère.

La raison qui explique, d'après nous, pourquoi les phlegmasies de la langue deviennent si souvent cancéreuses ou tout au moins laissent à leur suite un terrain propre au développement du cancer, et pourquoi de vieilles ulcérations cicatrisées depuis longtemps donnent naissance à un carcinome sur leur cicatrice même, c'est que ces lésions primitives ne sont pas dans d'aussi bonnes conditions de guérison que s'il s'agissait d'un autre point du corps. En effet les cicatrices n'ont pas le temps de s'affermir en un tissu nodulaire bien résistant ; il se fait à leur niveau une irritation continuelle entretenue par des mouvements répétés, par le contact avec des aliments trop chauds ou trop froids ou des surfaces rugueuses et vulnérantes. De nouvelles poussées inflammatoires se font à chaque instant et des formations cicatricielles se succèdent les unes aux autres. Si on examine des coupes d'une de ces cicatrices, en apparence tout à fait guéries, on constatera que l'épithélium est irrégulier, présentant des vacuoles et des noyaux plus gros que normalement, souvent même des cellules à deux noyaux. Le tissu cellulaire sous épithélial est plus vasculaire aussi qu'à l'état normal et est plus ou moins infiltré de petites cellules arrondies comme des leucocytes. Tout indique que l'irritation persiste encore et l'épiderme plus qu'aucun autre tissu conserve l'empreinte de cette irritation continue.

La *marche* que suit un carcinome abandonné à lui-même

dépend beaucoup de la situation qu'il occupe sur la langue. S'il débute sur la face dorsale, il pénètre jusque dans la substance musculaire et s'infiltre probablement assez profondément dans l'épaisseur de l'organe avant d'atteindre les parties voisines. S'il siège sur les parties latérales et juste au dessous du bord, en même temps que l'infiltration se fait du côté de la langue, l'envahissement s'étend le long du plancher de la bouche aux gencives et à la mâchoire. La langue s'immobilise, le tissu osseux même est intéressé, il se ramollit, se carie et s'exfolie et les dents s'ébranlent et tombent. Quand l'affection débute plus loin en arrière, elle envahit la base de la langue, s'étend peu à peu vers l'épiglotte, puis, de là au larynx ; ou bien encore, et c'est là la marche la plus ordinaire, elle envahit les piliers du voile du palais et les amydales et intéresse jusqu'au palais lui-même, ou bien creuse profondément et amène l'ulcération de l'artère tonsillaire et quelquefois de la carotide interne et produit ainsi la mort. Quelle que soit sa marche à l'intérieur de la bouche, si on abandonne le cancer à lui-même les ganglions se prendront certainement à leur tour. Dans toutes les observations que j'ai vues ou lues et où l'on n'avait pas fait d'opération, les ganglions étaient malades. Quel est le groupe de ganglions qui seront intéressés ? Cela dépend du siège de la lésion, et cependant, cette corrélation n'est pas rigoureusement précise. C'est tellement vrai qu'un carcinome nettement limité à une moitié de la langue peut se compliquer d'engorgement ganglionnaire bilatéral du cou. Il est probable qu'il n'y a là qu'une contradiction apparente, et l'affection ne se limite peut-être pas aux régions primitivement envahies, mais a gagné, s'est propagée vraisemblablement en profondeur sans causer de lésions appréciables à la vue ni au toucher. Les ganglions ainsi engorgés sont d'abord petits et durs et très mobiles, mais à mesure qu'ils prennent du développement, ils se ramollissent et perdent de leur mobilité jusqu'à ce qu'on constate de la fluctuation et que la masse soit absolument immobile. Cet engorgement ganglionnaire constitue quelquefois une tumeur volumineuse d'un côté ou des deux côtés du cou; j'en ai vu qui suppuraient, puis qui se cicatrisaient après un certain temps de suppuration et qui s'atrophiaient, mais sans jamais disparaître entièrement.

Ce serait un grand point que de pouvoir affirmer que les ganglions ne sont jamais atteints qu'après une certaine période déterminée, à partir de la première apparition du mal dans la bouche; si on pouvait, par exemple, établir comme une loi que l'affection des ganglions ne se montre jamais pendant les six premiers mois. La chose est malheureusement impossible. On rapporte certaines observations où les ganglions ont grossi au moment de la première constatation de la maladie dans la bouche, et bien qu'il soit extrêmement peu probable que le cancer se fût développé simultanément dans la langue et dans les ganglions lymphatiques, on peut se demander si l'affection même de ces derniers ne se déclare pas parfois très vite, si vite que l'on ne reconnaît la nature de la maladie que par l'engorgement ganglionnaire qui en résulte. Dans les cas à marche rapide, il est probable que les ganglions sont atteints deux ou trois mois après que la maladie de la bouche est devenue nettement carcinomateuse. D'autre part nous voyons très souvent aussi le carcinome de la langue exister pendant six ou neuf mois, ou même davantage avant que les ganglions ne se prennent. En outre, on ne saurait, au point de vue pathologique, conclure que tout engorgement ganglionnaire survenant pendant les premières phases du carcinome est fatalement carcinomateux, bien qu'au point de vue clinique il soit bien plus prudent de le traiter comme tel.

A mesure que la maladie se développe, la parole et la déglutition deviennent de plus en plus difficiles. Lorsque la langue s'est immobilisée au fond de la bouche, et que la salivation est abondante, il est extrêmement difficile de comprendre ce que dit le malade. L'acte de la déglutition, une fois que le bol alimentaire a franchi l'isthme du gosier, s'accomplit généralement sans difficulté, mais l'immobilité de la langue fait qu'il est impossible au malade de rassembler les aliments épars dans la bouche et d'en faire un bol. Il lui est donc plus facile de prendre des aliments liquides, ou demi-liquides comme la gelée, que des solides qu'il faut mastiquer. Les dernières phases de la maladie se compliquent assez fréquemment d'hémorrhagie par des vaisseaux ouverts par les progrès de l'ulcération : l'hémorrhagie peut être artérielle ou veineuse; il peut même se produire à diverses reprises des hémorrhagies capillaires. Mais la mort par hémorrhagie est loin d'être la terminaison la plus fréquente chez les malades que l'on n'opère pas. La plupart meurent de cachexie lente, que viennent aggraver sans doute, dans certains cas, une série de petites hémorrhagies. L'épuisement est dû à bien des causes; à la douleur, à une salivation abondante, à l'impossibilité de prendre une nourriture suffisante, à l'insomnie, à la septicémie, et, dans certains cas, à la suppuration de la surface malade. Et lorsque le patient est dans un état d'épuisement extrême, il succombe parfois à une pneumonie septique; c'est là une terminaison que l'on observe surtout chez ceux qui meurent après l'opération. Il faut regretter que l'hémorrhagie ne constitue pas une cause de mort plus fréquente qu'elle ne l'est en réalité, car les souffrances de ceux qui meurent d'un cancer de la langue, ou d'une récidive après opération, sont presque toujours terribles et tristes à voir.

Les malades que l'on n'opère pas succombent habituellement un an ou dix-huit mois après la première manifestation de la maladie; ou, s'il a existé une ulcération sur la langue depuis de longues années et qu'elle soit devenue cancéreuse, dans l'année ou dans les dix-huit mois qui suivent la modification de la lésion. La plus courte survie que j'aie notée est celle d'une vieille femme, fort débilitée, de soixante-dix-huit ans, qui mourut cinq mois après la première apparition de la maladie dans la bouche. La grande majorité des malades que l'on n'opère pas meurent dans les douze mois.

La *généralisation* du cancer de la langue est assez rare. Les malades meurent-ils trop tôt pour permettre à la généralisation de se faire? (cela est fort peu probable, si l'on songe à la rapidité avec laquelle se généralisent certains sarcomes des os, et certains carcinomes du sein) les vaisseaux par lesquels cette généralisation peut se faire ne sont-ils pas perméables? (théorie qui n'est guère plus acceptable que la première si l'on considère le siège de la maladie et la grande vascularité de la langue) ou bien le carcinome à cellules squameuses qui a son origine dans la langue, n'a-t-il que fort peu de tendance à se propager et à se développer dans les organes autres que la langue et les ganglions? Ce qui demeure acquis, c'est que la généralisation de la maladie ne se rencontre que rarement. Cependant nous devons faire une réserve sur ce point, car les autopsies de malades morts de cette affection, soit sans avoir été opérés, soit après récidive, sont en nombre restreint. On pourrait croire que les poumons seraient plus fréquemment atteints qu'aucun autre organe, à cause de leurs relations avec la partie primitivement atteinte. Car les miasmes septiques peuvent y être introduits par le courant d'air inspiratoire, ou par l'ondée sanguine de la circulation. Mais d'après les faits connus jusqu'ici, le foie est aussi fréquemment atteint que les poumons ; quelquefois les deux organes sont intéressés, quelquefois la glande hépatique seule. Si cette corrélation se trouve confirmée dans la suite on devra admettre que le foie présente un terrain plus propre à l'implantation et au développement de la maladie que le tissu pulmonaire.

Quoi qu'il en soit, nous pouvons, je crois, admettre, pour l'instant du moins, que le carcinome de la langue est essentiellement *un mal local*, qui, certes, n'est pas limité à la région où il se produit, mais qui se cantonne cependant jusqu'à un certain point dans cette région et les régions immédiatement adjacentes, ainsi que dans les ganglions lymphatiques du voisinage. Il peut envahir une surface assez grande ; il est pourtant local en ce sens que, dans la grande majorité des cas, si on enlevait complètement les régions directement ou secondairement intéressées, on pourrait espérer avec confiance obtenir la guérison. Plus la surface atteinte par le mal est restreinte, plus il est facile et moins il est dangereux d'intervenir ; plus le mal est étendu, plus l'opération est difficile et dangereuse ; l'ablation complète ne comporte pas l'espoir de guérison. Dans cet état de choses, on ne saurait trop s'appesantir sur l'importance de faire le diagnostic le plus tôt possible. Pour que l'opération présente de bonnes chances de succès, elle doit se faire avant que la maladie ait envahi l'arrière-bouche, et surtout avant que les ganglions se soient engorgés. Car, bien que l'on cite des cas de guérison complète après opération sur des cancers de la langue très étendus, ces cas sont fort rares ; et ceux où l'on a obtenu une guérison complète après l'ablation du néoplasme et des ganglions malades sont plus rares encore. Il est certain qu'on n'a pas le droit devant des lésions aussi avancées d'espérer avoir quelques chances de guérison complète.

Les maladies que l'on sera le plus porté à confondre avec un cancer sont les tumeurs et les ulcères syphilitiques, les tumeurs papillomateuses, les ulcères et fissures simples. La ressemblance que présente chacune de ces affections avec le carcinome est parfois si grande qu'il devient extrêmement difficile de se prononcer sur la nature exacte de l'affection, et ce qui rend cette difficulté plus grande encore, c'est que certaines de ces maladies peuvent se transformer en carcinome, la transition s'opérant par gradations presque imperceptibles.

Il est extrêmement rare que l'on prenne pour un carcinome les affections syphilitiques secondaires, mais les accidents primitifs et tertiaires peuvent y ressembler beaucoup. L'ulcère syphilitique primitif de la langue est si peu commun que l'on aura rarement à se demander si c'est un cancer. La syphilis se montrera plutôt chez des personnes plus jeunes, chez les femmes aussi souvent que chez les hommes, et se manifestera de préférence à la pointe de la langue ou dans les environs, tandis que le carcinome siège presque toujours plus en arrière, le long d'un des bords. Les ganglions sont engorgés dès le début. Il n'est pas rare que des accidents secondaires se présentent et éclairent le diagnostic à une période de la maladie à laquelle on ne songerait pas encore à faire l'opération. Ce sont les accidents de la syphilis tertiaire qu'il faut surtout savoir distinguer du carcinome, à savoir : les gommes non ulcérées et surtout celles qui ont évolué en ulcères. La seule forme de carcinome que l'on puisse prendre pour une gomme non ulcérée est celle où le néoplasme commence sous forme de grosseur ou de nodule dans les tissus sous-muqueux. En effet, les deux lésions siègent le plus souvent sur la face dorsale ; dans l'une comme dans l'autre la grosseur est d'abord mal définie, dure, et intimement confondue avec les tissus de la langue ; dans les deux, les progrès de la maladie sont lents au début, et il n'y a pas de retentissement sur les ganglions lymphatiques ; toutes deux se rencontrent plus souvent chez les hommes que chez les femmes, et plus souvent aussi chez les adultes ayant dépassé la trentaine. Les points de ressemblance entre les deux maladies sont multiples et frappants ; je crois même qu'il est parfois impossible de les distinguer. Mais il faut noter les points suivants sur lesquels elles diffèrent ou peuvent différer. Il n'est pas rare d'observer deux

;ommes ou même plusieurs sur la même langue, tandis qu'il st extrêmement rare d'y trouver un deuxième carcinome. Il ı'est pas rare qu'il y ait sur la langue d'anciennes cicatrices .e syphilis, et d'autres symptômes diathésiques sur d'autres ıarties du corps, et il peut se faire d'ailleurs que le malade .voue avoir été contaminé. Assez souvent la tumeur cancéeuse est accompagnée d'un état anormal de la surface de la angue, tel que des leucomes, ou la glossite superficielle chroıique. D'autre part, il faut se rappeler aussi que les lésions ›euvent être dues à la syphilis, et que d'ailleurs le carcinome ›eut se montrer sur des langues de malades porteurs d'une yphilis ancienne. Dans ces cas douteux, il est évident que l'on ssaiera l'effet d'un traitement. On administrera de l'iodure le potassium, et si la dose est suffisante, et que le malade la upporte bien, la gomme ne tardera pas à diminuer et à dispaaître. C'est surtout avec la gomme ulcérée qu'on sera porté à onfondre un carcinome, précisément parce que le carcinome st presque toujours le siège d'un travail ulcératif; et cepen-.ant, bien que les deux maladies se ressemblent souvent beauoup, il ne me semble pas que le diagnostic soit si difficile à aire. Les gommes ulcérées siègent de préférence dans les arties centrales de la langue, les ulcères cancéreux, au conraire, sur les parties latérales; les bords des gommes ulcéées sont généralement décollés, tandis que ceux des ulcères ancéreux sont saillants, nodulaires et indurés; les gommes lcérées sont bien plus souvent multiples que les cancers et résentent rarement une induration aussi profonde et aussi narquée que les cancers; les ganglions lymphatiques ne sont resque jamais intéressés dans la syphilis tertiaire, tandis u'ils le sont presque toujours quand il s'agit d'ulcères cancéeux un peu anciens.

C'est à dessein que je n'ai parlé de l'engorgement ganglion-.aire qu'en dernier lieu; et je n'ai pas voulu soulever la question du traitement anti-syphilitique, parce que je professe que, sauf dans les cas exceptionnels, le diagnostic devrait toujours être fait bien avant que les ganglions ne soient pris, et que l'on ne devrait jamais avoir recours à l'épreuve du traitement que tout à fait dans les premières phases de la maladie.

Dans tous les cas d'ulcération bien avérée, quand on hésite sur la nature de l'affection, on doit toujours avoir recours à *l'épreuve par le microscope* et examiner avec soin le produit de grattage de la surface ulcérée. Cette méthode a été, je crois, recommandée pour la première fois par Schuh, car la première mention que j'en aie trouvée est celle contenue dans le « Pseudoplasmen » ; mais elle n'avait jamais provoqué l'attention qu'elle méritait, ou était tombée en oubli jusqu'au moment où j'essayai de la faire revivre ; il y a de cela quelques années. Elle a été depuis fréquemment suivie, par moi et par d'autres à Saint-Bartholomew's Hospital, et elle a donné en général d'excellents résultats. On a adopté encore cette façon de faire dans un ou deux hôpitaux de province avec succès, mais pas encore aussi fréquemment qu'il serait à souhaiter.

Si on place dans une goutte d'eau sur une plaque de verre le produit de raclage de la surface d'un ulcère tuberculeux, syphilitique ou simple, et qu'on l'examine d'abord à un petit grossissement puis à un grossissement plus fort (un n° 4 et 7 Hartnack par exemple) on reconnaîtra des corpuscules de pus et de sang, avec des débris d'aliments, des schistomycetes et quelques squames épithéliaux, normaux ou presque normaux. Pas plus dans l'une de ces maladies que dans l'autre on ne trouve rien de particulier, rien qui les distingue. Dans un autre chapitre nous avons discuté la possibilité de découvrir le bacille du tubercule dans les produits de raclage d'ulcères tuberculeux ; mais en admettant que cela soit possible il faudra faire subir au produit une préparation spéciale. Si maintenant, on porte sur le champ du microscope le raclag 'un ulcère carcinomateux à la place des ulcères tuberculeux, yphilitiques ou simples, on remarque une disposition tout à ıit caractéristique. On y voit encore des corpuscules de pus t de sang, des débris alimentaires et des schistomycetes, mais n y voit aussi et surtout des squames épithéliaux, non plus ormaux, mais différant beaucoup à presque tous égards de épithélium normal de la langue et des régions voisines. Les ellules sont de grosseur et de forme fort variables ; les unes ont des squames aplatis ; d'autres sont arrondies ou vales ; d'autres encore sont allongées avec des extrémités ronquées, ou longues et effilées ; d'autres enfin sont bouroufléés à une extrémité et se terminent à l'autre par une ueue en pointe. Le contenu varie autant que la grosseur et a forme ; le protoplasme est généralement granuleux, souvent grosses granulations ; il peut s'y trouver deux ou trois ıoyaux, ou même davantage, et les noyaux, qu'il n'y en ait u'un ou qu'il y en ait plusieurs, sont beaucoup plus grands ue ceux de l'épithélium normal. Les nucléoles sont souvent ussi grands que les noyaux. On y voit souvent des cellulesnères, et assez fréquemment aussi des cellules-filles, qui ont si caractéristiques du carcinome à cellules épithéliales.

Je ne suis pas d'avis que cet examen microscopique remılace jamais un examen clinique attentif et complet, pas plus ue je ne réclame pour cette méthode l'infaillibilité. On est acilement porté à en exagérer la valeur, et on se trompe faciement dans les cas un peu difficiles.

Mais je considère le microscope comme étant d'un très rand secours pour le diagnostic dans ces cas difficiles, et 'autres de mes collègues, aussi bien que moi-même, ont pu se rononcer souvent avec certitude, grâce au microscope, dans es cas où il y avait de très sérieux désaccords à nos consultaions du jeudi à Saint-Bartholomw's Hospital. L'épreuve du nicroscope exige naturellement quelque connaissance de la technique spéciale de cet instrument, mais une connaissance fort superficielle pourra suffire, car les procédés ne sont pas compliqués et on arrivera très facilement à établir une comparaison entre les différents ulcères. Si le premier raclage ne donne pas des résultats qu'on puisse considérer comme concluants, il faut examiner une seconde ou une troisième préparation, et répéter son examen huit ou dix jours plus tard. Je n'ai pas besoin d'ajouter qu'avant de faire cet examen, il faut nettoyer avec soin la surface de l'ulcère. On peut le gratter avec un couteau mousse, car il n'est pas nécessaire que la lame entame la surface malade. En général, la douleur est insignifiante. Cette méthode d'examen peut être employée dans tous les cas d'ulcération, mais elle ne trouve pas son indication dans les carcinomes non ulcérés, tels que, par exemple, les papillomes et les nodosités sous-muqueuses par lesquelles parfois le carcinome débute. Si j'ai été amené à me prononcer si nettement en faveur de l'examen par le microscope, c'est que dans les deux ou trois dernières années j'ai vu plusieurs cas d'ulcères carcinomateux traités, par quelques-uns des meilleurs chirurgiens des hôpitaux de Londres, comme des ulcères syphilitiques ; non qu'ils fussent convaincus que la maladie était syphilitique, mais parce qu'ils n'étaient pas bien sûrs qu'elle fût cancéreuse. On laissa ainsi s'écouler plusieurs semaines, jusqu'à ce qu'il fût clairement démontré que l'ulcère n'était nullement modifié par le traitement anti-syphilitique, et peut-être jusqu'à ce que le mal eût envahi les ganglions lymphatiques. On avait laissé passer le moment où il eût fallu opérer, et l'on ne se décida à le faire que lorsque les chances de succès étaient fort diminuées, et que le malade était affaibli par l'iodure de potassium administré à hautes doses, et, dans un cas, par la salivation mercurielle.

Le diagnostic entre le tubercule et le carcinome n'est pas

ɑoins difficile dans bien des cas, qu'entre le carcinome et la yphilis, mais la connaissance plus complète que nous avons ujourd'hui des ulcères tuberculeux a rendu moins fréquentes əs erreurs de diagnostic. Les ulcères tuberculeux primitifs e la langue sont rares, et la concomitance d'autres symp-ɔmes de tuberculose dans les cas d'ulcères secondaires evrait éloigner l'idée de carcinome, même lorsque, sous 'autres rapports, la symptomatologie est douteuse. Dans le hapitre qui traite de l'ulcère tuberculeux nous discuterons le iagnostic du carcinome et de l'ulcère tuberculeux primitif, t il y est dit que tous les ulcères tuberculeux primitifs écrits et examinés par Nédopil avaient été enlevés, comme tant cancéreux. A cela j'ajouterai que ce traitement som-ıaire était le meilleur qu'on pût appliquer, aussi bien au ıbercule qu'au cancer, et que si l'on adoptait cette méthode écisive pour tous les ulcères douteux de la langue, on ver-ıit une décroissance marquée dans le chiffre des décès par arcinome.

La difficulté qu'il y a à distinguer une tumeur carcinoma-əuse d'un simple papillome est d'autant plus grande que énéralement, par la suite, le papillome devient cancer. L'af-əction débute sous forme d'une simple grosseur qui au bout 'un certain temps se transforme insensiblement en un carci-ome. Nous avons déjà fait remarquer que les petites tumeurs ıolles ont une tendance à s'ulcérer, et que les unes et les utres tendent à former corps avec la langue à mesure que induration s'accentue et envahit les régions environnantes. ə ne connais pas de signes plus certains de transformation 'une affection simple en une affection maligne que ces deux ymptômes : ulcération et induration. Les recherches micros-ɔpiques sont moins applicables aux épithéliomas papilloma-ıux qu'à tous les autres, sauf peut-être ceux qui débutent ɔus forme de tumeurs sous-muqueuses. On ne peut y avoir recours que si la surface est ulcérée ; car le raclage d'un épithélioma non ulcéré ne diffère nullement, dans la grande majorité des cas, de celui d'une papillome non-carcinomateux.

Cette même difficulté qui s'attache à ce diagnostic se retrouve quand il s'agit de distinguer entre un ulcère simple et un carcinome, car ici aussi la transition est insensible, et ce moment de transition n'est marqué par aucun signe certain et facilement reconnaissable. L'âge auquel l'ulcère se montre, l'étendue et la connaissance de l'induration environnante, peuvent contribuer beaucoup à simplifier le diagnostic. Il est aussi fort important de remarquer si l'ulcère reste stationnaire, ou augmente après que l'on a supprimé la cause qui l'a produit. Mais, quelque soin que l'on prenne, il n'est pas rare qu'un ulcère simple ou traumatique soit déjà carcinomateux depuis longtemps quand on s'en aperçoit ; et ce n'est que quand les ganglions lymphatiques sont nettement engorgés que le soupçon devient une certitude. C'est dans les cas douteux de ce genre que l'épreuve du microscope sera, je crois, d'une grande utilité. Il faut y avoir recours de temps en temps, à des intervalles de huit jours, par exemple, et comparer avec soin les résultats entre eux. Si on a soin d'étendre la préparation dans une solution faible d'acide phénique et que la petite plaque de verre soit lutée avec une couche d'huile ou de noir de Brunswick, ou d'une des substances dont on se sert communément pour ce genre de travail, la plaque peut facilement se conserver plusieurs semaines.

En ce qui concerne la question générale de la nécessité de faire de bonne heure le diagnostic du carcinome de la langue, je me plais à croire que son importance a éveillé l'attention du corps médical et du public d'une façon bien plus complète qu'il y a quelques années. Jusqu'en ces dernières années, en effet, les médecins en étaient presque tous à considérer qu'un ulcère carcinomateux était probablement ou pouvait être un ulcère comme un autre jusqu'à ce qu'il fût prouvé que c'était bien un carcinome par des signes infaillibles, tels que, par exemple, l'envahissement des tissus adjacents, l'immobilité de la langue au fond de la bouche, et l'engorgement des ganglions lymphatiques. Je ne veux pas dire qu'il en ait été ainsi de tous les cas soignés par des chirurgiens d'une grande expérience et d'une grande science ; mais ces chirurgiens mêmes étaient imbus d'une idée funeste qui consistait à donner, ce qu'on appelle communément, une chance au malade, en traitant la maladie comme si elle était syphilitique ou simplement idiopathique. Peu à peu les médecins en sont arrivés à appeler « donner une chance au malade » ce qui n'était que « donner une chance au carcinome » de s'implanter solidement, et ils enlevaient au contraire au malade toute chance de guérison. Sans aucun doute aussi, la tendance qu'ont aujourd'hui les chirurgiens à opérer dès le début, et même dans des cas douteux, dépend dans une grande mesure de notre connaissance plus grande des méthodes opératoires les meilleures et les plus sûres pour amputer la langue soit entièrement ou en partie. L'opération n'est plus considérée comme très difficile ni comme très dangereuse, surtout lorsqu'on n'enlève qu'une partie de l'organe. C'est un peu à cette raison, et un peu à ce que les praticiens en général commencent à reconnaître tout le danger de la temporisation dans les cas douteux, que j'attribue la tendance à conseiller l'ablation de ce qu'on eût considéré autrefois comme des grosseurs ou ulcérations insignifiantes. Dans ma propre clientèle, et dans celle de mes collègues de l'hôpital, plusieurs cas de ce genre se sont présentés pendant les deux dernières années. On fait une opération presque insignifiante, et l'on supprime ainsi la crainte, que dis-je, la certitude presque absolue d'une mort horrible.

Dans tous les cas de carcinome de la langue non opéré, il

n'y a qu'un seul pronostic, la mort, et nous devons ajouter à notre grand regret, que le pronostic est le même dans la plupart des cas opérés lorsque la maladie est bien caractérisée. Nous avons parlé déjà du mode de terminaison et de la durée de l'affection ; il nous reste maintenant à considérer la valeur de l'opération comme moyen de préserver ou de prolonger la vie, ou d'épargner des souffrances.

Et d'abord y a-t-il jamais guérison complète, après opération quand le carcinome est bien caractérisé? Avant de pouvoir répondre à cette question d'une façon complète, il faut établir que la guérison est considérée comme complète si le malade est bien portant et qu'aucun des symptômes de la maladie ne se montre pendant les douze mois qui suivent l'opération. Que l'on accepte ou non cette définition de la guérison complète, il est évident que la réponse à la question générale doit être affirmative, car il y a des exemples de malades auxquels on a enlevé des cancers nettement caractérisés et chez qui la guérison s'est maintenue pendant plusieurs années. Mais la proportion des cas de guérison complète dépend beaucoup de la période de santé que l'on exige comme preuve de cette guérison. Pour discuter cette question nous préférons nous servir de nos propres tables de statistique que de celles des autres auteurs, car les nôtres sont, je crois, les seules où les symptômes de la maladie aient été définis pour chaque cas, et établis par l'examen microscopique. Sur les quatre-vingts cas portés sur ces tables, il y eut soixante-dix opérations, et sept de nos malades ont joui d'une santé parfaite pendant plus d'une année. Il y a un huitième cas que l'on peut revendiquer comme un cas de guérison, car le malade mourut quatre ans après l'opération d'une maladie n'ayant aucun rapport avec l'affection de la langue, et au moment de sa mort cet organe était parfaitement sain. Depuis la publication de ces tables de statistique, j'ai appris la mort d'un des malades « guéris »; il avait été opéré par M. Rushton Parker pour une affection très compliquée. Ce malade s'était bien porté pendant les dix-huit mois qui suivirent l'ablation du cancer, mais au bout de ce temps, la maladie reparut et il était mort ou mourant lorsque les dernières nouvelles nous parvinrent. Pour compenser cette perte nous avons appris que deux malades que l'on ne pouvait pas à cette époque classer parmi les malades guéris (n°s 5 et 8 des tables) jouissent d'une bonne santé. Tous deux étaient des malades de M. Christopher Heat, et la dernière fois qu'il les a vus, ou qu'il a entendu parler d'eux, ils se portaient parfaitement bien, l'un au moins cinq ans, et l'autre onze ans après l'opération. Les périodes respectives auxquelles on les a observés sont vingt et un mois, deux ans, trois à quatre ans (deux cas), quatre ans (le malade est mort d'une affection tout autre), cinq, six et onze ans. Nous savons de source certaine qu'un des malades, que l'on a observé trois ou quatre ans après l'opération, et à propos duquel les dernières nouvelles datent de 1880, est encore en vie, bien que je ne puisse affirmer qu'il soit bien portant. Neuf succès sur soixante-dix représentent à peu près 13 pour cent; mais nous ne croyons pas qu'on rencontre souvent des proportions aussi favorables. Barker, qui ne semble pas avoir connaissance de nos tables de statistique, a trouvé 17 guérisons sur 170 cas, soit 10 p. 0/0, mais tous les cas n'avaient pas été contrôlés par l'examen microscopique. Néanmoins, on peut considérer comme acquis que l'on sauve la vie à dix pour cent des malades opérés pour le carcinome de la langue. Et les opérations n'ont pas toutes été faites dans des cas très favorables, ni dans des conditions particulièrement propices. Chez le dernier malade dont nous avons parlé, la maladie débuta sous forme de grosseur au milieu de la face dorsale de la langue, et présentait des dimensions considérables; dans un autre cas l'affection s'étendait si loin que l'on dut enlever une partie de la mâchoire inférieure;

et dans plus d'un cas les ganglions étaient déjà engorgés et durent être enlevés pendant l'opération. A première vue, la proportion de dix ou douze pour cent semble fort petite, mais lorsqu'on considère le siège de la maladie, sa croissance rapide, la rapide extension aux tissus voisins et aux ganglions lymphatiques, cette proportion, si petite qu'elle soit, doit être considérée comme un triomphe de la chirurgie. Mais combien la proportion de guérisons complètes serait plus grande, si les opérations étaient faites beaucoup plus tôt! Et puisque la connaissance des premières phases de la maladie, et des modifications par lesquelles passent les affections simples pour devenir carcinomateuses se répand de jour en jour, ne pouvons-nous pas espérer pour l'avenir des résultats bien supérieurs à ceux que nous indiquons aujourd'hui.

En second lieu, les opérations qui ne se terminent pas par une guérison complète, prolongent-elles la vie du malade, et diminuent-elles ses souffrances ? Si l'affection récidive sur place, qu'il n'y ait pas moyen d'intervenir une seconde fois, la vie du malade est peut-être prolongée; mais sans grand avantage, car cette prolongation signifie qu'il a à endurer toutes les souffrances qu'il eût dû endurer si l'opération n'avait pas été faite, et, en pareil cas, le répit est trop court pour compenser la douleur et la crainte de l'opération. Mais s'il n'y a pas récidive dans la bouche, et que le malade meure des effets d'une affection secondaire des ganglions lymphatiques, il est hors de doute que ce genre de mort est moins cruel et moins affreux, et que, dans la grande majorité des cas, la vie est prolongée de plusieurs mois. Les différents auteurs estiment que la prolongation du fait de l'opération peut être de cinq à huit mois.

En présentant ces considérations, il ne faut pas oublier que l'opération en elle-même n'est pas exempte de danger. Sur les soixante-dix personnes de notre tableau, huit sont mortes de causes dépendant directement de l'opération, ce qui constitue une mortalité de plus de dix pour cent. Et si on analyse un plus grand nombre de cas, on pourra trouver une bien plus grande proportion de décès ; ceci peut s'expliquer par le fait que la plupart des tables statistiques plus étendues que les nôtres contiennent des cas remontant beaucoup plus loin, à une époque où l'ablation de la langue n'offrait ni autant de sûreté, ni autant de chances de succès qu'aujourd'hui. Ainsi l'on trouve, par exemple, que les résultats des opérations ayant pour but d'enlever la totalité ou la moitié de la langue sont bien plus satisfaisants pour les cas des dix dernières années que pour ceux des dix années précédentes. Barker montre que les progrès sous ce rapport sont évidents, même en ce qui concerne les cinq dernières années comparées aux cinq précédentes. Pourtant je soupçonne les opérations d'être bien plus étendues aujourd'hui qu'autrefois, et je pense que celles des cinq ou dix dernières années ont été plus souvent complétées par l'ablation des ganglions lymphatiques.

On peut diviser la question du *traitement* en deux parties : la première comprenant le traitement des lésions pré-cancéreuses et qui menacent de devenir cancéreuses ; la seconde, comprenant le traitement du cancer nettement caractérisé.

On trouvera le traitement des lésions pré-cancéreuses discuté au long, dans les chapitres où il est question de chacune d'elles, mais nous croyons devoir donner ici les principes généraux de traitement que l'on devra suivre toutes les fois que l'une quelconque de ces lésions menacera plus particulièrement de dégénérer en cancer. Toutes les fois qu'on aura affaire à une ulcération indolore existant depuis un certain temps, surtout si cette ulcération présente une base indurée et si elle siège sur les bords de la langue ; toutes les fois qu'une pareille perte de substance sera recouverte d'une surface leucomateuse d'inflammation superficielle chronique; toutes les fois que des papillomes se développeront sur le dos de la langue au milieu de surfaces également papillomateuses, les règles du traitement sont formelles. Il faut d'abord rechercher avec soin, et faire disparaître autant que possible toute cause d'irritation. Il ne faut appliquer que les topiques les plus émollients et éviter les caustiques, et il faut enlever la partie malade si le traitement ne produit pas une amélioration rapide. Il va sans dire qu'il faut apporter au traitement des soins tout particuliers si le malade est du sexe masculin, mais qu'il y a moins de précautions à prendre pour les personnes au-dessous de vingt-cinq ans.

Procédons par ordre. Les sources les plus fréquentes d'irritation sont les dents ébréchées et cariées, les chicots et les plaques mal ajustées. Il est absolument indispensable de remédier le plus tôt possible à tout ce qui peut exister d'anormal sous ce rapport. En agissant ainsi on a obtenu, dans la grande majorité des cas, des résultats qui justifient ces préceptes. Il y a un peu plus d'un an, une domestique, âgée de quarante-sept ans, me fut adressée de Shropshire par M. Tredinnick, pour un ulcère de la langue, qu'il soupçonnait déjà être de nature cancéreuse. On ne s'en était aperçu que quelques semaines auparavant, il provenait du frottement de la langue contre un chicot, et s'accompagnait de douleur dans l'oreille du côté correspondant. La malade avait limé avec un dé à coudre la partie ébréchée de la dent, mais la plaie ne s'était pas fermée, bien que la douleur fût moins forte depuis cette petite opération, et depuis que M. Tredimick lui avait fait prendre un collutoire calmant. Sur le bord droit de la langue, vis-à-vis de la seconde molaire inférieure qui était saillante, existait une ulcération lisse et indolore, de forme ovalaire et superficielle, avec peu ou pas de granulations, s'élevant sur une base légèrement proéminente et quelque peu indurée. Un des ganglions lymphatiques sous-maxillaires était hypertrophié. L'ulcère était précisément à cette phase douteuse où l'on ne sait pas d'une façon certaine s'il n'est dû qu'au frottement d'un chicot rugueux, où s'il s'est déjà transformé en carcinome. Je grattai la surface de la plaie, et j'examinai soigneusement au microscope le produit de raclage mais ne trouvai rien qui put me faire croire à un carcinome. Je fis donc arracher non seulement le chicot, mais aussi la seconde molaire en saillie, et prescrivis à la malade de badigeonner la surface de l'ulcère trois ou quatre fois par jour avec un pinceau doux en poil de chameau trempé dans une solution d'acide chromique à 0, 60 centigrammes pour 30 grammes d'eau. Le traitement fut scrupuleusement suivi et il en résulta que la plaie guérit au bout de huit jours; l'induration avait disparu, et le ganglion lymphatique était presque revenu à l'état normal.

Tout dernièrement encore j'ai vu un vieillard dans le service d'un de mes collègues de Saint-Bartholomew's Hospital qui présentait un tout petit ulcère situé assez loin en arrière et sur le bord gauche de la langue. Il n'était pas plus gros qu'un petit pois sec, n'était pas douloureux, et s'élevait sur une base indurée en saillie et nettement délimitée. Cette lésion remontait à quelques semaines, et provenait évidemment du frottement contre une dent. On n'avait pas fait d'examen au microscope, mais son aspect était de nature à faire croire qu'on était en face d'un carcinome. Pourtant quelques jours après l'extraction de la dent, l'ulcère avait guéri, et la base indurée avait presque disparu. Il faut défendre au malade de chiquer et de fumer, il devra au moins tenir le cigare ou la pipe du côté opposé au siège de l'affection, et fumer le tabac le plus doux possible dans une pipe à long tuyau; pour la cigarette ou le cigare il devra se servir d'un fume-cigare. Il faut proscrire les vins alcoolisés et les spiritueux, à moins de les étendre de beaucoup d'eau, ou de les boire à l'aide d'une paille de manière à éviter tout contact avec la partie malade de la langue, mais mieux vaut s'en abstenir, si c'est possible. Les aliments ne doivent être ni très chauds ni très froids, ni trop acides ni trop sucrés, ni trop relevés ni fortement épicés. Les viandes hachées, peu assaisonnées; le consommé, le bouillon de mouton et de poulet, des gelées à la viande, les panades, le lait, le cacao, le thé et le café faibles sont les aliments solides et liquides qui conviennent le mieux à ces cas douteux, surtout lorsqu'il y a beaucoup d'inflammation superficielle et chronique de la langue. Il pourra paraître ridicule d'astreindre un malade à suivre un tel régime et à observer une règle aussi sévère quand il ne s'agit que d'une affection en apparence insignifiante. Mais le médecin ne doit jamais perdre de vue le sort terrible qui attend son malade si cette affection insignifiante devient carcinomateuse, et il faut que, sans l'alarmer outre mesure, il lui fasse comprendre le danger qu'il court, et l'importance extrême qu'il y a à prévenir une maladie d'une guérison si difficile et si dangereuse.

Il faut faire sur la petite grosseur ou sur l'ulcération les applications les moins irritantes possible ; telles que par exemple du miel, du borax, des solutions de chlorate de potasse, des pastilles de guimauve et autres semblables. Ce traitement pourra paraître bien anodin pour la guérison de plaies rebelles, mais la plupart d'entre elles, quelque rebelles qu'elles aient pu être, guériront avec le traitement le plus anodin lorsqu'on aura fait disparaître la source d'irritation. Contre celles qui sont lentes à guérir, même après que l'induration ou les autres symptômes alarmants ont disparu, on pourra employer des lotions astringentes faibles, telles que l'alun, l'acide tannique, le sulfate de zinc, et, une des meilleures, l'acide chromique, appliqué, comme on l'a fait pour la servante dont j'ai parlé plus haut.

Evitez les caustiques ; et je le répète encore, *évitez les caustiques*. S'il est un moyen plus certain qu'un autre de transformer une plaie simple en une plaie cancéreuse, c'est l'emploi de caustiques. Hutchinson a suivi, plus d'une fois, la transformation graduelle d'une verrue ou d'une plaie simple en cancer, et a montré le grand rôle que jouent les caustiques dans la « production » de ces cancers. Neuf fois sur dix, lorsque le chirurgien demande quel a été le traitement pendant les premières phases d'un cas de cancer de la langue, le malade ou son médecin lui répond « les caustiques ». La destruction complète d'une verrue ou d'une plaie par le cautère, ou le galvano-cautère peut indubitablement être un traitement efficace, mais l'application d'un caustique, tel que le nitrate d'argent solide, à la surface d'une verrue ou d'une plaie, est absolument insoutenable. Le mal n'est pas détruit par le caustique : il n'en est qu'irrité.

Enfin, un papillome ou une surface ulcérée qui ne disparaît pas rapidement sous l'influence d'un traitement simple, après que l'on a fait disparaître toute source visible d'irritation, doit être enlevé sans retard. Quinze jours sont amplement suffisants, dans la très grande majorité des cas, pour observer l'effet de ce traitement simple et calmant. A l'expiration de ce délai, s'il n'y a pas d'amélioration, ou si les symptômes suspects persistent, il faut enlever la partie malade. Dans presque tous les cas de ce genre l'opération est insignifiante, car il suffit d'enlever le mal avec une très faible partie des tissus environnants. Lorsque la durée totale de la maladie ne dépasse pas quelques semaines, il est rare qu'on ait à enlever de ganglions ; il y aura peut-être un peu d'engorgement ganglionnaire par irritation, mais pas infiltration de germes cancéreux.

Je ne suis pas optimiste au point de croire que l'on puisse toujours prévenir et d'une façon absolue le carcinome de la langue en soignant à temps les papillomes et les plaies douteuses, et en employant avec prudence les moyens que je viens d'indiquer ; mais je suis fermement convaincu que l'on peut épargner à bien des personnes un cancer de la langue en traitant avec soin ces lésions qui le précèdent, et en enlevant à temps celles qui ne guérissent pas promptement. L'espoir de la chirurgie en ce qui concerne le cancer de la langue pour l'avenir réside, j'en ai la conviction, plutôt dans la prévention que dans la guérison. Quelque habiles que nous puissions devenir dans nos opérations sur la langue, quels que soient le soin et le succès avec lesquels nous pansions et traitions ces ulcères, les guérisons complètes de carcinomes de la langue complètement développés seront relativement peu nombreuses. Mais il n'est aucune partie du corps aujourd'hui où les conditions qui précèdent le cancer soient aussi bien définies que dans la langue, aucune, par conséquent, où l'on ait des chances aussi favorables d'enrayer le mal avant qu'il se soit développé en cancer. A mesure que ces lésions seront plus universellement connues surtout par les médecins qui ont une clientèle générale ; et à mesure que l'on appréciera plus universellement les meilleures méthodes de traitement, et la nécessité d'intervenir chirurgicalement aussitôt que le traitement médical sera inefficace, nous pourrons espérer voir une diminution dans le nombre des cas de carcinome de la langue, et dans le chiffre de décès occasionnés par cette maladie.

Le traitement chirurgical des cancers avérés, les divers procédés opératoires d'amputation de la langue, le traitement post-opératoire, les opérations nécessitées par la récidive, et le traitement des cas que l'on n'opère pas, ou qui récidivent sans que l'opération puisse les atteindre, feront l'objet des chapitres suivants.

CHAPITRE XVIII

TRAITEMENT CHIRURGICAL DU CANCER DE LA LANGUE.

Méthode de Heath pour arrêter l'hémorrhagie.—Excision de papillomes et de surfaces ulcérées.—Amputation de la pointe. —Mesures générales et instruments nécessaires aux opérations sur la langue.— Amputation de la moitié antérieure de la langue. — Amputation de la langue toute entière. — Ablation d'un cancer s'étendant jusque dans le fond de la bouche et dans la mâchoire. — Ablation des ganglions lymphatiques. — Table d'opérations.

Avant de décrire les divers procédés opératoires pour l'amputation d'une partie ou de la totalité de la langue, il sera peut-être bon d'attirer l'attention sur l'excellent procédé de M. Christopher Heath pour atteindre un moignon et se rendre maître de l'hémorrhagie. Ce procédé consiste à accrocher avec le doigt introduit dans le pharynx la base de la langue et à l'attirer au dehors. La valeur de ce procédé a été démontrée dans plusieurs cas d'hémorrhagie subite de l'artère linguale après ablation d'une moitié ou de la totalité de la langue. Je l'ai vu mettre en pratique ces jours derniers par un de mes collègues : une ligature appliquée sur l'artère linguale au fond de la bouche avait glissé; un flot de sang remplit immédiatement la bouche et se répandit sur la table. Mais on arrêta instantanément l'hémorrhagie en ramenant en avant la langue à l'aide de deux doigts passés en arrière de sa base dans le pharynx, et l'on put sans peine retrouver l'artère et la lier.

Nous avons désiré parler tout d'abord de ce procédé, afin de le faire ressortir comme il le mérite; il permet de se rendre maître d'une hémorrhagie, ce qui peut être de la dernière importance pour tous les opérateurs, mais surtout pour les jeunes opérateurs qui n'ont pas encore atteint ce degré de calme et de sang-froid si nécessaire en pareille circonstance.

Excision de papillomes et d'ulcères qui ne sont pas manifestement carcinomateux. — Puisque nous avons tant insisté sur l'importance qu'il y a à faire disparaître promptement ces affections qui, non encore manifestement cancéreuses, menacent de le devenir rapidement, il convient de consacrer quelques lignes aux divers procédés à employer pour les enlever. Ces petites opérations peuvent facilement être faites par la plupart des médecins, et n'exigent pas que le malade soit confié aux soins d'un chirurgien, à moins, cependant, que le mal ne soit situé loin en arrière de la langue.

Pour ce qui est des petites verrues siégeant sur la face dorsale, il suffit de les saisir solidement à leur base, et de les enlever d'un coup de ciseaux courbes; on se contentera d'enlever un lambeau très étroit des tissus voisins. L'hémorrhagie est insignifiante, car la grande artère est située bien plus profondément; il n'existe d'ailleurs près de la muqueuse aucun vaisseau qui puisse saigner d'une façon inquiétante. Il est bon de rappeler toutefois que ces papillomes congénitaux, s'ils reconnaissent un nœvus comme point de départ, sont extrêmement vasculaires. Nous avons mentionné dans un chapitre précédent un cas de ce genre, dans lequel l'ablation au moyen des ciseaux fut suivie d'hémorrhagies graves et répétées. Les verrues qui proviennent d'un vice congénital doivent donc être traitées avec beaucoup plus de précaution que celles qui se développent plus tard chez les adultes. L'hémorrhagie légère qui suit l'ablation d'une petite verrue peut être arrêtée par l'application de la glace, ou l'emploi d'eau très froide, ou en comprimant pendant quelque temps la plaie avec le doigt et un petit tampon de charpie.

On traitera de même les verrues et les tout petits ulcères qui siègent sur les bords de l'organe ; il n'y a pas plus à craindre l'hémorrhagie dans ce cas que dans le précédent.

Même quand ces verrues ont acquis un certain développement et s'étendent à une surface assez notable de la face dorsale de la langue, on peut encore les enlever avec les ciseaux. Cependant on devra y regarder de plus près et y porter plus de circonspection, car d'une façon générale on peut dire que plus la grosseur est volumineuse, plus elle a de chances d'être carcinomateuse ; et alors il est bon d'enlever une surface un peu plus grande. La perte de sang sera certainement plus importante que pour les toutes petites verrues, mais jamais il n'y aura d'hémorrhagie inquiétante et on en viendra toujours à bout à l'aide des moyens que nous venons d'indiquer ; car jamais l'artère linguale n'est intéressée quand même on détruirait un tiers de l'épaisseur de la langue. Néanmoins, il sera préférable de donner du chloroforme au malade et d'assurer l'immobilité de la bouche au moyen d'un bâillon ; de plus, la langue sera attirée dehors par un fil qui traversera la pointe. On est alors plus à l'aise pour bien opérer et pour lier les petites artérioles qui peuvent saigner. Nous avons enlevé dernièrement à deux hommes des verrues au moyen de l'anse galvano-caustique. Dans les deux cas, la tumeur avait à peu près la dimension d'une fève et siègeait sur la partie antérieure de la face dorsale. Nous nous sommes servi du galvano-cautère que nous employons pour les affections du larynx et du nez. L'excision fut complète et il n'y eut pas de perte de sang, mais il se fit un léger suintement sanguin sur l'une des plaies quelques jours après l'opération. L'anse caustique présente le double avantage de ne pas donner de sang pendant l'opération et de détruire sur une petite étendue les tissus avoisinant la base de la tumeur. Si l'on a de la difficulté à enserrer la tumeur dans l'anse galvanique, il suffira de traverser de part en part et à leur base les tissus malades. L'anse métallique ne doit être portée qu'au rouge sombre, le rouge blanc exposerait aux hémorrhagies.

On peut exciser de la même façon de petites ulcérations siégeant sur les bords de la langue, soit avec des ciseaux soit avec le galvano-cautère : la bouche sera tenue ouverte par un bâillon et la langue attirée au dehors.

Amputation de la pointe en totalité ou en partie. — Nous comprenons sous le nom de la pointe de la langue toute la partie située au devant du point où la muqueuse linguale se réfléchit sur le plancher de la bouche. Il y a une grande différence tant au point de vue de la difficulté que du danger entre l'amputation de la pointe et l'amputation des parties postérieures de l'organe. Dans le premier cas, en effet, on ne touche pas à la muqueuse du plancher de la bouche, pas plus qu'aux muscles extrinsèques et aux gros vaisseaux. Et cependant il est bon, même pour l'amputation de la pointe, d'avoir recours aux mêmes procédés opératoires, aux mêmes précautions que pour celle qui intéresse les parties profondes. Aussi en ferons-nous la description ici et n'y reviendrons-nous pas à propos des autres opérations.

L'anesthésique auquel il faut donner la préférence est le chloroforme, puisqu'on peut l'administrer sans appareil s'adaptant à la figure et qu'on peut faire entretenir l'anesthésie au moyen de l'appareil recommandé par Mille. Le bichlorure de méthylène remplirait le même but si on l'administrait de la même façon; mais, pour ma part, ne m'en étant pas servi souvent, je préfère le chloroforme. Le malade sera couché sur une table d'opération ordinaire, la tête bien renversée et avec un oreiller sous le cou, de façon que le fond de la bouche soit aussi bien éclairé que possible. La bouche sera maintenue ouverte au moyen d'un bâillon solide et résistant. On recouvrira avec du caoutchouc les parties du bâillon qui viennent en contact avec les dents. On pourra d'ailleurs se servir aussi d'un écarteur ordinaire pour agrandir l'orifice buccal si on doit opérer un peu en arrière et qu'on ne veuille pas fendre la joue. Pour assurer l'immobilité complète du malade ,on attachera les mains derrière le corps (pas sous la table) de même qu'on fixera les cuisses à la table d'opération au moyen de deux courroies. Il ne faut pas fixer les mains à la table afin de pouvoir tourner le malade de côté pour permettre l'écoulement du sang; si par hasard le bandage qui fixe les cuisses empêchait de retourner facilement le malade, il faudrait les arranger de façon qu'on pût les défaire facilement. La meilleure lumière est la lumière du jour quand elle est bonne. Mais étant donnés nos brouillards de Londres, on se trouvera souvent beaucoup mieux de l'emploi de la lumière électrique ou du gaz, si la lumière est bien concentrée sur le malade comme cela a lieu dans la plupart de nos amphithéâtres. Si on ne peut disposer ni de l'une ni de l'autre de ces lumières, celle qu'on préférera sera une bonne lampe au pétrole dont on réfléchira la lumière au moyen d'un miroir laryngé frontal. Pour toute opération un peu importante il faudra trois aides, un pour le chloroforme, un qui ne s'occupera que de maintenir la tête et le bâillon en place, et un aide habitué à ce genre d'opération. Une quatrième personne qui passerait les instruments ne serait pas de trop.

Il va sans dire que ce sont des précautions exagérées pour

l'amputation de la pointe de la langue ; mais j'ai voulu décrir l'appareil opératoire d'une grande opération ; et je crois qu'i est bon dans toute opération sur la langue de pécher plutô par excès de précaution. Si tout va bien, on ne se plaindra pa d'y avoir apporté trop de soin ; s'il surgit un accident te qu'une hémorrhagie, une personne en plus peut suffire à sau ver le malade.

Voici la liste des instruments nécessaires pour faire l'opé ration par la voie buccale si on ne fait pas d'incisions prépa ratoires :

Une aiguille courbe montée ;
Un bistouri long et pointu ;
Ciseaux mousses droits et courbes ;
Pinces hémostatiques courtes et longues ;
Deux ou trois paires de pinces « Clamp » ;
Un ou deux écraseurs à fil ;
Du fil à ligature en soie et en catgut ;
Du fil de soie épais ;
Un bâillon de Coleman ou autre ;
Un grand écarteur.

Si on fend la joue par une incision ; il faudra en plus :
Des épingles à bec-de-lièvre ;
Du fil d'argent.

Si on fait la ligature de la linguale au cou ou si on enlève des ganglions :
Un bistouri ;
Une pince à disséquer ;
De petits écarteurs ;
Une aiguille de Déchamp ;
De petites pinces.

Si on fait une section de la mâchoire ou qu'on en enlève une partie, il faudra encore :
Une scie à chaîne ;

Une scie ;

Une forte pince ;

Un petit trépan ;

Du gros fil d'argent.

Si la partie malade se trouve très loin en arrière et qu'on prévoie de la difficulté à maintenir l'écraseur en place :

Deux ou trois aiguilles mousses courbes montées ou non montées.

Si le plancher de la bouche semble intéressé, ainsi que l'os et qu'il paraisse devoir y avoir un écoulement en nappe considérable :

Un thermo-cautère ou des fers à cautère ;

Une gouge.

Enfin si on fait la trachéotomie préventive ou qu'on prévoie la possibilité d'avoir à la faire, il faudra ajouter à la liste les instruments propres à cette opération, le tuteur de Durham et le tampon de Trendelenberg.

On peut enlever la pointe de la langue en tout ou en partie avec le bistouri ou les ciseaux ; il n'est pas nécessaire d'employer l'écraseur. Une fois le malade endormi et la bouche maintenue ouverte par le bâillon, on attire la langue dehors et on la maintient soit avec une pince à artères, soit en la traversant de part en part avec une forte aiguille dans laquelle on aura enfilé un fil de soie résistant. On noue ensemble les deux bouts ; il faut se servir de fil de soie un peu épais pour ne pas s'exposer à couper la substance de la langue. La pointe de l'organe est alors attirée au dehors par l'opérateur et son aide, chacun d'eux tenant un des fils, on fait une incision sur la ligne médiane intéressant la muqueuse de la face inférieure et de la face supérieure, puis on complète la séparation en déchirant le tissu musculaire avec les doigts aussi loin en arrière que cela est nécessaire. Puis on enlève l'une après l'autre chaque moitié de la pointe et on pose des ligatures sur un ou deux très petits vaisseaux qu'on rencontre. Il faut en finir avec les ligatures de la première moitié avant de couper l'autre ; l'amputation se fera de la ligne médiane vers le bord libre et on pourra procéder avec assez de lenteur si l'on veut pour pouvoir poser les ligatures à mesure qu'on avance et avant de faire tomber le lambeau. Le clivage ou dilacération de la langue sur la ligne médiane ne donne jamais lieu à une hémorrhagie, même si on pousse cette séparation jusqu'à la base de l'organe.

Excision (*Amputation de la moitié antérieure de la langue*). — Cette opération peut encore se faire facilement par la voie buccale sans fendre la joue. Voici quels sont, à notre avis, les trois meilleurs procédés.

L'amputation avec les ciseaux par la méthode de Whitehead est ainsi décrite par son auteur :

« L'opération est très simple ;

« 1° On assure l'ouverture complète de la bouche au moyen d'un bâillon ; c'est un des aides qui veille à ce côté important de l'opération ;

« 2° On attire la langue au dehors par un double fil qui traverse sa pointe à 2 ½ centimètres en arrière. Ces fils sont confiés à un second aide avec recommandation de tirer toujours en dehors et en haut ;

« 3° L'opérateur commence par détruire toutes les adhérences de la langue avec le maxillaire et les piliers antérieurs, comme le recommande Sir James Paget, avec une paire de ciseaux droits ;

« 4° On incise les muscles de la base de la langue en travers par une série de petits coups de ciseaux, jusqu'à ce que tout l'organe soit sectionné au niveau du bord inférieur de la mâchoire et aussi loin en arrière que l'épiglotte le permet ;

« 5° La linguale ou d'autres artères qu'on aura sectionnées

seront tordues immédiatement ; en général, il suffira de maintenir une éponge appliquée pendant quelques minutes pour arrêter la perte de sang au moins momentanément ; mais on doit recommander de faire immédiatement ou après l'amputation la torsion de toute artériole qui saigne ;

« 6° On fait passer un seul gros fil de soie à travers ce qui reste de la muqueuse glosso-épiglottique afin de pouvoir attirer en avant le plancher de la bouche en cas d'hémorrhagie secondaire. On peut sans crainte supprimer ce fil le lendemain de l'opération ; nous y engageons d'autant plus que c'est une source d'ennui pour le malade.

« La suite du traitement consiste à soutenir le malade pendant les trois premiers jours rien qu'avec des lavements nutritifs. Pour calmer la soif, on nettoiera de temps en temps la bouche avec une solution très faible et glacée de permanganate de potasse ; on défendra naturellement au malade de prononcer la moindre parole. Les difficultés et les dangers de l'opération sont de peu d'importance et plutôt imaginaires que réels. L'hémorrhagie qui est la bête noire de la plupart des chirurgiens dans ce cas est en réalité facile à arrêter et rarement abondante. Il m'est arrivé deux fois d'enlever toute la langue sans avoir à lier une seule artère ; et souvent je n'ai lié que la linguale. »

L'amputation au moyen de l'écraseur par la méthode de Morrant Baker est décrite tout au long par l'auteur dans le *British medical journal* (1883. II. 765) : « On met en place le bâillon et après avoir arraché toutes les dents ou racines dentaires qui pourraient gêner l'opérateur on fait passer dans la substance de l'organe deux fils de soie, l'un à droite et l'autre à gauche de la ligne médiane à 1 centimètre en dehors de cette ligne et à 2 ½ centimètres en arrière de la pointe. On donne un de ces fils à tenir à un aide et l'opérateur tenant l'autre fait, sur la face dorsale et avec un bistouri boutonné, une incision sur la ligne médiane à travers tous les tissus jus qu'au frein. Cette incision peut être prolongée en arrièr aussi loin que le chirurgien le juge nécessaire, à 2 ½ centi mètres, par exemple, au delà de la limite du cancer, Il pren alors les deux fils, un dans chaque main et les saisissan comme pour poser une ligature, il déchire la langue er deux.

L'hémorrhagie est insignifiante si l'incision a été bien faite sur la ligne médiane, et en tous cas, les vaisseaux sont petits et faciles à lier. L'aide tire alors sur le fil du côté malade et le chirurgien coupe avec des ciseaux toute la muqueuse et les fibres musculaires qui relient la partie antérieure de la langue à la symphyse du menton, ainsi que le proposa il y a plusieurs années Sir James Paget. Il parcourt avec ses ciseaux tout le plancher de la bouche sous la muqueuse, en se tenant le plus près possible du bord de la mâchoire jusqu'à ce qu'il ait dépassé la limite postérieure du cancer. Puis à l'aide de son index il détache la langue de ses adhérences en avant, sur les côtés et sur le plancher de la bouche. Ce temps de l'opération a pour but de libérer la moitié malade de la langue, de façon à pouvoir mettre la chaîne d'écraseur à quelque distance en arrière du néoplasme et de saisir une certaine partie des tissus de voisinage et pas le cancer seul.

« C'est le temps de l'opération de beaucoup le plus important, et si le chirurgien n'est pas bien sûr d'avoir bien libéré la langue, il devra introduire le doigt à nouveau et achever avec des ciseaux s'il le faut la séparation de l'organe. Quand il est ainsi bien libéré on le traverse avec une ou deux aiguilles mousses, à quelque distance, deux ou trois centimètres ou même davantage, en arrière de la masse cancéreuse, et enfin, on fait glisser le nœud de l'écraseur sur la partie malade jusqu'au delà de ces aiguilles. Il n'y a plus qu'à tordre l'écraseur pour finir ce temps de l'opération. Cependant il faut savoir que souvent, surtout quand on se sert de ficelle à fouet, l'artère principale et quelquefois des filets nerveux restent engagés dans la chaîne d'écraseur après la section complète des autres tissus. Dans ce cas on posera une double ligature avec une aiguille de Déchamp et on sectionnera entre les deux fils.

« S'il y a indication d'enlever les deux moitiés de la langue, on fera ensuite glisser l'écraseur sur l'autre moitié après l'avoir suffisamment détachée de ses adhérences et avoir protégé la partie malade par une aiguille mousse comme plus haut. Cette deuxième opération est rendue beaucoup plus facile par l'espace maintenant libre, aussi se fait-elle beaucoup plus rapidement. ...Le choix de l'écraseur n'est pas sans importance. L'instrument dont j'ai l'habitude de me servir depuis quelque temps est d'une longueur et d'un poids moyens et légèrement courbé sur le plat vers son extrémité. Le modèle est presque identique à celui que recommande mon collègue M. Harrisson Cripps pour enlever le rectum, seulement je préfère tirer sur les deux chefs du nœud en même temps, de sorte qu'il y a un crochet double au lieu d'un crochet simple et je n'ai pas besoin de trous dans le manche de l'instrument. Comme écraseur ce que je préfère de beaucoup c'est une espèce particulière de ficelle à fouet. On la manie bien mieux que n'importe quel fil métallique et surtout que la chaîne articulée. Depuis de longues années il ne m'est jamais arrivé que la corde cassât dans l'effort de section ; je n'ai jamais eu, autant que je puis me rappeler, d'hémorrhagie secondaire. A ce dernier point de vue je crois qu'un des avantages de l'écraseur et en particulier de la corde à fouet est d'entraîner, comme nous disons plus haut, l'extrémité de l'artère qu'il est alors plus facile de lier avant d'enlever l'instrument. Cette facilité de lier l'artère principale avant d'enlever l'écraseur permet aussi de la tordre plus rapidement qu'on n'oserait le faire autrement. Dans le cas où on n'aurait pas fait cette ligature avant de retirer l'instrument je crois qu'il est bon de le faire au moins après et d(lier l'artère dans la plaie. »

Beaucoup de chirurgiens ont fait cette opération en se ser vant du galvano-cautère. Chez nous, je crois que c'est surtou M. Bryant qui a préconisé cette méthode. Dans le *Lancet* d(1874 il fit paraître plusieurs leçons sur l'emploi du galvano· cautère dans les opérations, et dans l'une d'elles il n'était ques tion pour ainsi dire que des opérations sur la langue (vol.I p. 291). Il se servait à cette époque des instruments de Mid· deldorp et d'une batterie Bunsen. Voici comment il décri l'opération :

« Pour faire l'ablation d'une nodosité cancéreuse de la langu(ou d'une portion plus ou moins étendue de langue cancéreuse la première chose à faire est d'isoler la partie malade. Pour c(faire, on introduira de longues épingles, des pointes d'ivoir(ou des aiguilles courbes à la base du néoplasme, comme je l'a indiqué dans mon ouvrage sur la *Pratique de la chirurgie* p. 262 ; et le chirurgien se tiendra aussi loin que possible a(delà du mal. Après avoir ainsi isolé le néoplasme, puis main· tenu la bouche ouverte au moyen d'un bâillon et enfin attir(et fixé la langue hors de la bouche soit avec une paire d(pinces, ou, ce qui vaut bien mieux, par une couple de fil: solides qui la traversent de part en part, on fait glisser l'ans(de l'écraseur galvanique jusqu'à la base de la partie ainsi cir· conscrite, au delà des épingles, et on la serre petit à petit, pui: on fait passer le courant, mais pas avant d'avoir bien fixé l(fil écraseur. La partie malade tombera sans qu'il y ait un(goutte de sang. La torsion et la cautérisation demandent à êtr(faites avec beaucoup de soin. Il faut d'abord que le fil métal· lique soit épais ; il ne faut pas le chauffer au delà du rouge som· bre, mais surtout il ne faut serrer l'écraseur que très lentemen et à mesure qu'il devient lâche, car la moindre traction pour rait le casser et occasionner beaucoup d'ennuis, ou bien la sectio pourrait se faire trop rapidement et il y aurait hémorrhagie. Toutes les fois qu'il y a hémorrhagie dans une opération de ce genre elle est due à l'une des deux causes suivantes : ou bien le fil a été chauffé à une trop haute température, ou la torsion a été trop vite faite. Il vaut mieux être un peu plus long que de manquer son opération. »

Il n'y a rien à ajouter à la description de M. Bryant, si ce n'est que depuis une dizaine d'années on a beaucoup amélioré l'outillage des batteries galvano-caustiques, quoiqu'on n'ait cependant rien fait de mieux que les instruments de Middeldorp légèrement modifiés. Au lieu d'une pile de Bunsen, on peut se servir du bichromate de potasse ; je l'emploie dans les affections du larynx, mais je ne crois pas que cela suffirait pour chauffer le gros fil dont parle Bryant pour la langue. Mon ami le Dr Steavenson a une bien meilleure pile : elle se compose de quatres batteries comprenant chacune cinq paires d'éléments zinc et charbon, trempant dans deux baquets, on obtient avec cette pile, en très peu de temps, l'incandescence d'un fil même très gros.

Ablation de la moitié de la langue ou de tout l'organe. — Cette opération peut se faire absolument de la même manière que nous venons de décrire. Cependant, la plupart des chirurgiens y apportent quelques modifications tendant à leur permettre d'atteindre plus loin en arrière et d'être plus facilement maître de l'hémorrhagie. Parmi ces modifications la plus simple consiste à fendre la joue ; on attribue en général cette idée à Furneaux Jordan, mais c'est Gant, je pense, qui en est le véritable auteur en Angleterre, quoique depuis longtemps Jaeger l'avait pratiquée sur le continent.

On fend la joue en incisant toute l'épaisseur des tissus, depuis la commissure des lèvres jusqu'au bord antérieur du masséter. Un bistouri droit boutonné est le meilleur instrument à employer; pendant que le chirurgien fait cette incision, un aide tient solidement entre le pouce et l'index de chaque main toute l'épaisseur de la joue de chaque côté de l'incision ; on peut aussi saisir chaque lambeau entre les mors d'un clamp pour obvier à l'hémorrhagie qui est assez abondante. On introduira sous la surface de section une éponge pour empêcher le sang de tomber dans la bouche et on fera la ligature des artères avant de commencer l'opération sur la langue. J'ai souvent fait cette opération moi-même et j'ai souvent aussi aidé mes confrères, surtout M. Barker à la faire. Il n'y a pas à discuter l'immense avantage qu'on en retire au point de vue opératoire : on y gagne de la place, de la lumière, et on est bien plus maître de ses mouvements. Les risques que court le malade n'en sont pas augmentés, car il est très facile de suturer la plaie qui guérit presque toujours par première intention.

Dernièrement Kocher a recommandé de faire une incision sous-maxillaire ; il décrit ainsi son procédé opératoire (Deut Zeitschrift, für chirurgie, 1880, XIII, p. 146). C'est une opération beaucoup plus compliquée que toutes celles dont nous venons de parler puisqu'on commence par faire la trachéotomie et la ligature préventive de la linguale et de la faciale d'un ou des deux côtés.

On fait donc la trachéotomie et on introduit une canule ordinaire ; celle de Tendelenberg qui peut produire plus ou moins de dyspnée quand elle est en place est à rejeter. On remplit complètement la cavité du pharynx avec des éponges imbibées d'une solution phéniquée et attachées par un fil afin de pouvoir les retirer facilement. On fait d'abord une incision le long du bord antérieur des sterno-cleido-mastoïdiens et qui commence un peu au-dessous du niveau du lobule de l'oreille. Partant de cette incision, on en fait une autre qui s'étend de la partie moyenne de ce bord antérieur à l'os hyoïde et qui remonte ensuite le long du bord antérieur du digastrique jusqu'au maxillaire. On rabat sur la joue le lambeau ainsi formé et on passe un fil à ligature sur les artères et veines linguales et faciales, on isole ensuite complètement la fosse sous-maxillaire d'arrière en avant, on enlève les ganglions lymphatiques et même les glandes salivaires sous-maxillaires et sublinguales, pour peu qu'elles paraissent affectées par le néoplasme. On incise alors la membrane muqueuse le long du maxillaire inférieur, et on détruit les insertions du muscle mylo-hyoïdien sur une étendue aussi longue que cela est nécessaire. On attire la langue en bas à travers l'ouverture ainsi pratiquée et on en détruit ce qu'il faut avec des ciseaux ou le galvano-cautère. Kocher donne la préférence au galvano-cautère parce qu'il expose moins à l'hémorrhagie en nappe. Si on se propose d'amputer toute la langue, il faut également lier la linguale de l'autre côté au moyen d'une incision spéciale.

Kocher appuie fortement sur le traitement ultérieur et sur le traitement de la plaie dans la bouche. Si l'opération a intéressé une grande surface de la langue il ne faut pas fermer la plaie par des points de suture. Les deux grands dangers de l'empoisonnement par matières septiques et de la pneumonie seront évités de la façon suivante. La canule sera laissée à demeure dans la trachée ; de plus, pour que les produits de suppuration ne s'accumulent pas dans la plaie, les lambeaux cutanés seront retenus par des points de suture et toute la cavité de la plaie jusque dans le pharynx sera bourrée de tampons de gaze trempés dans une solution phéniquée à cinq pour cent. Mais avant d'appliquer une solution aussi forte sur la muqueuse buccale on passera l'éponge dans un peu d'eau ; on introduira des tampons semblables dans la cavité naso-pharyngienne également. L'opération se fera naturellement sous le spray ; le malade sera soutenu par des lavements nutritifs et on lui administrera de la nourriture quand on changera les pansements. Ce changement aura lieu deux fois par jour, toujours sous le spray, et avant d'appliquer un pansement nouveau on alimentera le malade à travers une sonde œsophagienne.

Si on suit rigoureusement toutes les règles posées par Kocher, il est certain que ni le pus ni les aliments ne pourront tomber dans les voies respiratoires.

L'ablation de la langue à travers le plancher de la bouche par une incision sous-mentonnière fut pratiquée la première fois par Regnoli de Pise, qui a décrit son procédé dans le *Bulletin des sciences médicales de Bologne* en août et septembre 1838. Depuis cette époque ce procédé a été modifié sur plusieurs points, mais je préfère le rapporter autant que possible sous sa forme originale. L'affection qui nécessita cette opération ne semble pas avoir été un cancer ni aucune espèce de tumeur connue de la langue, la malade était une jeune fille de quatorze ans. On la fit asseoir sur une chaise en face de la fenêtre la tête appuyée sur la poitrine d'un aide placé derrière. Regnoli fit alors avec un bistouri courbe une incision dans la peau du cou depuis la symphyse du maxillaire jusqu'à l'os hyoïde, puis deux autres incisions l'une à droite, l'autre à gauche commençant au menton et se dirigeant en dehors en suivant le bord inférieur du maxillaire jusqu'au bord anterieur du muscle masséter ; de cette façon l'artère faciale n'était pas intéressée. Ces trois incisions avaient la disposition d'un T et il en résultait deux lambeaux comprenant la peau, le tissu cellulaire et le peaucier qu'on disséqua de manière à mettre à nu la couche musculaire. On enfonça alors un bistouri droit de bas en haut derrière la symphyse en sectionnant les insertions du génio-hyoïdien, du génio-hyo-glosse et la muqueuse, et la pointe fit saillie dans la bouche derrière les incisives. A travers cette même incision, on introduisit de bas en haut un bistouri boutonné et on sectionna, en le tournant d'abord à droite puis à gauche, les insertions antérieures des digastriques, les mylo-hyoïdiens et la membrane muqueuse jusqu'aux piliers antérieurs ; on eut à lier trois ou quatre artérioles. On saisit alors la pointe de la langue avec une pince et on l'attira en bas à travers l'ouverture, de façon que l'organe tout entier pendait au devant du cou. Regnoli le prit entre les doigts, l'attira aussi loin que possible et l'entoura à sa base de plusieurs fils pour prévenir l'hémorrhagie. Quand il eut ainsi bien entouré la langue et la partie malade il coupa avec des ciseaux tout ce qui se trouvait en avant des fils. Les coups de ciseaux furent donnés avec précaution pour éviter l'hémorrhagie, et on promena légèrement le fer rouge sur la surface du moignon pour arrêter l'écoulement en nappe, puis on le rémit dans la bouche. Il n'était pas tombé une goutte de sang dans le larynx. On ne referma pas complètement la plaie extérieure pour permettre un drainage facile ; on affronta seulement un peu les bords. La malade guérit très bien.

Certains détails paraîtraient ridicules si on ne tenait pas compte de l'époque à laquelle eut lieu cette opération. C'est ainsi qu'il ne viendrait à l'idée de personne aujourd'hui de bien serrer la langue avant d'en faire l'ablation ; on se servirait tout naturellement de l'écraseur, du galvano-cautère ou des ciseaux. A tous les autres points de vue l'opération pourrait se faire en suivant pas à pas les indications du professeur Regnoli.

Un autre procédé opératoire par le milieu du plancher de la bouche est très recommandé par Mumeley de Leeds et fut pratiqué auparavant par Chassaignac, il consiste à attirer d'abord la langue aussi loin que possible hors de la bouche, on la traverse ensuite de bas en haut avec deux aiguilles longues et solides qui la maintiennent, on transperce avec une autre grosse aiguille le plancher de la bouche de bas en haut, en un point situé à égale distance du maxillaire et de l'hyoïde jusqu'à faire émerger la pointe de l'instrument dans le voisinage du frein. A cette aiguille est fixée l'anse d'une chaîne d'écraseur ; on attire cette anse jusque dans la bouche, on l'agrandit de façon à y enfermer toute la partie de la langue située en arrière des deux premières aiguilles, et il ne reste plus qu'à serrer la chaîne et l'opération est faite.

Cette manière d'appliquer la chaîne d'écraseur est ingénieuse, mais en somme cette opération ne sert qu'à enlever la moitié antérieure de la langue, ce qui se fait tout aussi bien par l'une quelconque des méthodes que nous venons de décrire.

L'amputation de la langue par section de la symphyse fut pratiquée pour la première fois en Angleterre par le professeur Syme en 1857 et 1858. La description des opérations se trouve dans le *Lancet* de 1858 (vol. I, p. 468 et II, p. 168). Il perdit ses deux malades ; mais la même opération fut faite avec succès peu de temps après par Fiddes qui en donne la relation dans le *Journal Médical* d'Edimbourg (IV, p. 1092 1888-89). Cette description étant bien plus complète que celle de Syme, j'ai préféré la donner.

« La malade fut assise dans un fauteuil et immobilisée par un drap passé autour du corps. On administra du chloroforme, puis on arracha une des incisives et on divisa la lèvre inférieure et les parties molles du menton sur la ligne médiane jusqu'au bord inférieur du maxillaire ; on eut à lier alors plusieurs artérioles qui donnaient et pendant ce temps la malade se réveilla. On la remit sous l'influence du chloroforme, et aussitôt qu'elle fut bien endormie on coupa par un trait de scie la symphyse du menton dont les deux moitiés furent tenues écartées par deux aides. Puis un troisième aide saisit la langue et la maintint solidement en l'attirant en haut et en avant ; j'introduisis alors sous cet organe deux doigts de la main gauche et la séparai du plancher de la bouche en incisant avec une paire de forts ciseaux légèrement courbes que je guidai sur les doigts qui étaient dans la plaie.

« Tout en procédant d'avant en arrière, je suivis une ligne un peu oblique de sorte que je sectionnai la linguale gauche avant la droite; puis, aussitôt qu'on eut lié ces deux vaisseaux, j'achevai la dissection jusqu'à l'os hyoïde. Ensuite saisissant un bistouri droit et pointu, je traversai le tissu fibro-cellulaire résistant de la base, de manière que la pointe de mon instrument rencontra la pulpe de mon index gauche que j'avais introduit sur la face dorsale de l'organe et vint émerger dans la concavité de l'os hyoïde au devant de l'épiglotte. Puis à travers cette incision, je passai un bistouri boutonné et, en suivant le bord de l'os et en le guidant avec mon index, j'achevai la séparation d'avec des insertions osseuses et divisai pour finir les deux replis de muqueuse qui reliaient la langue au palais.

« Immédiatement après l'ablation, on dut lier deux petits vaisseaux dans le voisinage de l'os hyoïde, mais il n'y eut pas d'autre hémorrhagie. »

Fiddes rapprocha ensuite les deux moitiés du maxillaire et les tint en place au moyen de fils d'argent passés autour du collet des incisives. On essaya d'abord de nourrir la malade avec la sonde œsophagienne comme avait fait Syme, mais on dut y renoncer à cause de l'irritation que produisait le tube sur la plaie ; on permit à la malade de prendre directement au bec d'une théière.

Ni Syme ni Fiddes ne semblent avoir pris de précautions particulières pour empêcher la chute en arrière du moignon ce qui est un accident à craindre quand l'ablation a porté sur presque tout l'organe et qu'on a détruit ses attaches au maxillaire. Aussi, pour y obvier et empêcher la suffocation qui peut en résulter, est-il bon dans ce cas de réunir par quelques points de suture le moignon à la muqueuse soit d'un côté soit de l'autre.

Opération dans le cas d'invasion par le néoplasme du plancher de la bouche et même du maxillaire. — Si l'affection est bien limitée et qu'elle siège en avant on aura recours à l'opération de Syme et à la section du maxillaire ; l'indication sera surtout formelle quand l'os lui-même sera envahi par le néoplasme et qu'il y aura lieu d'en réséquer une partie. Alors, au lieu d'une simple incision de l'os, on fera une résection complète. Pour peu que ce bout réséqué soit volumineux il sera naturellement impossible d'affronter et de suturer les deux moitiés ; on pourra le faire si on n'enlève qu'une tranche d'os pas trop épaisse.

Si l'os n'est atteint qu'à la surface et que le tissu profond semble devoir être sain, il suffira souvent de faire le grattage de l'os et d'y appliquer le fer rouge ou le thermo ou le galvano-cautère. C'est une opération bien moins importante que la résection ou même la section de l'os ; la surface grattée, surtout après la cautérisation au feu, se mortifie et tombe et il y a bien moins de danger de récidive dans le tissu osseux que dans les tissus mous de la langue et du plancher de la bouche.

Si le néoplasme a envahi une certaine étendue de tissus et surtout sur les parties latérales, on pourra en pratiquer l'ablation par le procédé sous-maxillaire de Kocher et enlever également la portion d'os malade.

Si la langue et le plancher de la bouche sont seuls atteints et que l'os soit parfaitement indemne ainsi que les ganglions, on opérera à travers la bouche en suivant une des méthodes opératoires que nous avons décrites selon l'indication de chaque cas particulier. Il y aura presque toujours avantage à fendre la joue, mais il est impossible de poser des règles absolues s'appliquant à tous les cas de carcinome. Dans la plupart des cas où on aura lieu de croire le plancher de la bouche et les ganglions envahis par le néoplasme, il y aura toujours avantage à faire une grande opération comme celle de Kocher plutôt qu'une opération illusoire et sans résultat par la bouche.

Chez les malades où l'affection a débuté sous la langue pour envahir ensuite le plancher de la bouche, il est presque toujours nécessaire de faire l'ablation d'au moins la moitié de la langue et quelquefois de l'organe tout entier en plus du plancher de la bouche et des parties malades.

Enlèvement des ganglions lymphatiques. — Si on les enlève en même temps que la langue, on peut les extirper à travers les lèvres de l'incision. L'amputation de la langue se fera par la bouche par une des méthodes déjà décrites, et l'enlèvement des ganglions constitue une opération tout à fait distincte. Ou bien on peut réunir les deux opérations en une seule et adopter soit le procédé de Regnoli soit celui de Kocher, qui offrent tous deux cet avantage de pouvoir faire la ligature de la linguale avant l'opération et qu'une seule incision suffit pour enlever du même coup la langue et les ganglions.

On peut faire de l'enlèvement des ganglions une opération distincte qui se fait quelques jours avant ou après l'ablation de la langue ; ou bien encore il peut être nécessaire de faire cette deuxième opération quelque temps plus tard à cause d'une récidive dans ce tissu ; on se contente alors d'inciser sur les ganglions sans tenir compte de l'opération qu'on a déjà faite pour la langue.

Nous n'avons pas essayé de décrire tous les procédés opératoires ni toutes les modifications de ces procédés qui ont tour à tour été préconisés et adoptés. Nous avons cru mieux faire en décrivant d'une façon complète les meilleurs parmi ces procédés et ceux qu'on a adoptés le plus souvent. Mais pour ceux de mes lecteurs qu'intéresse l'histoire de la pathologie de la langue et qui désirent en suivre les diverses phases, j'ai copié une table de Barker qui la tenait d'ailleurs de l'excellent travail de Woelfler dont nous avons déjà parlé. J'aurais pu recopier cette table d'après Woelfler, mais Barker lui a donné une forme plus commode et y a fait des additions comprenant des opérations faites par les chirurgiens anglais.

Ce tableau comprend deux divisions : Dans la première sont mentionnées les opérations irrégulières. — Dans la seconde se trouve la liste des procédés opératoires bien définis :

OPÉRATIONS IRRÉGULIÈRES ANCIENNES

1° Pimpernelle, mort en 1658, a été probablement le premier qui ait fait avec succès une ablation de la langue.

2° Marchetti, mort en 1664. Détruisit un cancer de la langue avec le cautère actuel ; c'est peut-être le premier cas d'opération pour cette affection (*Phil. acc. med. Osberv.* s. 62).

3° Van Hoffmann, mort en 1692. Enleva une langue atteinte de macroglossie.

4° Ruysch, 1737. } Excisa au couteau et cautérisa au fer rouge
5° Memonista, 1737. } (*Oper. om.*, Amstelodami, p. 70).

6° Heister, 1743. Donna la première description méthodique d'un procédé opératoire (*Chirurgie*, Nurnberg, 1763).

7° Buxdorf, 1754. Excisa au couteau un cancer de la langue (*In actis Iteloct.*, VII, 116, Basil., 1772).

8° Guthrie, 1756. Il est probablement le premier chirurgien anglais qui excisa au couteau un cancer de la langue et le cautérisa.

9° Louis, 1759. Lia un fongus de la langue et plus tard (1774) émit à plusieurs reprises un avis favorable à l'excision du cancer (*Mém. Acad. R. Chirurg.*, 1774.)

PROCÉDÉS OPÉRATOIRES NETTEMENT DÉFINIS.

Ligature.

10° Inglis, 1803. Proposa la ligature de la langue dans la bouche ; les fils traversent la langue et englobent la tumeur (*Edin. méd. and. Surg. Jour.*, 1805, p. 34).

11° Major, 1827. Fendit la langue et posa une ligature sur la moitié malade.

12° Cloquet, 1827. Fendit également l'organe, mais fit passer le fil à ligature par une incision sus-hyoïdienne et enserra la moitié malade (*Arch. gén.*, XII, 511).

Excision en coin.

13° C. J. Langenbeck, 1819. Proposa l'excision en forme de coin avec suture des deux lambeaux (*Biblioth. f. Chirur. u. Angenh.*, 2 Bd. s. 487).

Ligature préventive de la linguale.

14° Mirault, 1833. Liait la linguale pour avoir un champ libre. Il fut imité par Roux et Roser. (*Archiv. gén.*, VI, 5; 636).

Ecrasement.

15° Chassaignac, 1854. Inventa l'écraseur et adopta le procédé sus-hyoïdien de Cloquet en remplaçant l'incision par une simple ponction (*Traité de l'Ecrasem. linéaire*, p. 31).

16° Middeldorpf, 1854. Imagina l'écraseur galvanique (*Schmidt's Jahrb.* Bd. 107, 260).

17° Numeley, 1856. Introduisit en Angleterre le procédé de Chassaignac (*Méd. Times. and. Gaz.*, 1862).

18° Girouard, 1857. Employait la circumpuncture avec des flèches caustiques (*Arch. génér*. 1857, p. 100).

Incision de la joue.

19° Jaeger, 1831. Fit le premier cette incision (*De l'extirp. lin.* 1831).

20° Maisonneuve, 1858. Incisa de la même façon les deux joues (*Compt. rend. Acad. Sc.*, T 57. 831, 1863).

21° Collis, 1867. Remit en honneur le procédé de Jaeger en se servant de l'écraseur (*Dub. Quart.Journ.* XLIII, 3, 1867).

Section de la mâchoire inférieure.

22° Roux, mort en 1836. Fut le premier qui fit cette opération (*Maisonneuve*, Thèse, p. 146.)

23° Sédillot, 1844. Modifia ce procédé en sectionnant l'os en coin (*Gaz des Hôp.* 1844, 83).

24° Syme, 1857. Sciait la mâchoire sur la ligne médiane et excisait au couteau (*Lancet*, 1858, I et II).

25° Billroth, 1862. Sectionnait la mâchoire et les parties molles en deux points sur les parties latérales, renversait en bas le lambeau ainsi formé et fixait les os par des points de suture (*Arch. f. Klinik. Chir.* 1862, 681).

26° B. V. Langenbeck, 1875. Divisait la mâchoire et les parties molles au niveau de la première molaire d'un côté afin de mieux atteindre les parties latérales de la bouche pour l'excision de la langue, des ganglions, des amygdales et une partie de la voûte palatine (*Inaug. Dissert.* de Bernary, 1876).

Procédés sous-maxillaires.

27° Regnoli, 1838. Incisait le plancher de la bouche par en dessous — incision en T, la branche horizontale dirigée suivant le bord inférieur de la mâchoire. — Attraction de la langue à travers la plaie et excision. (*Bull. Sc. méd. Bologne*, 1838).

28° Czerny, 1870. Modifia le procédé de Regnoli en faisant deux lambeaux latéraux.

29° Billroth, 1871-6. Prolongeait beaucoup plus loin en arrière la branche horizontale de l'incision, mais ne faisait pas d'incision verticale (Langenbenck. *Archiv.* Bd. 16. Hft. 2).

30° Kocher, 1880. Imagina un procédé qui consistait à ouvrir la bouche en arrière et au-dessous de l'angle de la mâchoire pour atteindre la base de la langue et l'enlever avec les ganglions (*Deutsche. Zeitschft. f. Chirur.* XIII, 146, 1880).

CHAPITRE XIX

DES CAUSES DE MORT APRÈS EXCISION DE LA LANGUE.

Avant de parler du traitement post-opératoire de l'amputation de la langue en totalité ou en partie, il est bon d'examiner rapidement les causes de la mort après ce genre d'opération.

Cinq fois dans les huit cas de mort que j'ai rapportés dans mes tables (voir plus haut), la terminaison fatale a été due à une pneumonie soit seule, soit compliquée d'empoisonnement du sang. Le sixième opéré est mort de tétanos, le septième de phlegmon, le huitième d'hémorrhagie.

Cette proportion sera trouvée la même à très peu de chose près si l'on examine une série quelconque et plus grande d'opérations du même genre; quant aux causes de mort dans les autres cas, elles sont des plus variables. Le cas de tétanos peut être considéré comme un accident : ce n'est certainement pas là une complication ordinaire des opérations sur la langue. De même, on trouvera toujours dans une longue série d'opérations quelques cas de phlegmon, de collapsus, d'hémorrhagie.

Quand on songe à la grande vascularité de la langue et aux divers procédés opératoires, il semble étonnant qu'il n'y ait pas un plus grand nombre de cas de mort de ce chef. Il n'est pas rare qu'il y ait une hémorrhagie abondante pendant l'opération; et si l'excision se fait par l'écraseur sans perte de sang, il arrive souvent qu'on ne met pas de ligature sur la linguale, et cependant, la mort par hémorrhagie secondaire est bien rare. Le seul cas que j'aie noté dans mon tableau est celui d'un homme à qui on enleva la langue au moyen d'un écraseur métallique; les tissus furent sectionnés absolument comme au couteau, beaucoup plus vite que je ne l'aurais voulu. Il y eut une forte hémorrhagie sur le moment et nous avons failli perdre le malade. L'artère ne fut pas très bien liée, l'hémorrhagie recommença et le malade mourut quelques heures plus tard. Cependant s'il est vrai qu'on ne puisse pas attribuer souvent la mort à l'hémorrhagie, il n'en est pas moins certain que cet accident a une grande influence sur les résultats de l'opération. Il se peut que le malade n'ait perdu qu'une petite quantité de sang pendant l'opération, et il peut n'exister qu'un simple suintement comme cela a toujours lieu pendant les premières heures qui suivent une intervention chirurgicale. Mais cette petite quantité de sang est en partie avalée et passe, en partie, dans la trachée et les bronches. Il subit dans ces organes une décomposition qu'on peut regarder comme une des causes de mort rapide soit par affection pulmonaire, soit par empoisonnement septique.

Dans la discussion à laquelle nous nous livrerons sur la valeur relative des divers procédés opératoires, il y aura lieu de tenir compte de l'hémostase et surtout de la protection des voies aériennes contre l'écoulement de sang.

La septicémie ou la phyémie est une cause peu fréquente de mort en dehors des affections pulmonaires, mais au contraire assez fréquente quand il y a concomitance de ces affections. L'empoisonnement du sang pur et simple se montre à peu près à la même période, et suit la même marche que dans les opérations sur d'autres points du corps. Il n'y a donc point lieu d'en faire une description spéciale. Il est dû évidemment à la suppuration de la plaie qu'il est si difficile d'empêcher dans la plupart des cas d'excision de la langue ; mais l'état de débilité plus ou moins grande du malade joue aussi un grand rôle dans la résorption de la matière nocive.

La cause la plus commune de mort et sur laquelle on ne saurait trop attirer l'attention, sont les affections pulmonaires. Je dis d'une façon générale affections pulmonaires, parce que l'anatomie pathologique de ces cas varie beaucoup. Tantôt il y a une véritable gangrène d'une certaine étendue du poumon ; tantôt ce sont de petits abcès renfermant un pus infect ; d'autres fois, c'est une induration pneumonique avec tendance à la gangrène ; dans d'autres enfin c'est une broncho-pneumonie. Cette forme de broncho-pneumonie ou de pneumonie gangréneuse ou non est due le plus souvent à l'aspiration des gaz provenant de la plaie et à l'écoulement qui se fait dans la trachée et les bronches. Il ne me semble pas possible jusqu'à présent de distinguer d'une façon certaine quels sont les accidents qui relèvent de la première de ces causes ou de la seconde. Les liquides intra-buccaux même peu abondants se décomposent très facilement sitôt qu'ils deviennent fétides et il n'est besoin dans les bronches qu'une très petite quantité de ce liquide pour faire naître une pneumonie des plus intenses. La présence dans le tissu pulmonaire d'abcès nombreux et fétides est due soit au contact direct de la matière septique venant de la plaie, ou n'est qu'une manifestation locale d'un empoisonnement général du sang, car ces abcès sont la lésion la plus commune dans le cas de mort par pyhémie. Les symptômes de pneumonie ou de broncho-pneumonie surviennent dans la semaine qui suit l'opération et peuvent se montrer au bout de vingt-quatre heures. Jusque-là la maladie a pu suivre une marche satisfaisante et l'état du malade avoir été bon. Parfois les symptômes pulmonaires sont précédés d'une sécrétion abondante de mucosité et de salive qui peut persister pendant deux ou trois jours et être pour le malade une source de gêne et de souffrance. Ces liquides dans lesquels baignent les parties malades ne tardent pas à se décomposer, et il est probable qu'il en passe une partie dans la trachée et les bronches. D'autres fois il n'existe pas de sécrétion bien considérable ; mais dans un cas comme dans l'autre, il se dégage de la bouche une odeur horriblement fétide qu'il est impossible de faire disparaître quel que soit le pansement qu'on adopte. L'invasion de la pneumonie ne débute pas en général par un frisson, mais la température s'élève, le pouls devient plus fréquent, les inspirations plus nombreuses, et le malade commence à tousser. Parfois il y a de la jaunisse. L'inflammation suit en général une marche très rapide ; la respiration s'accélère et devient de plus en plus difficile, le facies de plus en terreux, le pouls bat encore plus vite et faiblit progressivement jusqu'à la mort qui arrive au bout de vingt-quatre heures ou même moins à partir du début de la pneumonie. Pendant toute l'évolution de ce processus inflammatoire, qui dure de quatre ou cinq jours, la bouche dégage une odeur infecte qu'il est impossible de corriger. C'est là d'ailleurs probablement ce qui explique pourquoi cette inflammation pulmonaire est si aiguë et si rapidement fatale. Le malade est empoisonné par les sécrétions fétides de sa propre bouche. Il est souvent faible au moment de l'opération et la difficulté de le soutenir pendant les premiers jours est beaucoup plus grande que dans une autre opération même plus importante. En plus de l'affection pulmonaire, il existe très souvent de la septicémie générale, ce qui favorise d'une part le développement de la pneumonie et diminue d'autre part les chances de guérison.

CHAPITRE XX.

LE TRAITEMENT POST-OPÉRATOIRE.

Le traitement généralement adopté. — Le but du traitement post-opératoire. — Méthode de Whitehead. — Méthode de Morrand Barker. — Méthode de Kocher. — Méthodes de Billroth et de Woelfler.

Jusqu'à tout dernièrement, on s'occupait peu du traitement post-opératoire chez les malades qu'on avait amputés de la langue, mais depuis quelques, années, on y apporte plus d'attention. Car on a étudié de plus près les causes de la mort et on a appris à tenir compte, dans une juste mesure, d'une part du procédé opératoire, et d'autre part de l'état de la bouche et des organes voisins après l'opération. On est arrivé peu à peu à se convaincre qu'on peut écarter toutes ou presque toutes les causes de mort et que dans l'avenir, c'est une opération qui ne devra pas être à beaucoup près aussi grave qu'elle l'a été jusqu'ici. Tout chirurgien qui a assisté à quelques amputations partielles ou totales de la langue sait que très souvent, pendant les premiers jours, la bouche présente une fétidité horrible, il sait aussi combien sont inutiles les tentatives qu'on fait de désinfecter cette cavité, quelque liquide qu'on emploie. C'est cette difficulté qui explique comment, par ce temps de chirurgie antiseptique, ces plaies de la langue ont empoisonné tant de malades, soit directement par septicémie, soit indirectement en produisant de la pneumonie et autres affections pulmonaires. Maccormac et Watson Cheyne ne font pas mention de la langue dans leurs travaux sur la chirurgie antiseptique ; et Kocher est le seul, que je sache, qui ait essayé d'adapter aux opérations sur la langue les principes Listériens dans toute leur rigueur. Son travail parut en 1880 et a passé à peu près inaperçu chez nous, d'abord parce qu'il était écrit en allemand et puis, parce que la méthode opératoire qu'il propose est si audacieuse qu'il est peu de chirurgiens qui oseraient l'adopter. Mais je me propose de montrer plus loin que les résultats qu'obtient Kocher sont très beaux, d'autant plus beaux que la méthode opératoire est plus grave et le traitement post-opératoire plus difficile à instituer. Cependant, avant d'en parler, je crois bon d'indiquer quelle est la méthode la plus généralement suivie.

Quand on remet le malade dans son lit, on prend souvent la précaution, s'il y a eu une hémorrhagie abondante, de laisser en place celui des deux fils servant à attirer la langue dehors qui est encore dans la moitié saine. Pendant les deux ou trois premières heures, à moins que le malade ne soit très épuisé, on se contente de le veiller, afin d'empêcher que dans son demi-sommeil il ne tire sur les fils ou nuise aux suites de l'opération d'une façon quelconque. S'il est très épuisé on lui administre un lavement de bouillon et de cognac. Pendant les premiers jours, on lui donne des petits morceaux de glace à sucer, des boissons froides pour lutter contre le gonflement et l'inflammation en même temps que pour obvier à l'hémorrhagie. Si le malade peut se nourrir par la bouche, on lui donne du lait, du bouillon, de l'extrait de viande avec du vin et du cognac si cela est nécessaire. Dans le cas contraire, on le soutiendra par des lavements et des suppositoires nutritifs, ou bien encore on le nourrit à la sonde œsophagienne. Souvent on voit combien il est difficile de conserver la pureté de l'haleine et on a recours à de faibles solutions d'acide phénique qu'on emploie soit en irrigations ou en gargarismes si le malade peut se gargariser. Dans certains cas, tout va bien dès le début, il n'y a pas de fétidité de l'haleine et la plaie guérit vite, sans inflammation ni complication d'aucune espèce. Dans d'autres, au contraire, les complications se présentent dès le premier jour; la plaie devient infecte et rien ne peut corriger cette mauvaise odeur. En quelques jours, en quelques heures, les symptômes septicémiques surviennent accompagnés de troubles pulmonaires et la mort peut s'ensuivre dans les huit jours. Quand il se montre des complications pulmonaires, qu'elles soient accompagnées ou non d'empoisonnement général, il est très rare que le malade guérisse; c'est encore plus rare s'il survient de la septicémie ou de la pyohémie; le succès du chirurgien est basé sur l'espoir d'éviter ce double danger.

Quand on examine les diverses méthodes de traitement, il ne faut jamais perdre de vue les points principaux sur lesquels doivent porter nos efforts. Ces points sont :

1° Drainage facile de la plaie ;

2° Empêcher la décomposition ;

3° Alimenter suffisamment le malade.

Les deux premiers points sont communs à toutes les plaies de toutes les parties du corps; le dernier est propre à cette opération en particulier. On pourrait ajouter un quatrième point propre aussi aux opérations de la langue, à savoir: empêcher les substances nocives de pénétrer dans les voies aériennes; à vrai dire, il est implicitement compris dans les deux premiers.

Le traitement post-opératoire tel que l'entend Whitehead a été décrit par lui-même à propos de l'opération. Il consiste à nourrir le malade pendant les premier jours exclusivement par le rectum, à laver la plaie souvent avec une solution faible de permanganate de potasse et à lui défendre de parler. Il abandonne aux moyens naturels le premier des trois points que nous avons considérés ; il n'y a pas à craindre la tension des tissus et l'écoulement de tous les liquides peut se faire d'une façon continuè par la bouche.

M. Morrant Barker me dit qu'il avait l'habitude de se servir de quelque liquide antiseptique pour nettoyer la bouche, mais que depuis quelque temps, il emploie l'iodoforme qu'il étale sur la surface de la plaie avec une spatule et qu'il renouvelle de temps en temps. Au lieu de permettre à ses malades, comme il en avait l'habitude, de se nourrir par la bouche avec une cuiller, il les alimente au moyen d'une sonde molle en gomme qu'il introduit aussi souvent que cela est nécessaire à mi-chemin dans l'œsophage. On adapte un entonnoir à l'extrémité de la sonde et le liquide coule doucement jusque dans l'estomac. Pas plus que M. Whitehead, M. Barker ne croit nécessaire de faire le drainage de la plaie ; cependant, il tient le malade couché sur le côté et l'engage à ne pas avaler les liquides de suppuration et il parvient ainsi à éviter l'accumulation de ces produits dans la bouche au moins pendant les premiers jours, c'est-à-dire pendant la période la plus dangereuse au point de vue de la pénétration dans les voies aériennes.

Les chirurgiens allemands se sont donné plus de mal que les nôtres, ou que ceux même des autres pays, pour remplir toutes les indications que comporte le traitement post-opératoire des amputations de la langue ; et il faut bien reconnaître que leurs efforts ont été couronnés de succès.

Nous avons déjà décrit la méthode antiseptique de Kocher à propos de son procédé opératoire. Si on s'y reporte, on voit qu'il ne prend aucune mesure spéciale pour assurer un drainage parfait; mais en revanche, il fait une telle accumulation sur la plaie de pansements antiseptiques, et ces pansements sont renouvelés si souvent (deux fois par jour), qu'il ne doit jamais y avoir une suppuration bien abondante, et celle qui existe doit être inoffensive. La trachéotomie constitue une précaution des plus importantes; de cette façon le malade n'aspire pas un air qui a passé sur la plaie et le danger d'une pneumonie septique doit être aussi petit que possible. L'alimentation se fait par un tube œsophagien, deux fois par jour, quand on lève le pansement et ce pansement est renouvelé toujours sous le spray. On peut admettre aussi que le malade s'alimente par son rectum, car les deux repas par le tube sont à peine suffisants pour quelqu'un qui vient de subir une grande opération. Les résultats du procédé opératoire et du traitement post-opératoire de Kocher donnent treize guérisons sur quatorze cas, et ce qui est bien plus beau, pas un seul de ses opérés ne fut atteint de septicémie ni d'affection pulmonaire.

Billroth paraît s'être beaucoup occupé pendant ces dernières années du traitement post-opératoire dans l'amputation de la langue, et les résultats auxquels il est arrivé méritent de fixer notre attention. Woelfler, chez qui nous avons puisé en grande partie ce que nous venons de dire, donne une description détaillée de la manière dont on soigne ces malades à la clinique de Billroth. Je traduis presque littéralement:

Dans les cas que nous avons opérés, immédiatement après l'incision nous avons surtout envisagé deux points : l'installation d'un drainage parfait, et la cautérisation de toute la surface de la plaie avec du permanganate de potasse. Quand on n'avait pas fait une ligature préliminaire de la linguale, nous avions l'habitude, après l'extirpation par la bouche, d'enfoncer un trocart à travers le plancher de la bouche et d'attirer à travers cette ouverture un tube à drainage de la dimension du doigt; mais si on avait fait la ligature de la linguale et extirpé des ganglions, nous faisions une ouverture dans la muqueuse de façon à y passer un tube gros comme le pouce, de sorte que le pus et les mucosités pouvaient s'écouler. Le tube à drainage était perforé de deux ou trois trous à son extrémité buccale, et on le plaçait avec soin; cette extrémité doit atteindre la partie postérieure de la cavité buccale dans le voisinage du moignon, ou au milieu du plancher de la bouche dans son point le plus déclive. L'ouverture du tube n'était pas tourné du côté du pharynx, afin qu'on pût y faire des irrigations. Pendant les premières vingt-quatre heures le tube était un peu mobile, à moins qu'on n'eût eu soin, ainsi qu'on devrait le faire toujours, de l'attacher à la lèvre inférieure de la plaie de la ligature; autrement, les parties molles du plancher de la bouche ou le moignon de la langue venaient boucher l'ouverture et son action devenait tout à fait illusoire. Il est donc bon d'empêcher l'affaissement de l'extrémité intra-buccale par un point de suture et de s'assurer plusieurs fois par jour de la perméabilité du tube. On fermait par des points de suture le reste de la plaie et on la drainait au moyen d'un petit tube, on recouvrait cette plaie de gaze antiseptique et d'une bande en laissant libre l'extrémité inférieure du tube.

Qu'il se soit agi d'une simple excision, ou d'une amputation plus ou moins complète, on recouvre, le jour même de l'opération, toute la plaie de permanganate de potasse en poudre ou sous forme de solution saturée (une demi-cuillerée à café de permanganate en poudre pour deux cuillerées à café d'eau). En maniant ce topique il faut observer les règles suivantes :

1. La douleur que produit la cautérisation par ce liquide n'est pas si violente qu'on ne puisse la supporter sans chloroforme; elle est en tous cas moindre que celle que produisent la potasse caustique ou l'acide sulfurique fumant. Cependant, il est bon, après une opération aussi importante, de maintenir

un certain état de somnolence pendant qu'on fait l'hémostase, et de faire la cautérisation à peu près dix ou quinze minutes après l'opération ; nous conseillons d'agir ainsi, moins à cause de la douleur que parce qu'il est plus facile, sous le chloroforme et pendant que les aides sont encore là, de bien examiner toutes les parties molles et de s'assurer que tous les points ont été cautérisés. Si d'un autre côté la plaie est petite, de trois ou quatre centimètres carrés par exemple, la cautérisation peut se faire sans chloroforme.

2. Si on emploie la substance caustique sous forme de poudre, il est bon de protéger les lèvres et toute la membrane muqueuse sous peine de produire des croûtes et des ulcérations douloureuses. S'il en tombe néanmoins sur les lèvres, on peut enlever la croûte avec une solution au dixième d'acide oxalique.

3. Pour que la substance, quelle qu'elle soit, produise son effet, il ne faut l'appliquer qu'après arrêt définitif de toute hémorrhagie. Le permanganate n'agit pas comme hémostatique, il ne pénètre pas non plus bien profondément, mais transforme tous les tissus superficiels en une croûte sèche plus adhérente que celle que produit le chlorure de zinc, et malgré sa grande solubilité dans l'eau, cette croûte que forme le permanganate persiste pendant trois ou quatre jours.

4. Les endroits qu'on aurait omis de saupoudrer le premier jour ou dans lesquels la croûte n'aurait pas tenu devraient être badigeonnés de nouveau le lendemain. Tous les badigeonnages consécutifs, même si la solution est très concentrée, sont indolores.

5. Cette cautérisation ne produit pas de réaction inflammatoire autour de la croûte, néanmoins il faut procéder avec précaution. S'il survient de l'œdème douloureux sur le plancher de la bouche pendant les deux premiers jours, il ne faut pas en accuser la substance caustique ; si la plaie suit une

marche heureuse, il ne devra pas exister de douleur à la pres sion sous le menton, même si la pression est un peu forte e que le caustique ait été violent.

6. Il n'est ni nécessaire ni avantageux de saupoudrer l surface de la plaie plus d'une fois après l'opération.

7. Quelque largement qu'on fasse la cautérisation, il es un point qu'il faut ménager, à savoir le voisinage de l'épiglott et des replis aryépiglottiques, car il semble qu'il y ait eu, dan un cas, une relation directe entre une pharyngite aiguë et de la laryngite qui auraient été produites par une cautérisation faite deux jours de suite. D'un autre côté, il est bon, quand on cautérise le plancher de la bouche, de se servir d'une spatule en bois pour que les tissus soient bien imbibés.

8. Il n'y a pas eu un seul cas d'empoisonnement par le permanganate de potasse.

La cautérisation et l'installation d'un drainage convenable suffisent non seulement à assurer l'heureuse issue de la plaie, mais aussi à simplifier considérablement le reste du traitement. Les irrigations au permanganate faites d'heure en heure ne sont plus nécessaires, et remplacées avantageusement par des badigeonnages avec une solution moyenne. Les malades sont moins dérangés et dorment mieux. A de rares intervalles, on change le bandage et on injecte dans la bouche une solution d'acide phénique au 100e pour chasser plus facilement les mucosités par le tube. Il va sans dire qu'on mettra la tête en bas pour faire les injections afin d'empêcher le liquide de pénétrer dans les voies aériennes. Dans *aucun des cas traités par le drainage et la cautérisation il n'y eut ni phlegmon ni diphtérie buccale ni broncho-pneumonie.* Dans tous ces cas la plaie guérit rapidement et les malades se remettent très vite de l'opération et sans pour ainsi dire avoir souffert. Nous devons même dire que nous étions étonnés de l'excellent état de santé des malades pendant tout le cours de leur guérison, surtout en nous rappelant combien souffraient autrefois cette même classe d'opérés. La température restait normale ou s'élevait pendant les trois ou quatre premiers jours à 38°, quelquefois à 39°,5 avec une chute constante au quatrième jour. Si on avait le bonheur de passer les quatre premiers jours, il n'y avait en général plus rien à craindre. Des complications survenant pendant la seconde ou la troisième semaine étaient tout à fait exceptionnelles. On enlevait le gros tube à drainage du cinquième au septième jour. Jusque-là et même quelque temps après, l'alimentation se faisait au moyen du tube œsophagien jusqu'à fermeture presque complète des trous des drainages. La plaie de la ligature guérissait en général sans la moindre réaction et on retirait le petit drain du troisième au cinquième jour.

J'ai cru bien faire en décrivant tout au long cette méthode de traitement et en empruntant les mots mêmes de Woelfler, parce que, ne l'ayant jamais suivie moi-même ni vu employer, je trouve qu'elle répond à toutes les indications que nous signalions et qu'elle donne des résultats bien supérieurs à ceux qu'on avait obtenus avec les autres pansements dans les salles de Billroth. Dans un autre chapitre Woelfler montre dans des tables les résultats obtenus. Sur dix-huit malades soumis à ce pansement, il en mourut deux. Sur treize autres chez qui on ne fit ni drainage ni cautérisation, il en mourut deux également. Sur neuf soumis au drainage sans cautérisation, deux morts, et enfin sur six cautérisés sans drainage, deux morts. Et il faut encore examiner les causes de la mort. Des deux qui succombèrent malgré le drainage et la cautérisation, l'un s'éteignit dans le collapsus (c'était un grand buveur) et l'autre mourut d'une cause inconnue trois semaines après l'opération. On en fit l'autopsie, mais on ne trouva pas la cause de la mort; on la mit sur le compte de l'épuisement: en tout cas ce n'était ni la pyémie ni une affection pulmonaire.

D'autre part, tous les six malades de l'autre colonne succombèrent à l'empoisonnement septique sous une forme ou sous une autre. De sorte que non seulement la mortalité était beaucoup plus élevée, mais elle était évidemment due à des causes qu'on aurait évitées pour tout autre point du corps : tout au moins pour ne rien exagérer, pouvons-nous dire que la proportion de six morts par septicémie sur vingt-huit opérés serait considérée comme désastreuse si les opérations avaient été pratiquées sur d'autres parties du corps.

Dans le vingt-septième volume des archives de Langenbeck, Woelfler a publié un nouveau travail sur le traitement des plaies de la bouche et il y donne les résultats obtenus par Billroth, par une méthode de traitement bien plus simple que celle dont il est question dans son premier travail. Il commence par reconnaître que la cautérisation est assez douloureuse et que pour qu'elle soit efficace il est nécessaire de la faire pendant que le malade est encore sous l'influence du chloroforme ; puis il raconte que devant les résultats étonnants que donnait l'iodoforme en chirurgie, Billroth eut l'idée de l'appliquer au pansement des plaies de la bouche. Les résultats furent des plus satisfaisants, car tous les malades mis au traitement tel que nous allons le décrire guérirent. Ils étaient au nombre de dix-sept. Non seulement y eut-il guérison dans chaque cas, mais la marche de la guérison fut des plus heureuses. Les troubles pulmonaires, qui avec la cautérisation étaient devenus au moins inoffensifs, disparurent complètement avec le pansement à l'iodoforme. Pas un cas de phlegmon, pas un cas de septicémie. Les plaies ne présentèrent jamais la moindre odeur. Et cependant il s'agit d'opérations tout aussi étendues que celles de l'autre série ; dans plusieurs d'entre elles, le plancher de la bouche était intéressé et les ganglions avaient été extirpés.

Voici la manière dont on procédait pour faire le pansement.

On fait tremper six mètres de gaze bien dégraissée dans un mélange de glycérine et de colophane dissous dans de l'alcool (60 grammes de glycérine, 100 grammes de colophane dans 1,200 grammes d'alcool à 94°), on l'exprime et on la saupoudre à l'état humide de 50 grammes d'iodoforme en poudre. Si on saupoudre l'iodoforme sur de la gaze ordinaire il en tombe la plus grande partie. On découpe cette gaze en bandelettes de la largeur de deux ou trois doigts et on les place dans la cavité buccale au moyen d'une pince ; on en bourre toutes les anfractuosités de la plaie, sans toutefois exercer une pression trop grande, mais de manière à recouvrir toute la surface saignante. Ces bandelettes de gaze iodoformée font pour ainsi dire corps avec la surface de la plaie et au bout de quelques jours, on ne peut les arracher sans la faire saigner. Une fois les bandelettes bien placées, il n'y a plus rien à faire à la plaie et on peut les y laisser six ou huit jours jusqu'à ce qu'elles tombent ; on aura seulement soin de changer tous les matins les couches superficielles qui seront imprégnées de mucosités et de salive. Le doigt introduit dans la bouche du malade sentira l'iodoforme mais ne ramènera pas d'odeur fétide. Woelfler ajoute que quand on songe à la grande difficulté qu'il y a à maintenir la bouche saine, on ne saurait trop vanter les bienfaits de l'iodoforme dans ces cas. Puisqu'il n'y a plus d'écoulement fétide et que d'ailleurs il est très peu abondant, il ne semble plus utile d'insister sur le drainage, et il n'est certainement plus indiqué de faire une plaie spéciale rien que pour pouvoir passer un drain. Et même dans les cas où on a fait la ligature de la linguale au cou, il n'est pas nécessaire d'établir une communication entre la cavité buccale et cette plaie extérieure rien que pour passer un drain ; il vaut bien mieux panser les deux plaies séparément ; celle de la bouche avec de l'iodoforme et l'autre avec un petit tube à drainage et des injections. Si par hasard dans le cours de l'opération on est amené à établir la communication entre les deux plaies, dans ce cas, il est plus prudent d'installer un tube à drainage au moins pendant quelques jours ; cependant, on négligera de le faire dans les dernières opérations dont il est question plus haut. Il semble préférable en effet d'éviter un drainage spécial quand ce n'est pas absolument nécessaire, à cause de la gêne qui en résulte pour le malade.

Plus loin, dans son travail et à propos de la description séparée de chaque cas, Woelfler appelle tout particulièrement l'attention sur ce point que les malades pouvaient prendre des aliments liquides sans difficulté après l'opération, sans l'introduction du tube œsophagien, ce qu'il considère comme un autre avantage à l'actif du pansement à l'iodoforme.

Si on examine et qu'on analyse cette méthode de pansement, on verra que le seul point sur lequel on insiste est la purification de l'écoulement, et peut-être aussi la protection de la surface saignante par une couche de gaze iodoformée de façon à former sur la plaie un pansement qu'on ne renouvelle qu'au bout d'une semaine. Au bout de ce temps-là, ou bien on refait le même pansement, ou bien, si l'aspect de la plaie est satisfaisant, si elle est couverte de granulations, on peut se contenter de la saupoudrer d'un peu d'iodoforme ou de borax, ou de la laver avec une solution légèrement astringente. L'alimentation du malade ne réclame aucun soin particulier et il n'y a pas lieu de prendre de précautions spéciales pour empêcher la suppuration qui se fait à la surface de la plaie, de pénétrer dans les voies aériennes ; s'il en entre un peu il est admis que c'est inoffensif. Pour bien démontrer encore l'action de l'iodoforme comme détersif, Woelfler fit en collaboration avec Paneth une série d'expériences où il prouva que d'une part on pouvait provoquer chez des animaux des pneumonies septiques semblables à celles qu'on rencontre chez l'homme après les opérations sur la langue, en leur injectant dans les voies aériennes des liquides en putréfaction ; et que d'autre part, il suffisait pour empêcher cet effet septique de mélanger de l'iodoforme à la substance putréfiée.

Cette dernière série de dix-sept cas est si brillante qu'on se demande s'il y aura encore des cas de mort après amputation de la langue, même quand cette opération ne se limite pas à une ablation plus ou moins totale de l'organe, mais qu'elle se complique tantôt de la ligature de l'une ou des deux linguales, tantôt de l'excision de ganglions malades, et d'une partie même du plancher de la bouche, tantôt de la résection même d'une partie du maxillaire inférieur. Car tous ces cas se rencontrent dans cette série. Il ne s'agit pas non plus d'une série heureuse succédant à une série malheureuse, il n'y a ici que le succès légitime venant couronner des efforts continus, controlés par des expériences sur les animaux et ne visant que l'amélioration du traitement des plaies de la bouche. Ce serait contre la nature des choses qu'une opération aussi grave pût toujours se refaire sans qu'il y eût un seul cas de mort, aussi pouvons-nous regarder cette série comme très heureuse : elle se représentera peut-être dans les mêmes salles ou chez d'autres chirurgiens, mais on la considérera toujours conme un maximum de résultats heureux quelles que soient d'ailleurs les modifications qu'on pourra apporter dans le traitement de l'intérieur de la bouche. A ma connaissance, la chirurgie anglaise ne peut pas se vanter d'aussi beaux résultats et je ne crois pas me tromper en attribuant cette différence à ce que chez nous on table plutôt sur la manière d'opérer que sur le traitement après l'opération. Le pansement à la gaze et à l'iodoforme recommandé par Woelfler n'a pas été adopté que je sache en Angleterre, mais l'iodoforme a été employé sous une autre forme par beaucoup de chirurgiens. D'après Baker, le Dr Heath s'en sert et en obtient d'excellents résultats à « University Hospital » et M. Baker et moi-même l'avons mis en usage à l'hôpital « Saint-Bartholomew ». Mais on ne s'en est jamais servi que sous forme de poudre étendue sur la plaie. Je suis très disposé, pour ma part, à reconnaître à ce médicament une grande puissance antiputride, car j'ai vu plus d'une fois un écoulement fétide s'accompagnant de symptômes d'infection générale faire rapidement place à une haleine sans odeur et à l'absence de tout signe d'empoisonnement général, aussitôt qu'on eut remplacé par de l'iodoforme les divers liquides qui servaient au lavage de la plaie. Et cependant je ne pense pas que l'iodoforme, employé simplement pour saupoudrer la plaie, donne une protection aussi efficace que l'application d'une gaze iodée convenablement préparée, qui adhère à la plaie et en fait pour ainsi dire partie intégrante pendant les deux ou trois premiers jours qui sont les plus dangereux. Il doit être en outre plus facile d'alimenter le malade sans sonde œsophagienne si la plaie est bien bourrée de gaze que si elle est simplement saupoudrée de poudre ; et quoiqu'il soit parfaitement reconnu que la difficulté de manier la sonde œsophagienne est exagérée par ceux qui n'en ont pas l'habitude, il n'en est pas moins vrai que tous les chirurgiens aimeraient autant ne pas s'en servir s'ils pouvaient faire autrement.

Depuis que j'ai écrit ce qui précède, j'ai essayé le pansement à la gaze iodée de Woelfler ; le résultat n'a pas été satisfaisant et a été fertile en enseignements. La cavité buccale est restée complètement aseptique, mais le malade succomba le huitième jour à une pneumonie septique. Aussi ce cas nous a-t-il semblé assez intéressant pour mériter qu'on le rappelât. Il s'agissait d'un homme d'une cinquantaine d'années en mauvais état de santé et souffrant beaucoup d'un carcinome à marche rapide qui avait envahi la partie antérieure de la langue. Je fis l'ablation de l'organe par le procédé de Whitehead. M. Cripps m'aida dans l'opération qui se fit facilement et sans trop de perte de sang. J'opérai par l'ouverture buccale sans l'agrandir. Je n'enlevai pas les ganglions qui ne paraissaient pas être malades au moment de l'opération. Je remplis avec soin la cavité buccale de bandes de gaze iodée ; celle-ci resta adhérente intimement à la plaie pendant plusieurs jours.

Le lendemain de l'opération, le malade était bien et se trouvait très soulagé. Il put bientôt prendre des aliments par la bouche et tout semblait se passer comme le prédisait Woelfler; pas d'autre odeur que celle de l'iodoforme. Mais deux ou trois jours après l'opération, la température qui commençait à baisser remonta en même temps que le pouls devenait plus fréquent et les mouvements inspiratoires plus nombreux. Le malade toussait un peu et rejetait de rares crachats rouillés. Malgré cela, son état général était incomparablement meilleur qu'avant l'opération et je ne pouvais pas croire qu'il fût atteint de pneumonie septique ; je voulais d'autant moins l'admettre que la bouche était parfaitement saine. Il succomba le huitième jour sans qu'il y eût d'exacerbation dans les symptômes. A l'autopsie, on trouva une induration étendue à une grande partie des deux poumons et au milieu de ces masses indurées plusieurs petits abcès et points de gangrène. Il existait aussi de la pleurésie au niveau des parties malades. Il n'y avait pas le moindre doute possible sur la nature septique de l'affection.

J'avoue que ce fut pour moi un grand désappointement. Je ne pouvais ni ne devais m'attendre à voir mon malade succomber à une pneumonie infectieuse avec une plaie en si bon état. S'il avait succombé, comme je le pensais avant l'autopsie, à une pneumonie simple, ce n'eût été qu'une mal chance ; mais je considérai comme essentiellement fâcheuse cette pneumonie septique. Il ne faut évidemment pas se hâter de juger d'après un seul cas. L'empoisonnement a dû être occasionné par la décomposition d'une certaine quantité de sang qui avait dû passer dans les voies aériennes pendant l'opération ou même par l'écoulement fétide qui se faisait à la surface de la plaie cancéreuse avant l'opération. J'attends impatiemment une nouvelle occasion.

CHAPITRE XXI

DU CHOIX DU PROCÉDÉ OPÉRATOIRE.

Nous venons de décrire divers procédés opératoires, mais sans nous déclarer en faveur de l'un plutôt que de l'autre. Nécessairement, quelques-uns s'adaptent de préférence à certains cas plus ou moins compliqués et entraînent une mutilation plus ou moins étendue. Nous nous proposons maintenant de recommander celui de ces procédés auquel on devra avoir recours le plus souvent et quelles modifications il conviendra d'y apporter pour les cas plus compliqués et plus rares.

Tout d'abord, nous pensons qu'il y a bien peu de carcinomes de la langue que l'on ne puisse opérer par la bouche, en admettant qu'ils soient encore opérables ; nous pensons aussi que la réciproque est vraie, à savoir qu'on n'obtient pas de bien grands avantages par les autres procédés quand il s'agit de néoplasmes volumineux, à moins toutefois qu'il n'y ait en même temps une lésion étendue de toutes les parties molles des ganglions et de la mâchoire elle-même. Comme le dit Woelfler, il n'existe pas de statistiques démontrant que les résultats obtenus par une opération extrabuccale soient meilleurs que ceux que donne le procédé buccal. On pourra objecter, bien entendu, que dans le procédé extra-buccal on a toujours affaire précisément à des lésions bien plus étendues que dans l'autre.

Nous n'espérons pas convertir les chirurgiens qui ont l'habitude de cette opération et d'un certain procédé, à moins toutefois qu il ne leur soit clairement démontré que le nouveau procédé est plus facile et comporte moins de danger que celui dont ils ont l'habitude ; mais, à vrai dire, il est impossible de poser en règle la supériorité d'un procédé opératoire sur les autres ; et cependant, il est bon de le répéter,il y a d'excellentes raisons pour n'employer aucun autre procédé que ceux que nous avont décrits, à moins de conditions anatomo-pathologiques tout à fait exceptionnelles.

Si on étudie les statistiques des divers procédés opératoires, on ne trouvera pas une grande différence au point de vue de la mortalité, et l'écart qui existe peut, en général, s'expliquer facilement. Baker donne une table de trente-cinq cas qu'il a traités tous d'après sa propre méthode. Cinq sur les trente-cinq moururent peu de temps après l'opération. Parmi ces morts, quatre pouvaient certainement être mises sur le compte de l'opération, mais la cinquième, due à de la diphtérie au onzième jour, ne saurait être attribuée au traumatisme opératoire. Whitehead publie vingt-huit cas dans lesquels on enleva toute la langue suivant son procédé ; il y eut quatre morts des suites de l'opération. On peut donc dire qu'au point de vue de la mortalité, les deux procédés se valent. Si d'un côté nous voulons exclure le cinquième cas de mort des statistiques de Baker, il faut reconnaître, d'autre part, que dans celles de Whitehead il y a eu dans les vingt-huit cas ablation totale de l'organe, tandis que dans les trente-cinq de Baker, il n'y a eu souvent qu'une excision partielle,

Kocher se vante de n'avoir eu qu'un seul cas de mort sur quatorze malades opérés par son procédé sous-maxillaire ;

c'est un beau résuttat, mais ce nombre de cas est trop limité pour pouvoir supporter la comparaison avec les statistiques des chirurgiens anglais. Il serait plus juste de les comparer, par exemple, avec les quatorze premiers cas de Whitehead dans lesquels il n'y eut aussi qu'une mort. Bien mieux, si on prend les vingt-quatre premiers cas de Whitehead, on n'y trouve qu'une mort des suites de l'opération : on ne peut nier que ce soit là une série remarquable. Mais, par exemple, parmi les quatre derniers opérés, trois moururent.

Nous n'avons pas sous la main de tableau statistique suffisamment important du procédé au galvano-cautère, ni de celui de Regnoli.

En ce qui concerne la section de la mâchoire inférieure avec ou sans résection d'une portion d'os, tout ce qu'on peut dire, c'est que ce fut un procédé désastreux entre les mains de Syme qui la pratiqua le premier en Angleterre, si bien qu'il ne tarda pas à y renoncer. Cette opération a été reprise depuis par d'autres chirurgiens, mais jamais, paraît-il, bien souvent. Woelfler parle de six cas de section ou de résection du maxillaire par Billroth, avec une seule mort par broncho-pneumonie, ce qui est un très beau résultat quand on tient compte de la gravité de l'opération.

D'après ce qui précède, on voit qu'il n'y a pas de raison bien sérieuse pour préférer un procédé à tout autre. J'essaierai de démontrer tout à l'heure, et triomphalement, je l'espère, que le procédé opératoire a bien moins d'importance au point de vue du résultat final que le traitement ultérieur.

Voici ce que je conseillerais à un confrère qui serait sur le point de faire sa première opération et qui hésiterait sur le procédé opératoire à adopter :

De préférer dans les cas simples, sans retentissement ganglionnaire, *la méthode de Baker ou de Whitehead* en se conformant scrupuleusement à la description qui en a été faite, et, si le néoplasme s'étend loin en arrière, et a envahi les tissus voisins, *de fendre la joue.*

Des deux procédés, je préfère, pour ma part, celui de Baker peut-être, parce que je n'ai pas vu pratiquer aussi souvent celui de Whitehead. Le seul avantage que présente l'instrument tranchant sur l'écraseur est que ce dernier broie plus ou moins les téguments et que ce broiement s'étend forcément un peu au delà de la limite de section et qu'il s'ensuit forcément de la suppuration. Je suis, quant à moi, un adversaire déclaré de l'amputation de la langue au galvano-cautère, car il en résulte toujours de la suppuration accompagnant la chute de l'escharre, qui retarde de plusieurs jours la guérison de la plaie ; le galvano-cautère produit aussi une inflammation locale plus grande que l'instrument tranchant ou que l'écraseur, et enfin, outre l'hémorrhagie possible, quoi qu'on en dise, pendant l'opération, on est plus exposé avec cet instrument aux hémorrhagies secondaires que si on lie la linguale et les autres artérioles comme dans le procédé de Baker où Whitehead. En ce qui concerne les différents procédés d'ablation de la langue par la voie buccale, nous ne pouvons mieux faire que de reproduire une citation tirée d'un travail récent de M. Bryant : « Quant à la meilleure méthode d'exciser la langue en totalité ou en partie, les chirurgiens ne sont pas d'accord ; les uns recommandent fortement l'emploi de l'instrument tranchant, bistouri ou ciseaux ; les autres soutiennent avec non moins d'ardeur l'avantage de l'écraseur employé comme instrument de broiement ou de cautérisation ignée : dans le premier cas, on se sert de la chaîne ou du fil métallique ; dans le second, ce fil métallique est en platine et on y fait passer un courant galvanique. Pendant de longues années, je me suis servi de l'écraseur galvanique et ne m'en suis pas mal trouvé ; dernièrement j'ai donné la préférence à la chaîne d'écraseur, mais n'ai pas obtenu de meilleurs résultats. J'avais modifié ma façon de faire pour me conformer à l'opinion généralement reçue parmi les chirurgiens, que le simple écraseur présentait moins de danger que le courant galvanique ; cette opinion ne paraît pas avoir été confirmée par les faits (Guys hosp. *Rep*. XLI, 124). » M'étant déclaré contre le galvano-cautère, j'ai cru devoir, en toute justice, citer cette opinion de M. Bryant ; mais s'il m'était permis de faire la critique d'un travail d'un chirurgien aussi distingué, je dirais que l'écraseur en fil et avec ligature serrée, constitue un procédé bien supérieur à la chaîne d'écraseur et donne une sécurité bien plus grande. M. Bryant ne semble pas avoir souvent opéré avec les ciseaux, et; à ce point de vue, il ressemble à la plupart des chirurgiens de Londres. Il est à présumer qu'à moins de l'introduction d'un nouveau procédé opératoire tout à fait supérieur et préférable, l'amputation aux ciseaux est appelée à prendre le pas sur les autres procédés et d'ici une dizaine d'années on n'emploiera plus que celui-là.

Dans aucun de ces procédés il n'y a lieu de pratiquer la ligature préventive de la linguale ni de faire la trachéotomie, car l'hémorrhagie pendant l'opération est en général de peu d'importance.

Dans les cas qui se compliquent d'engorgement ganglionnaire ou même quand l'état des ganglions est seulement douteux, on choisira un des trois procédés suivants :

Celui de Kocher ;

Celui qui consiste à enlever les ganglions par une incision spéciale pouvant servir en même temps à la lier à la linguale :

Celui de Regnoli, surtout si les ganglions se trouvent sur la ligne médiane.

Jusqu'ici on ne s'est pas attaché en Angleterre autant que dans d'autres pays, et surtout en Allemagne, à enlever les ganglions malades dans les affections linguales. Nous refusons souvent d'opérer les malades dont les ganglions sont pris, et même quand il y a un doute à ce sujet; soit dans l'espoir que l'affection n'est pas de nature cancéreuse, soit en vertu de cette notion erronée qu'il est plus facile d'enlever les ganglions qui ont acquis un certain développement. Cette tendance de la chirurgie qui de jour en jour prend force de loi, et qui appliquée à l'ablation du sein fait que dans tous les cas on examine l'état des ganglions de l'aisselle, devra s'étendre aussi à la chirurgie de la langue. On a une répulsion instinctive à faire encore une plaie dans le cou quand on pratique l'ablation de la langue, mais cette hésitation doit disparaître devant les faits. Il faut pratiquer une incision assez grande pour pouvoir examiner la région sous-maxillaire et sous-mentonnière; enlever les ganglions malades ou douteux, et lier la linguale dans la plaie avant de commencer l'amputation de la langue : l'opération principale en sera rendue plus facile, et les dangers de mort n'en seront pas plus nombreux ni plus grands. C'est ainsi que Woelfler nous raconte que Billroth opéra, selon le procédé de Regnoli, quatre malades qui guérirent tous les quatre. Et ailleurs il nous dit que sur quarante cas d'amputation de la langue par la bouche, vingt fois on ne fit pas la ligature préventive de la linguale et il y eut cinq morts; les vingt autres fois on la fit, et il n'y eut que deux morts. Je ne voudrais pas me risquer à tirer des conclusions trop hâtives de cette série d'opérations, mais on ne peut s'empêcher de reconnaître qu'elle est loin de démontrer que la ligature préventive de la linguale constitue un danger de plus.

En ce qui concerne le procédé de Kocher, il est probable qu'une modification dans le pansement permettrait de supprimer la trachéotomie préventive. La seule fois où je fis cette opération, M. Baker qui m'assistait était d'avis que je ne pouvais mieux faire pour enlever l'organe malade que de procéder par la voie buccale en fendant la joue. J'admis parfaitement le bien fondé de cette observation, seulement l'incision du cou étant faite, les ganglions enlevés, et l'artère linguale liée, ce n'était plus la peine de fendre la joue pour enlever tout l'organe alors qu'on pouvait y parvenir tout aussi bien par la voie sous-maxillaire. Baker appuie sur l'importance de la trachéotomie préventive dans certaines amputations difficiles, d'abord pour la plus grande commodité du chirurgien, ensuite pour que ni le sang ni l'air vicié qui passe sur les parties malades ne tombent dans les bronches. Mais il est probable que Baker modifiera sa manière de procéder maintenant qu'il fait l'hémostase pendant l'opération par la ligature ; maintenant surtout avec les modifications et l'antisepsie des pansements. Sans vouloir m'ériger en juge, je suis fort enclin à croire qu'il est rarement nécessaire de faire une trachéotomie préventive, et que cette opération ne fait qu'augmenter, aussi peu que l'on voudra, les dangers de l'opération.

Il ne me reste plus qu'à donner les statistiques d'amputation de la langue jusqu'à ce jour de MM. Baker et Whitehead et que je dois à leur complaisance.

M. Whitehead écrivait le 14 octobre 1884 : « J'ai pratiqué l'ablation totale de la langue cinquante-huit fois. Sur quarante-huit opérés aux ciseaux, j'ai eu neuf morts. Le plus âgé de mes malades hommes avait soixante-seize ans et le plus jeune trente-huit ; la malade la plus âgée avait soixante-quatre ans et la plus jeune deux ans.

J'ai excisé la langue à huit femmes qui ont toutes guéri.

Je n'ai jamais éprouvé de grandes difficultés à arrêter l'hémorrhagie et je ne me rappelle pas avoir perdu un seul malade à la suite de cet accident. Je dois ajouter que dans la plupart des cas, la maladie était très avancée et l'opération a été entreprise plutôt pour soulager le malade que dans l'espoi de le guérir.

En réponse à une lettre que je lui écrivis en lui demandant quelles avaient été les causes de mort, dans ses tableaux statistiques, M. Whitehead me faisait savoir à la date du 15 octobre que : « Sur les neuf cas de mort cinq fois il y a eu pneumonie septique, une fois thrombose, une fois dégénérescence graisseuse du cœur, une fois ouverture d'un abcès dans les bronches, et une fois épuisement ».

M. Bakerm'a communiqué cinq observations d'excision totale ou partielle de la langue depuis la publication de sa dernière table de statistiques. Ces cinq cas ajoutés aux trente-cinq précédents font un total de quarante. Il n'eut pas un seul cas de mort dans ses cinq derniers cas, quoique l'ablation de la langue fût compliquée dans l'un d'eux de l'ablation de l'amygdale droite et d'une partie du voile du palais, dans un autre d'un bout du maxillaire et d'une partie du plancher de la bouche. Si donc on écarte le cas de diphtérie qui est signalé dans la première série comme n'étant pas à proprement parler une complication opératoire, M. Baker peut se vanter de n'avoir eu que quatre morts sur quarante opérés, ce qui est un fort beau résultat. Sur ces quatre morts, trois furent dues à la septicémie ou la pneumonie septique, la quatrième arriva par syncope le jour même de l'opération chez un homme goutteux et débilité.

CHAPITRE XXII

OPÉRATIONS SECONDAIRES SUR LES GANGLIONS LYMPHATIQUES. — OPÉRATIONS SECONDAIRES EN CAS DE RÉCIDIVE. — TRAITEMENT PALLIATIF.

Ligature de l'artère linguale.

Il n'est pas rare que des ganglions lymphatiques, parfaitement sains au moment de l'amputation d'une langue affectée de cancer, commencent plus tard, au bout de trois ou quatre mois, à augmenter de volume et à s'engorger. Cet engorgement peut ne pas coïncider avec une récidive dans la bouche ou, au contraire, accompagne quelquefois cette récidive. Nous avons déjà dit que quand les ganglions s'engorgent ainsi après l'excision de la langue malade et qu'il n'y a pas en même temps récidive dans la plaie, il est à croire que les ganglions étaient déjà malades eux aussi au moment de l'opération, mais que l'engorgement était assez peu marqué pour passer inaperçu ; aussi pour ne pas s'exposer à méconnaître cette lésion si petite qu'elle soit, il est bon d'explorer avec soin le plancher de la bouche au moment de l'opération pendant que le malade est encore sous le chloroforme et qu'on peut rechercher ces ganglions entre deux doigts, l'un sous le menton et l'autre dans la bouche. Si on a le moindre doute sur leur état, il faut les enlever sans hésiter, car il est de la dernière importance de supprimer toute cause de récidive ; et d'ailleurs, nous avons démontré qu'il n'y a pas lieu de tenir compte au point de vue du danger d'une incision supplémentaire au cou.

Cependant, il arrive que malgré toutes les précautions qu'on peut prendre, il survient de l'engorgement ganglionnaire peu de temps après l'excision de la langue, et alors se pose la question de savoir s'il faut ou non les enlever. Le plus souvent la réponse est très simple. S'il n'y a pas de récidive dans la bouche, si ces ganglions sont nettement mobiles et si la santé générale du malade lui permet de supporter une opération, il n'y a pas à hésiter, il faut les enlever. Et non seulement faut-il enlever ceux qui sont manifestement malades, mais aussi tous ceux que l'on peut trouver dans le voisinage, car il est fort à craindre qu'ils ne tarderaient pas à être malades à leur tour. D'ailleurs, cette opération n'est pas à beaucoup près, en règle générale, aussi grave que celle de l'amputation de la langue.

Mais au contraire, si les ganglions sont immobiles, même en admettant qu'on pourra facilement enlever toute la masse, il y a peu d'espoir d'obtenir un résultat satisfaisant. J'en ai enlevé dans de pareilles conditions et j'en ai vu enlever par des confrères mais sans grand bénéfice. Malgré qu'on aura extirpé la masse ganglionnaire, l'affection persiste à moins peut-être de détruire tous les tissus voisins sur une grande étendue. On hésite d'ailleurs et on craint de mettre la vie du malade en danger quand il faut agir au milieu d'organes si importants sans pouvoir préciser à quelle profondeur il faudrait aller pour supprimer tout le néoplasme. En somme, il est un fait reconnu, c'est que ces opérations faites sur des masses ganglionnaires immobiles donnent en général de mauvais résultats. Il y a repullulation avant même que la plaie soit guérie.

Il n'a pas été question jusqu'ici de la possibilité d'une nouvelle opération et de son indication plus ou moins urgente dans le cas de récidive de l'affection soit sur la langue soit sur le plancher de la bouche. Il n'y a d'ailleurs que peu de chose à dire sur ce point. Il suffira de faire remarquer que la maladie récidive chez beaucoup d'opérés, et que si la santé générale du malade ne laisse pas trop à désirer d'une part et que d'autre part la partie malade n'est pas hors d'atteinte, il est tout aussi indiqué d'intervenir contre la récidive qu'il l'était contre l'affection primitive. Les opérations en cas de récidive ne donnent pas autant de succès que les autres parce que l'affection s'étend souvent loin en arrière dans la bouche, parce que le plancher de la bouche est presque toujours envahi, et parce que la lésion est encore plus difficile à délimiter qu'au début. Pour l'une quelconque de ces raisons ou pour toutes ces raisons ensemble, les opérations en cas de récidive sont très rares relativement au nombre de ces récidives.

A ce propos, il ne sera peut-être pas inutile de faire remarquer qu'il peut y avoir avantage à enlever une partie seulement d'un néoplasme cancéreux, sans espoir d'ailleurs de modifier le pronostic ni d'en retarder l'échéance. Tel malade par exemple trouvera un grand soulagement dans l'ablation de la langue alors même que l'envahissement ganglionnaire sera tel qu'il n'y aura pas lieu de songer à une opération curative. On sera autorisé à conseiller l'opération aux malades qui souffriront de douleurs intenses et de salivation et qu'il est impossible d'alimenter. Une intervention dans ce cas pourra même prolonger la vie et quoique ce soit là, dans l'espèce, un bienfait fort discutable, la survie qu'on procurera ainsi au malade sera peut-être moins pénible que celle qu'il endurait jusque-là, ce qui est un double avantage. La mort lente par épuisement qu'amène l'envahissement ganglionnaire est moins pénible que la mort par cancer de la langue.

D'un autre côté, je ne saurais approuver une opération qui aurait pour but d'enlever une partie malade dans l'intérieur de la bouche. J'ai entendu soutenir qu'une intervention de ce genre procurait quelque soulagement au malade, mais je ne puis admettre que ce soulagement soit une compensation suffisante à l'anxiété et aux souffrances qu'entraîne l'opération.

Il nous reste à parler d'un point important, à savoir du traitement *palliatif* dans les cas où toute intervention chirurgicale est impossible, où le malade se refuse à une opération, et où il y a récidive. C'est là une question qui pour le moment et probablement pour longtemps encore présentera un grand intérêt. Qu'il s'agisse d'un carcinome inopérable ou d'une récidive, le malade et le médecin ont intérêt à connaître un moyen de calmer la douleur, de diminuer la salivation, de corriger la fétidité de la suppuration, d'assouvir la faim, d'arrêter les hémorrhagies, autant d'accidents qui surviennent dans la marche du cancer. Heureusement nous sommes mieux armés que ne l'étaient nos pères, et si nous ne pouvons pas promettre de supprimer toute souffrance dans le cours d'une affection carcinomateuse de la langue, nous pouvons beaucoup pour le soulagement de douleurs qui autrement seraient intolérables. Prenons séparément chacun de ces accidents et voyons quels sont les remèdes dont nous disposons.

Douleur. — La douleur est essentiellement variable : il y a des malades qui souffrent très peu jusqu'à la fin. D'autres fois, au contraire, la douleur est permanente et des plus intenses et elle est aggravée par le moindre mouvement de la langue, par l'alimentation, quels que soient les aliments; elle est même accrue par le simple contact des collutoires détersifs dont on peut faire usage. Il y a divers moyens de la calmer plus ou moins complètement. Des insufflations semblables à celles que j'ai recommandées pour le traitement des ulcères tuberculeux douloureux et qu'on emploie beaucoup dans les affections laryngées donneront de bons résultats. On insuffle directement sur la surface ulcérée une poudre composée de borax 0,20 centigrammes, iodoforme 0,60 centigrammes et de 0,01 à 0,03 centigrammes de morphine. On choisira autant que possible le point le plus douloureux et avant d'appliquer le topique, on essuiera soigneusement la partie malade avec un morceau de papier buvard. L'insufflation se fera avec un tube en verre de sept millimètres de diamètre ou à travers un insufflateur laryngien La proportion de morphine variera avec le degré de douleur et la tolérance du malade. On pourra répéter ces insufflations plusieurs fois par jour et une personne quelconque de l'entourage du malade pourra les faire. Elles procurent le plus souvent un soulagement très considérable.

Un autre traitement local que l'on ne peut guère recommander consiste dans l'application du cautère actuel sur la surface ulcérée. Cette méthode a procuré parfois un soulagement marqué dans des cas d'ulcères tuberculeux, et pourra peut-être donner d'aussi bons résultats pour le cancer quand le néoplasme sera situé de façon à ne pouvoir être enlevé et quand il semblera qu'il y ait un point beaucoup plus douloureux que le reste. Il faut amener le fer au rouge sombre de manière à ne pas couper les tissus et produire une hémorrhagie et l'application sera faite méthodiquement à la surface des parties douloureuses.

La section du nerf lingual se trouve décrite au chapitre qui traite de la névralgie linguale, mais comme cette dernière affection est aussi rare que l'autre est commune c'est surtout dans les cas de cancer qu'on a recours à cette opération. Il y a plusieurs années qu'on la connaît et cependant, je ne pense pas qu'on y ait recours aussi souvent qu'on le pourrait pour le plus grand bénéfice des malades. Hilton et Moore en parlent tous deux avec éloge et j'en ai vu de très bons résultats dans ces quelques dernières années à l'hôpital Saint-Bartholomew où plusieurs de mes collègues l'ont pratiquée. Non seulement cette opération soulage la douleur mais elle diminue et quelquefois supprime la salivation qui est aussi une source de grands tourments. L'effet est instantané : la douleur et la salivation cessent immédiatement après la section complète du nerf. Malheureusement les deux bouts se ressoudent et les symptômes douloureux reparaissent. Il se passe ordinairement un mois avant la réapparition des douleurs et de la salivation et un autre mois avant que l'intensité de ces douleurs soit aussi grande qu'avant la section ; et on a obtenu un mois de bien-être au prix d'une opération insignifiante, et il n'y a pas de raison pour ne pas la recommencer tous les mois ou tous les deux mois tant qu'elle est nécessaire. Il faut bien le dire, il n'arrive pas souvent que le malade souffre au point de nécessiter cette opération et le plus souvent les insufflations et les piqûres de morphine suffiront à calmer ses douleurs. On pourra suggérer de réséquer une portion du nerf pour s'opposer à la cicatrisation des deux bouts, mais cette résection constitue une opération bien plus difficile que la simple section et le plus souvent l'envahissement néoplasique est tel qu'il rend cette manœuvre opératoire encore plus difficile. On trouvera au chapitre « névralgie » une description des méthodes de Hilton et de Moore. Je donne la préférence à celle de Moore pour la section du nerf car elle ne comporte pour ainsi dire qu'une simple incision. Mais on aura plus d'avantage à adopter le procédé de Hilton si on veut réséquer un bout du nerf. On peut administrer du chloroforme pour faire la dissection du nerf et on en résèque environ un centimètre.

On pourra faire la section du nerf toutes les fois qu'il sera possible d'y atteindre et lorsque les insufflations n'auront pas suffi à calmer la douleur et à arrêter la salivation. On pourra se servir de chloroforme, mais cela n'est vraiment pas nécessaire pour l'opération de Moore, à moins toutefois que les douleurs ne soient telles que la malade ne puisse supporter le moindre attouchement de la langue et qu'il ne soit incapable d'ouvrir suffisamment la bouche. D'un autre côté, si on est obligé de soumettre le malade au chloroforme, il est préférable d'adopter la méthode de Hilton et de mettre le nerf complètement à nu ; on fait ainsi la section avec plus de sûreté et on peut, si l'on veut, faire même la résection d'un bout du nerf.

Enfin l'opium et la morphine pris à l'intérieur jouent un grand rôle dans le traitement du carcinome de la langue. Il n'y a pas lieu de donner à ce propos d'indication spéciale. En règle générale, il sera plus facile de donner ces médicaments sous forme d'injection sous-cutanée que par la bouche, cependant les opiacés seront donnés de préférence par la voie buccale. Il sera de l'intérêt des malades d'observer deux principes : d'abord de ne prendre des narcotiques qu'à la dernière extrémité, et, ensuite, quand on est obligé d'en prendre, de se les faire administrer à doses suffisantes pour produire l'effet voulu. Notre premier principe a une grande importance, car l'affaissement produit par la maladie est encore augmenté par la dépression qui suit l'administration de la morphine et des opiacés. Notre second principe a aussi sa valeur, car il n'est pas rare de voir des praticiens administrer les narcotiques à petites doses et de se refuser à les augmenter à mesure que les symptômes prennent plus d'acuité, si bien que le malade s'habitue au médicament. Il ne faut jamais perdre de vue que dans ces cas, on doit se baser non pas sur la quantité, mais sur l'effet produit.

Sialorrhée. — Les divers traitements palliatifs dont nou venons de parler s'appliquent aussi bien à la sialorrhée qu' la douleur. Les insufflations d'iodoforme surtout ont réuss dans ces cas. Si la proportion d'iodoforme telle que nou l'avons indiquée plus haut n'est pas suffisante, il n'y a aucu inconvénient à l'augmenter, on peut même remplacer com plètement le borax par de l'iodoforme pour diminuer l volume de la poudre. Bien des malades ne peuvent pas sup porter l'odeur de l'iodoforme ; aussi est-il utile de savoir qu l'essence de roses dans la proportion d'une goutte par 3 centi grammes d'iodoforme suffit à dissimuler cette odeur. C'es dans un numéro du *British medical Journal* de 1884 que j'a trouvé cette indication, et je m'en suis bien trouvé dans plu sieurs cas où des malades se refusaient à l'usage externe d l'iodoforme à cause de son odeur.

Il a été dit plus haut à propos de la section du nerf lingual qu'on soulageait ainsi la salivation aussi bien que la douleur. L'amélioration persiste aussi longtemps que l'absence d douleurs, en un mot jusqu'à la cicatrisation des deux bout du nerf.

Les vapeurs de créosote dont nous allons parler semblent aussi avoir pour effet de diminuer la salivation, mais il est probable que leur action est moins nette que celle de l'iodoforme.

L'iodoforme en poudre sera aussi un des médicaments les plus actifs à employer contre la *fétidité* si marquée dans la plupart des cas de cancer lingual. Ce topique agit ici absolument comme dans les cas de plaie de la bouche accompagnée de fétidité. Cependant son action n'est pas aussi nette dans le cas de cancer parce que la surface ulcérée étant inégale, anfractueuse et plus ou moins profondément située, est plus difficile à atteindre et l'odeur fétide qui s'en exhale est due en partie au processus néoplasique, en partie à la suppuration qui l'accompagne, et en partie enfin aux débris alimentaires qui séjournent dans les anfractuosités et entre les inégalités de la masse cancéreuse. Il sera bon de prescrire, à cause de cela, des lavages avec une solution faible d'acide phénique ou quelque autre liquide désinfectant avant d'appliquer l'iodoforme pulvérisé. On pourra se servir du même mélange que celui prescrit plus haut, ou bien on pourra y intercaler une proportion plus ou moins grande de morphine, selon le degré de douleur, ou une proportion plus ou moins grande d'iodoforme, selon le degré de fétidité.

On a recommandé bien d'autres topiques contre l'odeur infecte du cancer lingual, mais rien n'est aussi efficace à mon avis que l'iodoforme. Des lotions phéniquées de force variée, le liquide de Condy, des collutoires au chlorate de potasse, le myrrhe, le borax, on a tout employé. On donnera plutôt la préférence à des inhalations de créosote faites avec un mélange d'une pinte d'eau presque bouillante additionnée d'une cuillerée à café de la solution suivante : créosote 4 grammes, carbonate de magnésie 2 grammes, eau 30 grammes. Ces inhalations peuvent être répétées plusieurs fois dans la journée.

Il existe un autre médicament jouissant de propriétés antiseptiques très réelles et qu'on peut aussi employer dans ces cas, c'est l'acide salicylique. On s'en est servi avec beaucoup de succès contre des cancers ulcérés d'autres points du corps, et il n'y a pas de raison pour ne pas l'employer contre le cancer de la bouche. On peut le combiner avec le borax et même avec la morphine si cela est nécessaire et l'insuffler comme l'iodoforme pulvérisé. Il suffit d'une très petite quantité de cet acide, la proportion par exemple de 3 à 10 grammes pour 100 grammes de borax. D'ailleurs, on peut augmenter la dose sans craindre de voir survenir des accidents d'intoxication. L'acide salicylique présente une grande supériorité sur l'iodoforme, c'est d'être parfaitement inodore. Il serait néanmoins prématuré de se prononcer trop nettement sur ses propriétés désinfectantes car on ne s'en est pas encore suffisamment servi, au moins dans les cas d'affection de la bouche.

Faim. — Dans l'immense majorité des cas de cancer de la langue, le malade peut se nourrir par la bouche sans autre précaution que celle qui consiste dans le choix des aliments. Quand la maladie est à une période avancée, seuls les aliments liquides sont acceptés, et de préférence froids ou tièdes. On supprimera le poivre, les épices et toute substance irritante, et si le malade peut encore prendre des aliments solides on lui donnera, de préférence, de la viande très tendre, des gelées, etc. Les boissons alcooliques ne seront permises que très étendues d'eau à cause de la cuisson qu'elles produisent.

Quand, au contraire, l'alimentation par la bouche est très pénible, soit à cause de la douleur que produit le contact de toute substance avec la surface ulcérée, ou bien à cause des mouvements que comporte forcément la mastication et la déglutition, on pourra nourrir le malade en partie par la bouche, surtout pour calmer sa soif, et en partie par le rectum. Les suppositoires de Slinger rendent de très grands services dans ces cas. Ils contiennent diverses substances nutritives sous un petit volume. Un de ces suppositoires, administré toutes les trois ou quatre heures, suffit pour soutenir les forces du malade et j'ai vu des cas où on a continué cette méthode d'alimentation pendant deux et trois semaines et même davantage. Comme lavement nutritif, nous recommandons une des formules ci-contre.

Les recettes suivantes de lavements nutritifs m'ont été fournies par M. Berry, qui d'ailleurs en est l'auteur et qui les a fait administrer aux malades de mes salles à l'hôpital Saint-Bartholomew pendant son internat.

Première recette :

Lait	1/2 pinte
Essence de bœuf	1/2 pinte
OEufs	N° 3
Bicarbonate de soude	30 grammes

Mêlez. Faites bouillir et passez dans un tamis très fin.

On administrera deux onces de ce mélange avec 2 grammes de la liqueur pancréatique de Benger, 4 grammes d'eau-de-vie et de la teinture d'opium si c'est nécessaire.

Deuxième recette :

Lait	1/2 pinte
Essence de bœuf	1/2 pinte
OEufs	N° 3
Bicarbonate de soude	30 grammes
Liqueur pancréatique	24 grammes

Mêlez et faites cuire à une température au-dessous de 140° (Fahr.) jusqu'à ce que le mélange ait un goût un peu amer (environ une heure). Faire bouillir une minute ou deux. Additionnez eau-de-vie et teinture d'opium si nécessaire.

Troisième recette, la plus facile à faire :

Lait	1 once
Essence de bœuf	1 once
Bicarbonate de soude	0, 30 centigr.
Liqueur pancréatique	2 grammes

M. Berry, à propos de ces lavements, fait remarquer que pour la première recette, le point le plus difficile consiste à faire passer le mélange à travers le tamis, mais que cela est nécessaire pour que le lavement puisse passer à travers la canule. En ce qui concerne la seconde recette, il faut surveiller la cuisson sous peine de tout perdre. Aussi est-ce la plus difficile à préparer, mais en même temps la meilleure des trois.

J'ai alimenté un malade avec rien qu'un de ces lavements nutritifs pendant plus de quatre semaines, sans qu'il y ait eu une seule fois intolérance du rectum.

Quelquefois le malade aimera mieux être nourri par une sonde œsophagienne, soit qu'on l'introduise dans l'estomac ou seulement dans une certaine longueur de l'œsophage; de cette façon, on y verse facilement un liquide au moyen d'un entonnoir. Les meilleures sondes sont les tubes en caoutchouc vulcanisé qui ne présentent pas de résistance et cependant sont assez rigides pour s'engager facilement dans l'œsophage. Cette petite opération se fait si facilement qu'on peut la répéter aussi souvent qu'on le désire; ou, si par hasard le malade a une grande répulsion pour l'introduction de la sonde, on peut la laisser en place comme dans les cas de cancer de l'œsophage accompagné de rétrécissement.

Hémorrhagie. — Quoique la mort par hémorrhagie ne soit pas une terminaison commune du cancer de la langue, il n'est pas rare qu'il en survienne parfois même de graves, surtout dans les dernières périodes de l'affection; et si elles ne sont pas directement mortelles elles précipitent l'échéance fatale. Quand le malade succombe à une hémorrhagie vers le début de l'affection, alors qu'il n'y a pas possibilité d'espérer et que la mort est la terminaison fatale, il n'y a vraiment rien à regretter, car il évite ainsi de longues semaines ou de longs mois de souffrances; et quelque intelligent que soit le traitement, ce sont de dures épreuves à subir. Plus d'une fois, je dois l'avouer, j'ai voulu ne plus intervenir et permettre à l'hémorrhagie de faire son œuvre, dans l'espoir qu'elle ne tarderait pas à être fatale.

Il s'agit en général d'une hémorrhagie veineuse ou capillaire, et l'écoulement se fait lentement, cessant de temps en temps pour recommencer ensuite. Les astringents et la compression répondent à toutes les indications. Si l'écoulement sanguin se fait sur un seul point de la surface ulcérée ou dans le fond d'une crevasse, on pourra l'arrêter en général par la compression digitale maitenue pendant quelques minutes ou peut-être une demi-heure. On pourra tremper le bourdonnet de charpie avec lequel on comprime, dans du perchlorure de fer ou dans une solution de bisulfate de fer, ou bien encore on pourra le saupoudrer de matico. Quand l'écoulement se fera en nappe sur toute la surface de l'ulcération, on pourra encore recourir à la compression, mais elle sera alors moins facile à faire. On se trouvera mieux dans ces cas de l'emploi d'un fort astringent tel que par exemple vingt grammes d'acide tannique et 750 grammes d'acide gallique pour une once d'eau. Ces acides ne se dissoudront pas mais formeront un épais sédiment en suspension dans l'eau. On nettoiera autant que possible la surface malade des caillots qui s'y sont déposés et le patient gardera dans la bouche en contact avec la plaie une cuillerée à café du mélange. On peut se servir encore de la teinture d'hammamalis soit pure, soit diluée dans une égale quantité d'eau; son action est plus sûre et plus rapide quand on y fait tremper un bourdonnet de charpie que l'on applique sur la surface saignante. Le malade peut d'ailleurs sans inconvénient avaler de petites quantités de tous ces topiques.

Dans un cas où il y eut menace de mort rapide par l'hémorrhagie, on fit une piqûre sous-cutanée d'ergotine au bras; l'hémorrhagie sembla s'arrêter, et s'arrêta difinitivement après la deuxième ou troisième injection alors qu'elle avait été abondante et s'était répétée souvent. C'est le seul cas où j'ai employé cette méthode de traitement et je ne l'ai pas non plus vu employer par mes collègues, aussi n'en puis-je parler avec suffisament de compétence. Dans le cas dont je parle le sang semblait provenir d'une ou de plusieurs petites artérioles, en effet il était rutilant, et le jet se faisait par saccades.

Quand l'hémorrhagie est nettement artérielle et qu'elle provient d'une des branches importantes de la linguale, ou de la linguale elle-même, la question de la ligature se posera forcément. Et cependant, il est bien rare qu'on la fasse ; d'abord l'indication n'est pas fréquente, et d'ailleurs quand l'hémorrhagie est assez grave pour réclamer cette intervention la mort arrive le plus souvent avant qu'on ait le temps d'opérer. Cependant il existe des cas où on a toute la latitude de faire cette opération à la fois si délicate et si difficile, et où l'entourage la réclame, dût-on ne prolonger que de quelques heures la vie du malade. Il n'y a pas à hésiter alors, il faut la faire et le plus vite possible.

C'est bien ici le lieu, ce nous semble, de décrire cette opération.

Les incisions permettant d'arriver sur l'artère linguale sont nombreuses et variées, mais il en est deux surtout qui sont fréquemment employées, ce sont les deux seules que nous ayons l'intention de décrire. Dans les deux procédés, on fait renverser la tête du malade en arrière et on fait tourner le menton du côté opposé à celui sur lequel on opère ; le chirurgien se tient derrière la tête.

Dans le premier procédé, on pratique une incision légèrement courbe mesurant de quatre à cinq centimètres et se dirigeant de la petite corne de l'os hyoïde en haut et en dehors le long du bord supérieur de la grande corne. On incise successivement la peau, le muscle peaucier, et l'aponévrose cervicale et on arrive sur le bord inférieur de la glande sous-maxillaire ; on renverse cette glande en haut jusqu'à ce qu'on découvre le nerf hypoglosse et le point d'insertion du digastrique à l'os hyoïde. Dans le triangle formé par le nerf en haut, et les deux tendons de ce muscle en bas, se trouve l'artère linguale cachée derrière le muscle hypoglosse. La veine linguale se trouve couchée sur la face externe du muscle et doit être écartée. On incise alors les fibres musculaires et on met l'artère à nu.

Dans le second procédé, on fait une incision plus longue et plus courbe à convexité regardant en bas également; cette incision part d'un peu au-dessous de la symphyse du menton jusqu'au bord antérieur du muscle sterno-mastoïdien, au-dessous de l'apophyse mastoïde, de manière que le point culminant de la convexité se trouve juste au-dessus de la partie moyenne de la grande corne de l'os hyoïde. On a de cette façon un plus grand lambeau; on termine comme dans le premier procédé.

Il ne faut pas oublier que cette artère peut présenter des anomalies; les voici telles que les a décrites si bien Zuckerkandl :

1° L'artère peut naître plus haut que d'habitude de la carotide externe et par conséquent se trouver à une distance un peu plus grande au-dessus de la grande corne de l'os hyoïde; mais sa disposition au fond du triangle hypoglosse n'en est pas modifiée. Ou bien elle peut naître plus bas et de la face postérieure de la carotide, et peut se trouver recouverte par l'artère faciale que l'on est exposé à confondre avec elle.

2° L'artère linguale peut passer entre le muscle myohyoïdien et le ventre antérieur du digastrique, traverser le mylo-hyoïdien et pénétrer dans l'épaisseur de la langue entre le génio-hyoïdien et l'hyoglosse. Ou bien elle peut accompagner le nerf grand hypoglosse à la place de la veine hypoglosse inférieure. Aucune de ces dispositions ne gèneront sérieusement l'opération, car on s'en apercevrait assez tôt pour éviter l'erreur.

3° Une des artères linguales peut faire défaut et la langue être nourrie entièrement par une seule. Toutes ces anomalies sont rares et la dernière même est excessivement rare. Il est bon d'en faire mention, mais il n'y a pas lieu de craindre cette complication. Malheureusement la ligature de la linguale la plus simple est encore très difficile, et ce n'est pas la crainte de rencontrer telle ou telle anomalie d'origine ou de trajet qui fait qu'on hésite toujours devant cette opération et qu'on ne la fait qu'à son corps défendant. Les dimensions exagérées de la veine linguale ; la finesse de ses parois ; la difficulté à l'écarter suffisamment ; l'aglomération de veinules que l'on rencontre quelquefois immédiatement au devant du triangle ; l'écoulement de sang qui suit la section des fibres de l'hyoglosse juste au moment où il serait urgent de bien voir ; telles sont quelques-unes des difficultés qui entourent cette ligature la plus difficile à faire de tout le corps humain. Même sur le cadavre elle n'est pas facile, à plus forte raison sera-t-elle difficile sur le vivant, alors qu'on se trouve en face de toute l'anxiété, et de toute la responsabilité inséparables d'une opération aussi importante.

CHAPITRE XXIII.

AFFECTIONS PARASITAIRES DE LA LANGUE.

Dracunculus ou Dragonneau. — Trichina spiralis. — Muguet. — Enduit saburral.

I. Parasites du règne animal.

Les parasites du règne animal sont tous très rares dans la langue. L'échinococque, que l'on rencontre le plus souvent, et le cysticerque ont été décrits à propos de kystes de la langue. Il ne nous reste qu'à dire quelques mots sur le dracunculus (dragonneau) et le trichina spiralis qui ont été signalés tous deux dans la langue de l'homme.

Dracunculus (filaire de Médine ou dragonneau). — Je n'ai pu trouver qu'un seul cas de cette affection, et comme il est cité dans tous les traités qui s'occupent de ce sujet, j'ai lieu de croire que c'est le seul cas connu. L'histoire en est rapportée par Davaine qui nous dit que le malade était un jeune homme soigné à l'hôpital de Abou-Zabel en 1825 par Clot-Bey. Il présentait un gonflement douloureux à la pointe de la langue près du frein, il avait de la sialorrhée, les gencives étaient gonflées et saignantes et l'alimentation était impossible. L petite tumeur était fluctuante, on y fit une ponction; il s'e échappa du pus mêlé de sérosité. Dans les efforts d'expectora tion le malade rejeta un bout de filaire. On retira le reste di ver par la méthode ordinaire du déroulement.

Si l'on admet la théorie que les jeunes filaires pénètren dans le corps à travers un conduit sudoripare ou un follicul pileux, on peut supposer que dans ce cas-ci le parasite a él domicile sous la langue en pénétrant par un des conduit salivaires, ou encore par le conduit de la glande de Blandin Nunh.

Trichina spiralis. — Nous n'avons trouvé également qu'ui seul cas de cette affection. Ce n'est pas que la trichine ne se mon tre pas aussi bien dans les muscles de la langue que dans d'au tres parties du corps; mais il n'existe qu'un seul cas, au moins d'après nos recherches, de trichinose ayant produit une tumeui nettement délimitée dans la langue, ce cas est rapporté dans les *Transactions* de la Société pathologique de Londres en 1849 par le Dr Miller. Il s'agit d'une femme de quarante-neuf ans qui présentait une tumeur circulaire, en forme de godet résistante et douloureuse, ayant à peu près les dimensions d'une pièce de vingt sous et qui prenait naissance sui le bord gauche de la langue dans les environs de la base de l'organe. Les parties avoisinantes étaient légèrement indurées et il y avait de la douleur dans la joue, dans le pharynx et dans l'oreille du côté malade. Il n'est pas spécifié d'une façon exacte à quelle époque remontait l'origine de cette tumeur mais la malade qui se portait très bien deux ans auparavant était cachectique quand le Dr Miller fit son observation.

Il ne semble pas qu'on ait émis d'opinion bien nette relativement à la nature de cette tumeur; mais on la considéra comme douteuse et on l'enleva au moyen de ligatures. L'examen en fut confié à M. Dalrymple qui constata qu'elle se composait de trichines implantées dans des fibres musculaires lisses (?). Il n'est pas fait mention de la marche ultérieure de l'affection ni il n'y est dit d'une façon bien explicite que la malade ne présentait pas d'autres lésions de la trichinose, mais il semble légitime de conclure de son histoire qu'elle n'en présentait pas.

II. PARASITES VÉGÉTAUX.

Les parasites végétaux se rencontrent très souvent sur la langue ; il est probable qu'il n'existe pas une langue qui en soit jamais complètement indemne. Mais en revanche, il n'existe qu'une seule maladie, que je sache, due uniquement à la présence d'un parasite végétal. La description du *muguet* qui est produit par le développement de l'*oïdium albicans*, devrait, pour certaines raisons, rentrer dans le chapitre des plaques et des taches ; mais nous avons préféré, à cause précisément de sa nature nettement parasitaire, la décrire ici, sauf à y faire allusion dans l'autre chapitre. Il ne mérite pas à la rigueur le nom de maladie ; car il y a, pour ainsi dire, une quantité plus ou moins grande de ce parasite toujours sur la langue, mais il présente une corrélation si nette avec un certain ensemble morbide qu'il a droit à une étude spéciale dans notre travail.

Muguet (thrush ; soor ; mehmund ; stomatitis aphthophyla ; schwammchen). — C'est une affection membraneuse non seulement de la langue mais de la cavité buccale en général, qui est due à la présence d'un fongus (oïdium albicans) et qui affecte tout particulièrement les enfants. On le confond quelquefois avec la stomatite aphtheuse avec laquelle elle présente à vrai dire peu de points communs.

C'est surtout chez les enfants élevés au biberon qu'on rencontre le muguet. L'affection commence par une légère indisposition qui peut persister quelques jours ou seulement quelques heures. Si l'on songe à examiner la bouche à ce moment, on constate que la membrane muqueuse, celle surtout qui tapisse la langue, présente une coloration plus rouge ; cette rougeur n'est pas disposée par plaques, mais s'étale d'une façon uniforme, la langue est collante et offre une réaction acide. Au bout de quelques heures, de tout petits points blancs apparaissent, semblables à des débris crémeux ; ils se montrent surtout vers la pointe et les bords et à la face interne des lèvres, à l'intérieur des joues, surtout vers les commissures, et aussi, mais moins souvent, sur les gencives. Ces petites plaques sont d'abord circulaires et gardent cette disposition pendant quelques jours. Mais si la maladie persiste, elles se réunissent et forment une couche continue qui peut envahir toute la surface de la langue (à l'exception peut-être de la partie médiane de la face dorsale). La surface interne des lèvres et des joues, le palais membraneux, la luette et les amygdales, de manière que tous ces organes sont recouverts d'une couche épaisse de membrane ayant un aspect plutôt crémeux que blanc mat. L'affection peut envahir même le pharynx et l'œsophage, mais ne s'attaque jamais au larynx ni à la trachée qui sont protégés contre l'envahissement, comme l'a démontré Voge, par la présence d'un épithélium pavimenteux. Au début, les plaques contractent une adhérence intime avec la muqueuse, et, quoiqu'elles ne soient pas entourées d'une auréole inflammatoire comme dans la stomatite aphtheuse, on ne peut les détacher que difficilement et qu'en mettant à nu une surface plus ou moins grande ayant une coloration vive et saignant très facilement. Au bout de quelques jours, ce pointillé du muguet devient plus jaune, plus desséché et alors se détache et tombe d'autant facilement qu'il est moins confluent. Quand il persiste quelque temps, il affecte une coloration brunâtre, surtout s'il y a eu des froissements et un léger écoulement sanguin.

Pendant toute la période d'invasion et d'extension du muguet, l'enfant est plus ou moins malade : cet état d'indisposition et l'endolorissement de la bouche font qu'il refuse de s'alimenter ; il y a souvent de la diarrhée et les selles sont vertes et acides. Dans les cas plus graves, l'enfant est affaissé, somnolent, et si la diarrhée persiste, il survient de la rougeur et de l'inflammation autour de l'anus et dans la région fessière. On a noté quelquefois sur les fesses une éruption semblable à celle de la bouche, de là probablement l'origine de la croyance que le muguet s'étend à travers tout le tube digestif et que vient corroborer l'existence de la diarrhée.

La *marche* qu'affecte la maladie dépend en grande partie des conditions dans lesquelles se trouve l'enfant. Il est d'observation quotidienne que les petits malades de la clientèle qui sont atteints de muguet guérissent presque tous, tandis que les pauvres petits pensionnaires des asiles sont bien souvent gravement atteints et en meurent quelquefois. C'est à ce point qu'il fut un moment où la mortalité de ce chef acquit des proportions énormes dans certains asiles en France. Cette différence peut être mise sur le compte de l'état de santé générale de l'enfant, beaucoup moins bonne dans un cas que dans l'autre ; mais l'expérience a démontré que la propreté est l'agent le plus efficace aussi bien pour guérir les petits malades que pour préserver ceux qui n'en sont pas atteints. Les enfants qui sont bien tenus et bien soignés, guérissent en général en quelques jours. Ceux au contraire qu'on néglige sont bientôt pris d'entérite, maigrissent rapidement, ne veulent plus se nourrir, ont une diarrhée persistante et ne tardent pas à succomber. Le muguet est bien plus grave chez l'adulte que chez l'enfant, ou, pour parler plus proprement, est beaucoup plus souvent suivi de mort; car ce n'est pas la maladie par elle-même qui tue chez l'adulte ; elle ne fait que compliquer un état chronique déjà grave, tel que la phtisie ou la diathèse cancéreuse.

Chez les enfants qui meurent du muguet, on constate à l'autopsie une couche blanchâtre étendue sur toute la surface intérieure de la bouche et quelquefois dans l'œsophage jusqu'au cardia, mais pas ailleurs dans le tube intestinal. La lésion concomitante que l'on rencontre le plus souvent est une inflammation folliculaire de l'intestin grêle. D'après West, cette lésion s'est rencontrée vingt et une fois sur vingt-six autopsies. Ce qui explique la présence de l'enduit blanchâtre dans la bouche d'enfants atteints de muguet depuis longtemps, c'est ce fait que cette affection parasitaire se reforme à mesure qu'elle est détruite, et cette éclosion nouvelle peut se reproduire plusieurs fois entre la première atteinte et l'époque de la mort.

Si on examine cet enduit blanchâtre au microscope, on constate qu'il est formé presque entièrement d'un fongus ayant l'aspect de fils et de spores emprisonnés dans une masse très finement granuleuse. Les spores sont des corps arrondis ou ovalaires de dimensions bien plus considérables que les spores de micrococcus et avec lesquelles il n'y a donc pas possibilité de les confondre. Les filaments sont, d'après Paget, de deux espèces, soit de larges bâtonnets à double contour, marqués de lignes transversales ; soit d'autres bâtonnets plus légèrement granuleux, à stries transversales à peine perceptibles, et à contours bien moins nets. Ce sont les premiers qui très probablement constituent véritablement la lésion et qui doivent leur origine à l'élongation des spores. Les bâtonnets les plus minces siègent de préférence à la surface libre de l'enduit, les plus gros au contraire se trouvent dans les couches profondes en contact avec l'épithélium. La maladie doit son origine au développement du fongus dans l'intérieur des cellules épithéliales superficielles. D'ailleurs, ce fongus a des dimensions tellement considérables qu'il est impossible de le méconnaître ou de le confondre avec d'autres espèces que renferme l'enduit normal de la langue. Il n'y a pas de doute que l'oïdium albicans est absolument identique à l'oïdium lactis comme l'a suggéré d'ailleurs Hallier. L'oïdium lactis est l'agent de la fermentation acide du lait, et ce qui amène le développement de l'oïdium albicans, c'est le milieu acide qu'offre la bouche aux spores qui s'y introduisent. D'ailleurs l'oïdium lactis présente les mêmes caractères microscopiques.

Vogel pense que l'immunité des enfants élevés au sein par rapport au muguet est due, au moins en très grande partie, au mécanisme de la succion. Non seulement, en effet, ils tirent le lait de leur mère, mais en même temps leur propre salive se trouve excrétée et son alcalinité neutralise en grande partie l'acidité normale de la bouche des jeunes enfants. Au contraire, quand les enfants sont nourris à la cuiller les sécrétions de la bouche sont presque entièrement acides. Mais il nous semble bien plus probable que les enfants élevés au sein ne sont pas atteints de muguet parce qu'ils ne sont pas exposés au parasite. Ils sont à l'abri, pour ainsi dire, de l'inoculation de l'oïdium. Le bout du sein est facilement nettoyé de la goutte de lait qu'aurait pu y laisser la dernière tétée ; et même si l'enfant garde un peu de lait dans sa bouche, il n'y séjourne pas assez longtemps pour servir de terrain de culture à l'oïdium ou à ses spores. Un enfant nourri au sein qui serait même au milieu d'un hôpital infecté du muguet ne courrait pas grand danger de l'attraper. Dans les asiles et dans les hôpitaux d'enfants où on ne prend pas les soins de propreté les plus minutieux, le muguet se propage avec une incroyable facilité. Le lait est à découvert; les divers ustensiles de ménage ne sont pas tenus très proprement, les mêmes servent à plusieurs enfants, et si le muguet se déclare chez l'un d'eux l'établissement tout entier ne tardera pas à être infecté. Cette même absence de soins hygiéniques enlève aux pauvres petits toute chance de guérison; les mêmes conditions qui ont fait naître le muguet tendent à l'entretenir. Les spores pullulent et l'enduit se reforme à mesure qu'il tombe; la maladie ne tarde pas à se compliquer d'entérite et l'enfant meurt.

Le muguet est quelquefois confondu, comme nous l'avons dit plus haut, avec des ulcérations aphtheuses. Le muguet est d'origine essentiellement parasitaire, les ulcérations aphtheuses nullement. Dans les deux affections on trouve comme des taches de petit lait, mais les taches aphtheuses ne sont ni aussi arrondies ni aussi régulières que celles du muguet et de plus elles sont entourées d'une auréole d'un rouge vif. Les aphthes se rencontrent chez des enfants plus âgés que le muguet. L'enduit membraneux du muguet se distinguera de la diphthérie par sa blancheur plus éclatante, par son siège, par l'absence de fétidité de l'haleine, par le manque de fièvre et de symptômes laryngés. Dans tous les cas, l'examen microscopique lèvera tous les doutes.

Le *traitement* du muguet en clientèle est en général très simple et réussit très bien. Il faut prescrire d'abord la plus grande propreté; il faut laver à grande eau et très souvent les cuillers et autres ustensiles destinés à contenir le lait. Celui-ci devra être renouvelé aussi souvent que possible et on le conservera dans un endroit frais et propre; la nourrice ou bonne d'enfant sera également très propre sur elle. Toutes ces précautions sont toutes naturelles dans des maisons bien conduites et dans ces maisons il ne devrait jamais y avoir de muguet, car on peut affirmer sous forme d'axiome que, quand la nourrice et le lait sont propres, l'enfant n'a pas le muguet, et réciproquement quand un enfant a le muguet, c'est qu'il y a un manque de propreté quelque part. Le traitement local consistera à enlever les plaques blanches très doucement au moyen d'un morceau de fine toile trempée dans une solution faible d'acide phénique. Pour celles qui sont situées au fond de la bouche on pourra se servir d'un pinceau très doux qu'on nettoiera immédiatement et qui trempera toujours dans une solution phéniquée. On recommande l'emploi de la solution suivante : borax, 1gr.50 ; glycérine, 3 grammes ; eau, une once ; et, dans les cas plus graves : nitrate d'argent, 0, 10 centigrammes ; eau distillée, 30 grammes, deux fois par jour, et la solution de borax entre deux. Le miel boraté devrait être abandonné, car s'il est vrai que le borax agit efficacement, le miel, comme l'a très bien montré Vogel, a une action fâcheuse et tend à augmenter l'acidité de la bouche et à favoriser ainsi le développement des spores.

Dans les établissements où le muguet est très répandu, cela tient évidemment à un vice dans la direction ; le seul remède sera d'y obvier au plus vite.

Quand le muguet se complique d'entérite, le seul traitement qui laisse encore quelque espoir consiste à mettre l'enfant au sein. Même dans des cas désespérés où l'enfant semble voué à une mort fatale, on obtiendra ainsi souvent des succès ; l'enfant prend en général le sein très bien et la guérison est rapide.

Enduit saburral.— Il y a quelques années, j'appelai l'attention sur le fait que l'enduit du dos de la langue, aussi bien à l'état de santé qu'à l'état de maladie, ne se compose pas surtout de squames épidermiques et de débris alimentaires mais bien d'organismes microscopiques (schistomycètes). J'ai exposé à la Société Royale sur quels faits je basais mon opinion et le travail a été publié séparément dans les Rapports de l'hôpital

Saint-Bartholomew (1879). Je n'ai pas besoin de le reproduire ici tout au long. Mais comme l'opinion que je professais à cette époque, que d'ailleurs je professe encore, n'a été adoptée, que je sache, que par M. Hutchison (*Leçons cliniques* 1883 et *Médical Press and Circular* 1883. II. 2), il ne sera pas inutile de les rappeler ici en quelques mots. Je crois que ma théorie aurait grande chance d'être favorablement accueillie si elle était plus universellement connue.

En examinant le produit obtenu par le raclage de cet enduit lingual, j'ai toujours constaté la présence de quantités innombrables de micrococcus entremêlés dans des proportions variables des spores et des bâtonnets du bacillus subtilis. On voit souvent aussi d'autres micro-organismes tels que le sarcina ventriculi, le spirochœta plicatilis, une espèce de vibrion et le bactérium-termo. Mais ces dernières espèces sont accidentelles : au contraire, le micrococcus et le bacillus subtilis paraissent constants et semblent être les éléments constitutifs de l'enduit. J'ai pu cultiver assez facilement le micrococcus pris dans un peu d'enduit, mais il est très difficile de cultiver le bacille ; il est probable qu'il ne se développe pas comme d'autres micro-organismes dans un milieu artificiel. Ce sont des agglomérations de micrococcus qui m'ont semblé constituer la masse de l'enduit, et ils paraissent adhérer entièrement aux prolongements capillaires des papilles filiformes. En examinant au microscope des coupes de la langue, on voit que les micro-organismes sont toujours adhérents aux papilles filiformes, on les voit rarement dans les petits espaces interpapillaires. On ne les rencontre que rarement aussi sur les papilles fongiformes. Ce produit de raclage contenait toujours nécessairement des cellules épithéliales et plus le raclage était fait avec vigueur plus il y avait de ces cellules. Cependant, quand l'enduit saburral était très épais, quoique le grattage fût fait avec vigueur, il ne venait que très peu d'épithélium ; c'est à peine si on retrouvait quelques prolongements capillaires arrachés à des papilles filiformes et pendus au milieu de quantités considérables de spores de micrococcus. La proportion de débris alimentaires dépendait comme on pouvait s'y attendre du temps qui s'était écoulé depuis le dernier repas et du genre d'aliment qui avait été pris, mais ce n'était là qu'une partie négligeable dans la constitution de l'enduit. On n'y trouve d'ailleurs pas autre chose que ce que nous venons d'énumérer excepté à titre purement accidentel.

Puisque les débris alimentaires ne constituent qu'une partie bien peu importante de l'enduit lingual, la question se posait de savoir si les micro-organismes n'en étaient pas l'élément primordial ; d'ailleurs la question était facile à résoudre. Des recherches attentives répétées plusieurs fois nous ont absolument démontré que l'épaisseur de l'enduit est en raison directe de la quantité des micro-organismes et qu'au contraire la quantité de cellules épithéliales est en raison inverse de cette épaisseur ; et en effet, plus cette couche d'enduit est mince, plus il faut gratter pour l'avoir et plus on arrache de cellules épithéliales : plus l'enduit est épais, plus il est facile de l'enlever et moins il y a d'épithélium.

En même temps que je me livrais à ces recherches microscopiques et aux expériences de culture dont je viens de parler, j'examinai une série de langues sur des sujets bien portants et malades pour tâcher de découvrir quelles étaient les conditions qui présidaient à la formation de l'enduit et sur quels points de la langue il siégeait. Mes recherches m'ont conduit à admettre que d'abord cet enduit est d'une existence tellement constante que les personnes même les mieux portantes en présentent, et même parfois une couche très épaisse. Les seuls cas où je n'en ai pas rencontré trace étaient des langues à muqueuse parfaitement lisse. J'ai toujours trouvé que l'enduit se limitait à la partie de la face dorsale recouverte de papilles filiformes et qu'il était le plus épais là où ces papilles filiformes étaient le plus nombreuses et le plus développées Dans les cas où cet enduit ne formait pas une couche continue, on voyait très nettement qu'il adhérait aux papilles filiformes et qu'il n'en existait pas dans les espaces interpapillaires. Dans tous ces cas, les papilles fongiformes étaient peu développées, nettes, et sur un niveau moins élevé que celui de l'enduit; faciles à apercevoir néanmoins. Quand l'enduit formait au contraire une couche continue et épaisse, on ne pouvait plus distinguer les papilles filiformes, et les fongiformes elles-mêmes étaient quelquefois enfoncées dans l'épaisseur de cet enduit. Ce n'était pourtant pas là une règle sans exception : ainsi quand ces papilles étaient fortement congestionnées comme dans la scarlatine par exemple, elles se dressaient comme de petites framboises au milieu d'une couche épaisse d'enduit. Les papilles corolliformes comme les fongiformes sont rarement recouvertes d'enduit et la partie de la face dorsale de la langue située en arrière encore de ces papilles corolliformes, ne possédant pas de papilles, était indemne d'enduit.

Devant tous ces faits d'ordres divers, il est impossible de ne pas admettre que l'enduit de la langue à l'état de santé ou à l'état de maladie est constitué essentiellement par un fongus et en particulier par le micrococcus et le bacillus subtilis, et que l'épithélium et les débris alimentaires ne jouent qu'un rôle tout à fait secondaire, on pourrait dire accidentel dans sa formation

Ces micro-organismes variés que l'on trouve dans la constitution de l'enduit arrivent dans la bouche soit avec l'air qu'on inspire, soit avec les aliments, mais plus probablement avec les aliments. Ils sont arrêtés au passage par les prolongements capillaires des papilles filiformes dont les nombreuses dentelures semblent faites exprès. Ils se trouvent immédiatement dans un milieu propre à leur culture, à savoir un terrain tiède et humide dont la réaction ne suffit pas à les détruire. Ils se nourrissent là grâce à la décomposition alimentaire, et il leur arrive juste assez d'air pour leur permettre de prospérer. Le micrococcus glœa contracte avec les prolongements capillaires une adhérence tellement intime qu'il est difficile même de l'arracher. Les langues des tout jeunes enfants qui ne sont munies que de papilles filiformes toutes petites et insignifiantes, n'ont pour ainsi dire pas d'enduit. Les papilles fongiformes qui se développent avant les filiformes sont comparativement très grosses et parfaitement lisses, aussi le glœa ne s'y attache-t-il pas. Chez les adultes bien portants, il se forme de l'enduit pendant la nuit en quantité plus ou moins grande selon les diverses conditions. Presque tout le monde présente au matin une légère couche d'enduit sur la partie papillaire de la muqueuse linguale. Pendant la journée, la majeure partie de cet enduit est entraîné soit par les aliments, soit par les mouvements de la langue et son frottement contre le voile du palais, soit enfin par des lavages. La partie qui se nettoie le plus difficilement est celle qui est immédiatement limitée en arrière par le V lingual, car elle ne peut atteindre ni le voile du palais ni les dents et c'est de toutes les parties de la langue la moins mobile. Aussi est-elle pour ainsi dire toujours recouverte d'enduit, à moins qu'il n'y ait absence soit congénitale, soit pathologique de papilles filiformes. C'est de ce point central que pendant la nuit l'enduit saburral envahit le reste de la langue ; c'est tellement vrai que la mobilité de l'organe est une des conditions essentielles de la disposition de l'enduit et que des langues immobiles sont rarement propres.

A propos de l'enduit saburral de la langue, il faut toujours se rappeler ces deux principes, c'est que le dos de la langue offre une surface rugueuse sur laquelle les micro-organismes s'arrêtent et se développent, et que cet enduit ne disparaît que par le frottement. Si la surface de la langue est très lisse, les micro-organismes ne s'y accumulent pas ; si la langue n'est pas nettoyée, l'enduit saburral deviendra épais.

La plupart des idées reçues, relativement à cet enduit saburral sont erronnées : dans quelques-unes il y a une part de vérité mais une part seulement. Il est universellement admis que le plus léger désordre de l'estomac ou des intestins s'accompagne toujours d'une langue saburrale. Très souvent, il est vrai, dans les affections aiguës ou chroniques du tube digestif, la langue est recouverte d'un enduit épais, mais il arrive aussi que dans certains cas de diarrhée la surface de la langue est parfaitement nette et lisse, surtout si la diarrhée est de date ancienne et que le malade soit très affaibli. La croyance populaire veut qu'un homme qui a trop bu et trop mangé, s'en va se coucher avec une langue parfaitement propre et se réveille le lendemain avec un enduit saburral épais. La vérité est qu'on n'a pas examiné sa langue avant qu'il se couche et qu'on n'a pas le droit par conséquent d'établir de comparaison. Après des excès de table produisant une sensation de plénitude exagérée de l'estomac, la bouche reste ouverte pendant la plus grande partie de la nuit, on y éprouve de la sécheresse le lendemain matin, et, comme les muscles sont un peu engourdis, la langue ne se nettoie pas facilement ; pour peu qu'il y ait eu la veille au soir une légère couche d'enduit, elle est plus épaisse le lendemain matin, et cet enduit au lieu d'être limité à la partie médiane de la face dorsale de la langue s'est étendu à toute la surface papillaire. Mais la sensation de gêne et la sécheresse ne sont pas dues uniquement à cette formation d'enduit sur la langue, ce n'est là qu'un des facteurs du malaise dont souffre le malade et qui d'ailleurs se fait sentir dans toutes les parties de la bouche aussi bien que sur la langue. Désirant me rendre compte de la rapidité avec laquelle cet enduit se formait, j'ai examiné il y a quelques années les langues de malades ayant souffert de maladies plus ou moins graves et ayant été soumis par conséquent à un régime et à un traitement spécial. Je faisais prendre des notes sur l'aspect de l'enduit saburral au moment de leur entrée à l'hôpital, puis de vingt-quatre en vingt-quatre heures. Il se faisait dans ces intervalles de temps de légères modifications en plus ou en moins dans l'épaisseur de cet enduit, mais je n'ai jamais vu se faire un changement considérable transformant une couche très mince en une autre très épaisse par exemple, ni rien qui pût m'amener à admettre des modifications très marquées, en très peu de temps, du moins dans nos climats.

Une autre idée très généralement répandue, c'est qu'il existe certaines variétés d'enduit saburral liées à telle ou telle affection générale, et que, par exemple, la langue d'un typhique se distinguerait complètement de celle d'un rhumatisant; celle d'un péritonitique différerait encore de ces deux-ci et enfin celle d'un scarlatineux aurait un aspect particulier et absolument pathognomonique. Ces axiomes ne sont pas complètement faux, mais il s'en faut qu'ils soient complètement vrais. On peut trouver la langue typique de la fièvre typhoïde chez des malades souffrant de toute autre chose, et cela parce que les conditions qui font la langue de la fièvre typhoïde peuvent se retrouver à propos d'autres affections. Au début d'une fièvre typhoïde, toute la surface papillaire de la langue est recouverte d'un enduit épais d'un blanc sale ou jaunâtre, parce qu'à cette période, le malade souffre d'un malaise général et qu'il lui est impossible de prendre des aliments ou de nettoyer sa langue. A mesure que la maladie se confirme, et surtout dans les cas graves, la langue reste inerte au fond de la bouche, recroquevillée, fissurée, brunâtre et dépouillée de son enduit, parce qu'à cette période, la bouche reste constamment ouverte et que sa cavité constitue un milieu chaud et sec. C'est d'abord la partie centrale et les bords qui se dessèchent, parce que la circulation est moins active en ces points et que la partie centrale échappe au contact de la salive c'est pour cela que le raphé médian et les bords présentent une coloration brunâtre sans enduit, tandis qu'il existe encore une étroite bande d'enduit de chaque côté du raphé. Mais étant donné qu'il y a bien d'autres maladies dans lesquelles la bouche peut rester béante pendant un certain temps, on peut retrouver dans chacune d'elles la langue de la fièvre typhoïde. Les conditions essentielles à sa production sont la faiblesse extrême, la bouche béante, et l'alimentation exclusivement liquide.

Dans le rhumatisme articulaire aigu, la langue est en général large, aplatie, humide et recouverte d'un enduit épais d'un jaune sale qui s'étend à toute la surface papillaire. Cet organe est humide comme la peau ; et comme la bouche n'est pas tenue constamment ouverte, cette humidité ne s'évapore pas. Le malade ne prend que des aliments liquides et ne sent pas le besoin de nettoyer sa langue même quand il le peut. D'ailleurs, même à l'état de santé, il est rare qu'on fasse le nettoyage de sa langue de propos délibéré ; cela se fait le plus souvent inconsciemment pendant le cours de la journée. Un rhumatisant se trouve donc dans les meilleures conditions pour aider au développement de cet enduit : chaleur, humidité, une aération suffisante et une alimentation liquide.

Dans la fièvre scarlatine, l'aspect de la langue est caractéristique, surtout chez les enfants. La surface est recouverte d'un épais enduit blanc ou blanc jaunâtre, au milieu duquel font saillie les papilles fongiformes d'un rouge intense produisant ainsi la langue framboisée si bien connue. C'est que, dans la scarlatine, la surface de la langue comme la surface cutanée est le siège d'une congestion intense. Toutes les papilles sont gonflées et saillantes, mais s'il est vrai que ce mouvement fluxionnaire favorise la formation d'un enduit sur les papilles filiformes, il s'ensuit aussi que les papilles fongiformes (qui chez les enfants sont proportionnellement plus développées que les filiformes) sont plus lisses, plus arrondies et plus visibles. Elles ne se prêtent pas plus qu'à l'état normal à l'adhérence du micrococcus glœa, aussi les voit-on émerger droites et glabres au milieu de cette couche d'enduit.

Pour expliquer les cas d'enduit unilatéral, on a invoqué une action nerveuse. Une lésion unilatérale du nerf du goût a pu dans certains cas empêcher la formation de l'enduit. Mais la vérité est qu'il ne nous semble pas bien démontré que l'action nerveuse ait une influence quelconque dans ces cas. Quand on ne trouve l'enduit que sur un des côtés de la langue, c'est qu'il existe quelque raison pour expliquer que ce côté n'a pas pu être nettoyé : une ulcération douloureuse qui siégerait de ce côté ou la présence d'une dent cariée et rugueuse, l'ablation antérieure d'un des maxillaires supérieurs, sont autant de causes qui rendent compte de cette difficulté. Une attaque d'hémiplégie agit dans le même sens, non pas par abolition de l'innervation d'une moitié de la langue, mais parce que les mouvements de l'organe sont plus lents et plus difficiles. Il ne faudrait pas croire cependant que la présence d'une dent cariée d'un côté de la bouche suffit à produire l'enduit unilatéral, car il n'est pas nécessaire qu'une dent cariée gêne les mouvements de la langue ; mais si cette dent offre un bord tranchant et inégal sur lequel la langue viendra se blesser, c'est alors qu'on a beaucoup de chances de constater l'existence d'un enduit unilatéral.

La muqueuse dorsale de la langue peut présenter telle disposition qu'il ne s'y forme jamais d'enduit. Cette immunité peut être transitoire comme, par exemple après la chute des longs prolongements des papilles filiformes rappelant la desquammation cutanée. On peut rencontrer cet accident dans le cours d'une cachexie ou bien même chez des personnes en excellente santé, mais alors elle s'étend à une surface bien moins grande. D'autres fois, cette immunité est durable, définitive. Comme par exemple, dans la glossite superficielle et le leucome. Dans certains cas bien nettement caractérisés de cette affection, on ne retrouve pas le moindre vestige d'enduit, parce qu'il n'existe plus une seule papille filiforme. Mais le plus souvent, on retrouve quelques petits points d'enduits là où il persiste quelques vestiges de papilles.

Quant à la grande variété de couleurs que présente l'enduit de la langue, nous en trouvons l'explication dans les aspects divers que revêt les micrococcus glæa. Ces amas de micro-organismes affectent tantôt une teinte brune plus ou moins claire, tantôt ils sont jaunes, tantôt incolores; il en est de même de l'enduit qui, selon les circonstances est blanchâtre, jaune ou brun. La coloration des amas de micrococcus peut tenir à d'autres causes accidentelles,telles que la nature des aliments et leur pouvoir colorant plus ou moins marqué; ou encore à des organismes colorants par eux-mêmes. Cet état particulier connu sous le nom de « *nigrities* » peut être dû tout simplement à des micro-organismes doués d'un pouvoir colorant en noir ou en brun très foncé.

Il n'y a pas lieu d'indiquer de traitement contre l'enduit de la langue; on s'en débarrasse par des moyens naturels bien mieux que ne ferait une intervention quelconque. Mais il arrive que certains malades se plaignent plus de l'enduit saburrral épais qui recouvre leur langue que de tous les autres symptômes de leur maladie. Dans ces cas, je prescris que l'on nettoie la langue très souvent et très doucement avec un morceau de linge fin, trempé dans une solution phéniquée faible (2°/°) ou dans une solution boratée à (3/3). Mais ces topiques, pas plus que les collutoires divers,n'ont pas une action aussi nette qu'on pourrait le croire; quelques soins qu'on y mette, on arrive difficilement à maintenir la langue propre ; l'enduit se reproduit sans cesse, lentement, il est vrai, mais toujours; ce qui démontre encore une fois combien sont parfaits les moyens naturels du nettoiement à l'état de santé. Il est bon d'ajouter que, même quand on a nettoyé complètement la langue d'un malade, il n'est pas toujours soulagé.

Les sensations pénibles qu'il éprouve encore sont dues en partie à son état général et en partie à la méthode de nettoiement. Néanmoins, l'amélioration relative qu'il ressent suffit à le dédommager de ses peines et à justifier l'intervention.

CHAPITRE XXIV.

AFFECTIONS NERVEUSES.

Affections de la motilité; spasme ou crampe. — Paralysie ou glossoplégie. — Affections de la sensibilité : Douleur (Section du nerf lingual. — Excision. — Distension). Perte de la sensibilité. — Affections du goût.

AFFECTIONS DE LA MOTILITÉ

Spasme ou crampe. — D'après les auteurs qui s'occupent spécialement des affections nerveuses, il n'est pas rare de rencontrer le spasme de l'hypoglosse comme symptôme de diverses lésions centrales ou comme signe concomitant d'affections nerveuses générales. C'est ainsi qu'on l'a noté dans l'hystérie, dans la chorée, dans l'épilepsie, dans l'éclampsie, dans le trismus et dans le bégaiement; dans la méningite, dans la paralysie musculaire progressive et dans la paralysie bulbaire. Ce spasme peut coïncider avec le tic douloureux convulsif surtout quand l'affection porte de préférence sur la troisième branche de la cinquième paire. Mais tous les auteurs s'accordent à reconnaître que le spasme isolé de l'hypoglosse est très rare. Malgré cette rareté, on en a décrit cependant plusieurs variétés ; les uns distinguent une forme articulatoire et un spasme masticatoire, les autres une forme tonique et une forme clonique. Aucune de ces appellations ne semble bien s'adapter à ce spasme, si ce n'est peut-être la forme articulatoire ; et, d'autre part, ces dénominations ne comprennent pas toutes les variétés de spasme lingual. Aussi, pour ma part, je préfère ne pas m'y tenir, mais décrire les conditions dans lesquelles on rencontre ce spasme et en discuter les symptômes.

Une des formes les plus connues du spasme de l'hypoglosse est celle dans laquelle la langue est *projetée hors de la bouche involontairement et malgré les efforts du malade pour s'y opposer*. Le mouvement de projection se répète à intervalles plus ou moins rapprochés. Le spasme est en général indépendant de l'acte de la parole, de la mastication ou de la déglutition ; ces divers actes physiologiques n'éveillent pas le spasme, lequel d'ailleurs ne les empêche pas non plus, excepté au plus fort de la crise spasmodique. Dans certains cas néanmoins, le spasme peut être produit ou entretenu par les mouvements du maxillaire inférieur. Entre les accès, le malade n'éprouve rien si ce n'est une sensation de fatigue immédiatement après. L'accès peut consister en un seul mouvement de projection de la langue en dehors et elle reste ainsi un certain temps, la pointe légèrement recourbée en haut ; ou bien il peut se faire une série, une succession rapide de plusieurs mouvements de projection. C'est même cette dernière forme qui est la plus commune. La langue n'est en général le siège d'aucune douleur ni pendant ni entre les accès ; on ne constate ni gonflement ni aucun symptôme objectif. Cette affection a été notée plus souvent chez la femme que chez l'homme et indistinctement et avec la même fréquence chez les femmes ayant plus de cinquante ans que chez les jeunes filles. Dans un cas ou deux, l'accès était précédé de symptômes prémonitoires qui duraient une minute ou deux; les accès se montrent aussi bien la nuit que le jour et, dans ce cas, réveillent le malade.

Je ne puis mieux faire que de citer un cas rapporté par Drogman comme exemple de cette forme de spasme qui consiste dans la protrusion permanente de la langue. Il s'agissait d'une jeune fille de neuf ans que soignait le professeur Winogradow. Elle avait l'air d'un enfant bien portant, ne souffrait pas de maux de tête, ni de mauvaises dents ni d'aucune affection de la bouche, ou de la langue, mais depuis cinq mois elle était tracassée par des mouvements répétés de protrusion involontaire de la langue. Ces mouvements se répétaient assez régulièrement toutes les huit ou dix minutes et la langue restait hors de la bouche de huit à quinze secondes. Une fois hors de la bouche, la langue était parfaitement immobile et droite, mais vers la fin de l'accès la pointe se recourbait légèrement en haut. Ces accès étaient plus fréquents, plus réguliers et plus fatigants pendant la journée, mais elle n'en était pas exempte la nuit et parfois ils la réveillaient. Il n'existait aucun symptôme prémonitoire et dans l'intervalle des accès il n'y avait rien d'anormal à noter. L'enfant racontait qu'elle se sentait subitement prise d'un besoin de tirer la langue et qu'elle ne pouvait s'y opposer. Si elle tenait sa bouche fermée dans l'espoir de maintenir la langue, celle-ci venait frapper contre les dents au point de produire de la douleur et quand elle était tirée, il n'y avait plus de douleur, mais une sensation de lassitude, de fatigue qui cessait avec le spasme. La parole et la mastication n'étaient gênées que pendant le spasme. Il n'y avait chez cette enfant aucun antécédent névrosique ni personnel ni héréditaire. Ces accès étaient un peu sous la dépendance de la petite malade en ce sens qu'elle pouvait en faire naître un en tenant quelque temps sa langue hors de la bouche puis en la ramenant subitement; et les accès étaient évidemment plus rapprochés quand l'enfant était excitée. Drogman n'a pas publié, que je sache, la suite de cette observation et on ne dit pas s'il y eut guérison.

Une des observations les mieux décrites de ce genre d'affection est celle de Berger. Au mois de mars 1878, il vit la fille d'un de ses collègues qui vint le consulter. Elle avait vingt-huit ans, était frêle de constitution et un peu anémique. mais n'avait jamais présenté de symptôme hystérique. Dans sa première enfance, elle avait eu des attaques d'éclampsie au moment de la dentition, mais n'en avait jamais eu depuis. Elle avait été réglée à quartoze ans et toujours d'une manière régulière. En 1875 elle avait été atteinte d'un gonflement œdémateux de la jambe droite à la suite d'un grand froid. Telles étaient les seules maladies qu'elle se rappelât et il n'y avait aucune trace de névrose dans ses antécédents héréditaires. Le 21 octobre 1877, sans cause appréciable et étant parfaitement bien portante elle fut prise d'un accès de spasme de la langue qui se répéta quatre fois dans la journée. Puis elle fut huit jours sans retour de ces accès, et en eut ensuite deux pendant la journée et trois pendant la nuit, qui la réveillèrent. Pendant plusieurs mois, elle fut soumise à la quinine et les accès étaient rares et peu importants, mais elle n'en était pas débarrassée. Le 15 mars 1878, ils revinrent avec une nouvelle intensité aussi bien le jour que la nuit, et c'est alors qu'on alla consulter Berger. Voici comment se présentaient les accès : au milieu de la plus parfaite santé, sans douleur de tête, la malade éprouvait tout à coup une sensation de tension désagréable, mais non douloureuse, au-dessus du larynx, sous le menton, puis il lui semblait que sa langue se gonflait et remplissait toute la bouche, et enfin elle éprouvait dans la langue comme un mouvement ondulatoire d'arrière en avant. Ces sensations particulières qu'on peut assimiler à un aura duraient d'une minute à une minute et demie, puis la langue était involontairement projetée hors de la bouche, puis ramenée violemment par contractions spasmodiques et ainsi alternativement de cinquante à soixante fois dans une minute. Elle était projetée suivant une ligne droite entre les deux arcades dentaires, mais n'atteignait pas sa limite de protrusion. L'accès durait d'une à deux minutes, alors la langne ne sortait plus de la bouche, mais les mouvements persistaient encore pendant quelques minutes dans la cavité buccale. Si la malade faisait le moindre effort pour s'opposer à la projection en serrant les dents, la langue venait alors frapper violemment contre elles en faisant même du bruit et le spasme se reproduisait à l'intérieur de la bouche. Après l'accès, la malade se sentait faible mais c'était tout. Entre les accès, la motilité et la sensibilité de la langue étaient intactes et on ne découvrait aucune affection nulle part dans la bouche. Il y eut de l'amélioration à la suite d'un traitement au fer, à la quinine et à la belladone, mais la guérison ne fut complète qu'après une cure aux eaux de Landeck. Depuis cette époque, jusqu'au moment où Berger fit paraître son travail (1882) il n'y avait pas eu de rechute.

L'affection décrite par Remak diffère un peu de la précédente. La contraction spasmodique ne se limitait pas aux muscles de la langue, mais le spasme lingual était de beaucoup le symptôme le plus pénible, et cette observation trouve bien sa place ici. Un homme âgé de trente-trois ans, n'ayant jamais eu la syphilis ni aucune affection nerveuse, fut pris, sans cause appréciable, d'une sensation bizarre dans la moitié gauche de la pointe de la langue, comme s'il se l'était brûlée. Le sens du goût n'était pas affecté pas plus que la sensation tactile ni que la motilité. Au bout de quinze jours, cette sensation particulière avait envahi la moitié de la langue et se retrouvait à la face interne de la lèvre inférieure gauche et de la gencive gauche. En même temps, survinrent des contractions spasmodiques indolores de la langue, qui augmentèrent graduellement et gênèrent beaucoup la parole et surtout la mastication. Voici où il en était au bout de quatre semaines: il y avait un léger degré de parésie de cette portion du nerf facial qui innerve les muscles péri-buccaux, mais à cette seule exception près, aucun des nerfs craniens, sauf l'hypoglosse, n'était atteint. Quand le malade ouvrait la bouche, on constatait des mouvements rythmiques dans la langue qui, sans quitter le plancher de la bouche, était le siège de mouvements alternatifs de propulsion et de retrait au nombre de 40 à 50 par minute. A chaque contraction spasmodique, la surface de l'organe s'aplatissait et il se faisait des contractions rythmiques correspondantes dans les muscles qui s'inséraient à la mâchoire inférieure et à l'os hyoïde et surtout dans les génio-hyoïdiens. La langue n'était pas projetée assez loin pour venir frapper contre les dents; aussi le spasme n'était-il pas aussi violent que dans d'autres cas, mais il était plus fort quand on déprimait la langue avec une spatule ou qu'on la faisait tirer hors de la bouche. La parole n'augmentait pas le spasme, mais la diction était lente et embarrassée. *L'action de boire et surtout la mastication l'augmentait sensiblement.* C'est au point que souvent il lui était arrivé en mastiquant de se mordre le bord gauche de la langue et parfois, il était obligé de finir par cracher ses aliments. Il arrivait quelquefois que les contractions augmentaient d'intensité et s'étendaient aux muscles de la partie inférieure de la face à gauche. Au plus fort de l'accès, le malade se sentait faible et ne pouvait ni manger ni parler.

On fit un examen très minutieux de la cavité buccale et des parties voisines, mais à part un peu de catarrhe pharyngé chronique il n'y avait rien d'anormal. Les dents étaient assez bonnes. L'exploration électrique ne donna pas de résultats bien importants.

On lui administra de l'iodure et du bromure de potassium, et on appliqua tous les jours un courant continu dans la région sous-maxillaire, à gauche et derrière le cou. Les accès diminuèrent rapidement et disparurent complètement en huit jours. Petit à petit, les sensations bizarres disparurent et au bout de trois semaines le malade était tout à fait guéri, à part un léger degré de parésie de la portion orbiculaire du facial.

Remak considère ce cas comme un bon exemple de spasme masticatoire de l'hypoglosse.

Dans les observations que nous venons de reproduire le spasme était constant ou revenait à intervalles réguliers et fréquents. Dans deux de ces cas le spasme était bien éveillé ou exagéré sous l'influence de certains actes et, dans l'un surtout, par la mastication et la déglutition, mais il n'était sous la dépendance directe d'aucun de ces actes. Mais il existe une variété de crampe qui diffère totalement de celle que nous venons de décrire et dans laquelle les *muscles deviennent le siège de mouvements convulsifs à l'occasion de certains actes ou de l'intention d'accomplir ces actes.* Nous ne saurions donner un meilleur exemple de cette variété que l'observation de Vallien. Un petit garçon intelligent de six à sept ans eût une frayeur dans un cirque de foire au point de s'évanouir. Le lendemain il ne pouvait plus parler ; chaque fois qu'il s'y essayait, il éprouvait une sensation de constriction, une convulsion tonique de la gorge et de toute la région hyoïdienne et sa langue s'appliquait avec force au plancher de la bouche. Il faisait de violents efforts pour vaincre le spasme qui tenait sa langue fixée, la face se congestionnait, ses lèvres étaient prises de mouvements spasmodiques, mais tous ses efforts échouaient. Il avalait sans la moindre difficulté et toutes les autres fonctions d'ailleurs auxquelles la langue participait se faisaient avec la plus grande aisance. L'intelligence de cet enfant n'était nullement obscurcie et sa santé était restée aussi bonne qu'avant l'accident. Il n'existait pas d'hérédité névropathique. Un seul fait à noter, c'est que depuis quelque temps il avait un peu d'hypertrophie des amygdales qu'on avait cautérisées à deux ou trois reprises. Nous reviendrons plus loin sur ce point. La santé revint petit à petit sans traitement au début; et quand il eut un peu recouvré la parole, on lui fit faire des récitations quotidiennes jusqu'à guérison complète.

Cette variété de crampe n'est pas aussi rare que les précédentes; on la distingue sous le nom de « crampe articulatoire de l'hypoglosse, » on la désigne aussi sous le nom d'aphthongie (alalie par trouble de la motilité de la langue).

Ces divers cas que nous venons de signaler reproduisent toutes les variétés d'affections spasmodiques de la langue. On rencontrera des cas particuliers qui s'en écarteront plus ou moins mais il n'est pas utile d'entrer dans ces détails. On remarquera que bien que ces cas aient été donnés comme des exemples de crampe isolée de l'hypoglosse, le spasme n'apas toujours été strictement limité aux muscles inervés par ce nerf. Cependant c'était bien les muscles de la langue et ceux surtout qui sont sous la dépendance de l'hypoglosse qui étaient les plus atteints, de là la dénomination de *crampe de l'hypoglosse*. Avant d'aborder la question de la nature de la pathologie et du traitement de cette affection, il est indispensable de séparer cette variété dans laquelle l'accès se produit sous l'influence de l'effort de la parole, de cette autre qui est absolument indépendante de tout effort.

Cette deuxième variété de spasme, absolument indépendante, peut, ainsi qu'il a été demontré par des exemples, revêtir plusieurs formes. Les caractères essentiels sont bien les mêmes dans chacune de ces formes : la langue est projetée en avant et ramenée en arrière sans but. Toutes les fonctions auxquelles cet organe concourt s'accomplissaient avec aisance et sans effort, à la condition que le spasme n'existât pas au moment de faire cet effort : il n'y eut qu'une seule exception dans laquelle la mastication et la déglutition étaient parfois impossibles; et dans ce cas exceptionnel la langue semble n'avoir jamais été en repos. Le fait de manger amenait des paroxysmes de spasmes, mais ce n'en était pas la seule cause. Dans tous les autres cas, ces crampes étaient involontaires et échappaient complètement au contrôle du malade qui ne pouvait ni les empêcher ni les faire naître.

On est porté tout d'abord à regarder cette affection comme de nature hystérique et à croire qu'il suffirait d'une ferme volonté de la part du malade pour couper court à ces mouvements spasmodiques. Jolly a appelé l'attention sur les contractions musculaires de la langue chez les hystériques. Ces malades impriment à leur langue des mouvements d'enroulement, de contorsion, de propulsion brusque suivie de retrait, au point d'entraver parfois la mastication et la parole. Ce qui fait qu'on attache peu d'importance à ce symptôme chez ce genre de malades, c'est précisément sa bizarrerie et les grimaces d'enfant mal élevé dont il éveille l'idée. Cependant, il me semble qu'une analyse impartiale des cas que nous venons de citer tend à prouver qu'à côté des cas de spasme hystérique de la langue présentant d'ailleurs de grandes similitudes avec ceux-ci, il en est d'autres qu'on doit mettre sur le compte d'une lésion. Et d'abord, tout en étant particulière au sexe féminin, cette maladie se rencontre aussi chez l'homme. Un des cas que j'ai cités se rapportait à un homme et Berger cite l'observation d'un commerçant âgé de quarante-deux ans, vigoureux et bien portant, n'ayant rien qui pût faire croire à une tare névropathique, qui avait souffert pendant deux ans et demie à intervalles irréguliers, de propulsion de la langue survenant parfois la nuit et occasionnant son réveil. Rien que ce fait de l'apparition de ce symptôme pendant la nuit lui enlève son cachet hystérique. Parmi les malades du sexe féminin, il y avait des enfants et de vieilles femmes et nous savons que l'hystérie est beaucoup plus rare aux âges extrêmes de la vie. Certainement qu'on rencontre cette névrose chez des enfants de huit à dix ans, mais c'est rare. D'ailleurs, des mouvements convulsifs semblables à ceux du spasme idiopathique de l'hypoglosse se voient parfois comme symptomatiques d'affections graves des centres nerveux.

Il est à présumer que l'affection peut avoir une origine soit *centrale* soit *périphérique*. La littérature médicale anglaise ne contient que peu d'exemples de contracture idiopathique de l'hypoglosse, il en existe un cas cependant qui semble bien être d'origine périphérique. Ce cas remonte à 1813 et est rapporté par Meitchell dans les Transactions de la Société médico-chirurgicale. Il s'agit d'une femme de cinquante ans qui souffrait de spasmes de la langue, de la mâchoire et de la bouche. On mettait cette affection sur le compte de l'état de ses dents et de ses gencives ; en effet, les deux incisives et la canine gauche étaient cassées et deux petites molaires et trois grosses molaires étaient cariées, les gencives étaient enflammées et il existait de la suppuration dans le voisinage des débris dentaires. Les contractions musculaires se remarquaient surtout du côté des dents malades. On enleva les dents cariées, on scarifia les gencives et à partir de ce moment la malade ne tarda pas à guérir. La théorie de l'origine centrale est assez difficile à soutenir, car elle ne repose pas, que je sache, sur des données anatomo-pathologiques. Remak a émis l'idée que ce pouvait être une forme d'épilepsie corticale limitée. Il fait observer que Hitzig a produit des spasmes de la langue et des muscles de la bouche en irritant la région corticale droite dans le segment inférieur de la circonvolution antérieure, et que Munk a produit la paralysie complète du même groupe de muscles par l'ablation de cette même région corticale. A l'appui de la théorie de Remak, il est bon de faire observer que dans un cas, il existait un aura épileptique bien caractérisé, et que dans un autre cas, le malade éprouvait un besoin irrésistible de tirer la langue, lequel besoin pourrait être à la rigueur considéré comme une espèce d'aura. D'un autre côté, la théorie épileptique s'accorde mal avec ce fait que dans presque tous les cas que l'on a suivis assez longtemps la guérison a fini par se faire et que cette guérison n'a pas été amenée par les moyens de thérapeutique ordinaire de l'épilepsie. Nous devons attendre pour juger la question, que nous ayions les pièces anatomo-pathologiques du procès, et il est à croire qu'on attendra encore longtemps. On s'explique très facilement qu'une irritation de l'origine apparente ou réelle de l'hypoglosse puisse produire les convulsions que nous venons de décrire.

Le *pronostic* des spasmes idiopathiques de la langue est essentiellement favorable, mais la guérison peut n'être que très lente et réclame beaucoup de soin et de jugement. On devra examiner avec le plus grand soin la langue d'abord, puis toutes les parties constitutives de la bouche et même des cavités adjacentes pour bien s'assurer s'il n'existe pas une lésion pouvant être le point de départ d'une irritation réflexe de l'hypoglosse. On fera enlever toutes les racines dentaires, on fera arracher ou plomber toutes les dents cariées, on fera disparaître toute espèce d'ulcération de la bouche ou des parties voisines. Mais le plus souvent, on ne parviendra pas à trouver le point de départ de ce mouvenent réflexe et le traitement devra être plutôt général que local. Il faudra toujours songer à l'hystérie, que l'on ait découvert on non un centre d'excitation réflexe, mais on y songera surtout dans les cas où l'on ne trouvera pas le centre et où il s'agira d'une jeune femme. On basera le diagnostic sur l'absence ou la présence d'autres symptômes hystériques et sur ce fait que les spasmes musculaires présentent une régularité tout à fait inconnue dans l'hystérie. En effet, les contractions musculaires qui se rencontrent dans cette névrose ne se limitent pas à certains muscles ni à certains groupes de muscles comme cela a lieu dans l'affection qui nous occupe, et ces contractions ont une corrélation plus directe avec la parole, la mastication et la déglutition. Dans la plupart des cas, il sera bon de soumettre le malade à une surveillance attentive, afin de pouvoir noter les différences que peuvent présenter ces spasmes selon le moment de la journée et selon toute autre circonstance.

Au point de vue thérapeutique, ce qui semble avoir donné les meilleurs résultats jusqu'à présent, ç'a été les médicaments calmants du système nerveux, le régime fortifiant et un changement d'air et de milieu. On devra donc prescrire de la quinine, du fer, de la belladone, du bromure de potassium selon l'indication individuelle. Dans bien des cas, on devra recommander beaucoup de repos et on insistera pour que le malade soit soustrait à son milieu habituel. Dans un cas on a employé l'électricité sous forme de courant continu appliqué tous les jours à la région sous-maxillaire, sur les côtés du cou et à la nuque. Que ce soit sous l'effet de ce traitement, ou bien parce que l'affection était encore récente (elle ne remontait qu'à quatre semaines), ou encore sous l'influence de l'iodure et du bromure de potassium, les spasmes diminuèrent de fréquence et disparurent au bout de huit jours. Il ne semble pas qu'on se soit servi d'un fort courant, aussi est-on porté à mettre en doute son action dans ce cas. Mais, étant donné que ce traitement est absolument inoffensif et que, d'un autre côté, il peut avoir un effet salutaire, je serais disposé à l'appliquer dans tous les cas de crampe de l'hypoglosse que j'aurais à soigner à moins de contre-indication formelle. Dans la grande majorité des cas que nous avons examinés, il n'est pas nécessaire de défendre au malade de parler ni de lui faire des recommandations spéciales pour la mastication et la déglutition. Mais, comme il arrive parfois que l'alimentation soit très difficile et que le seul fait d'introduire les aliments dans la bouche amène les spasmes ou les aggrave, on nourrira le malade surtout avec des liquides ou des substances molles, et on pourra même se poser la question de l'alimentation rectale en tout ou en partie. Quoi qu'il en soit, le malade de Remak, chez qui le spasme au moment des repas était plus marqué que dans aucun des autres cas que j'ai étudiés, guérit très promptement, tout en continuant à s'alimenter exclusivement par la bouche.

La forme de crampe qui est sous la dépendance des efforts d'élocution (crampe articulatoire) diffère beaucoup de la crampe idiopathique. En effet, la seule fonction qui soit entravée c'est la parole. La mastication, la déglutition, tous les autres actes auxquels participe la langue se font avec facilité. Il n'y a aucun trouble de la mobilité, ni du goût; l'état mental est parfaitement normal ainsi que la force musculaire; mais aussitôt que ces malades veulent parler, les muscles refusent d'agir, la langue est collée à la voûte palatine, et il leur est impossible de proférer une parole. Ils luttent contre l'obstacle ; leurs lèvres sont le siège de mouvements spasmodiques, la face devient rouge et on observe quelquefois des mouvements convulsifs des muscles de la face et du cou. Mais l'effort est impuissant et les malades renoncent à la lutte. La crampe articulatoire peut durer quelques semaines ou plusieurs mois et disparaître complètement ; ou elle peut encore persister à un degré plus ou moins marqué pendant des années, et devient alors une forme du bégaiement. Ganghofner rapporte l'observation d'un jeune homme de dix-neuf ans qui était atteint depuis son enfance de contractions spasmodiques des muscles de la langue aussitôt qu'il voulait parler. Il présentait aussi de la contracture des muscles de la partie inférieure du visage à gauche et parfois aussi dans les muscles du membre inférieur droit. Il était anémique, mais bien portant à art cela, et ne présentait rien d'anormal, sauf qu'il ne parlait s. Son état n'était pas, à beaucoup près, aussi pénible que celui de cet enfant dont nous avons déjà parlé, car il pouvait parler quoique ce lui fût difficile. Il ne souffrait pas non plus de sa crampe quand il chantait ou quand il parlait très vite ou qu'il déclamait.

La crampe articulatoire est essentiellement un *défaut de coordination*; les muscles de la langue entrent en action mais cette action manque d'harmonie. Leurs divers mouvements ne sont plus coordonnés. On peut comparer ce désordre à ce qui a lieu dans le bégaiement avec aphonie (ici la parole est rendue très difficile par le défaut de coordination des muscles respiratoires et des muscles phonateurs), ou encore à la crampe des écrivains ou à d'autres affections semblables. Il n'existe aucun symptôme d'affection ni centrale ni périphérique ; la santé générale est parfaite. Cependant, il est juste de faire observer que, dans la plupart des cas cités, la santé générale laissait un peu à désirer depuis plus ou moins longtemps : un des malades était épileptique, dans deux autres cas il y avait hypertrophie des amygdales. Il est possible que ces affections n'étaient que concomitantes et sans influence aucune sur la crampe en question, mais on peut admettre aussi qu'elles ont joué un certain rôle dans la production de la maladie.

Le traitement de la crampe articulatoire consiste à redresser tous les vices soit locaux soit généraux ; on enlèvera les amygdales hypertrophiées, on guérira les ulcérations de la langue et des parties voisines, on traitera l'anémie, l'épilepsie, etc. Chez des malades d'un certain âge, le meilleur traitement à notre avis consiste à défendre absolument la parole pendant un mois ou deux. Il est inutile de faire ressortir combien il est difficile de faire accepter un pareil régime ; mais on y est parvenu surtout avec des hommes en les envoyant faire un long voyage en mer, ce qui d'ailleurs est déjà un traitement en lui-même. Ce repos absolu et prolongé peut suffire à amener la guérison ; mais il sera bon, quand le malade recommencera à parler, de lui faire faire des exercices réguliers tels que la récitation, la lecture à haute voix, en un mot, de lui faire suivre la même gymnastique que celle dont il est question dans le cas de Vallin rapporté plus haut. Chez les enfants, il va sans dire qu'il est inutile de songer à imposer le même silence. Si le petit malade peut parler, quelque difficulté qu'il éprouve il parlera. Il vaut mieux dans ces cas faire son possible pour ramener l'harmonie des mouvements par la récitation ou la lecture à haute voix.

Les indications thérapeutiques que nous donnons ici ne constituent que les grandes lignes du traitement. Il faut y apporter les modifications nécessitées par chaque cas particulier. C'est qu'en effet cette affection est si rare qu'il n'est pas encore possible d'en donner un traitement classique.

Paralysie (glossoplégie). — La paralysie des muscles de la langue peut être unilatérale ou bilatérale. Quand il n'y a qu'un seul côté d'atteint les symptômes paralytiques sont si peu marqués qu'on a de la peine à les reconnaître. La pointe de la langue est déviée vers la moitié paralysée parce que l'action des muscles du côté sain n'est plus contrebalancée. Parfois la déviation de la pointe est si peu marquée qu'il faut un examen bien attentif et répété pour s'en convaincre. Quand la langue est au repos ou que du moins elle ne sort pas de la bouche on ne distingue rien d'anormal.

Quand la paralysie est complète et bilatérale, la langue demeure immobile au fond de la bouche comme une masse charnue ; on y constate de petits frémissements dus à des contractions fibrillaires. La surface de l'organe est plissée, et enfin, aussi bien dans la paralysie unilatérale que dans la bilaérale, petit à petit survient l'atrophie, conséquence fatale de l'inertie musculaire. Ainsi qu'on pouvait le prévoir, la mastication et la parole sont considérablement gênées. On peut même dire que la parole devient rapidement inintelligible (glossoplégie articulatoire) ; la gêne de la mastication est due non pas à un défaut d'action des maxillaires, mais à l'impuissance de la langue à faire mouvoir le bol alimentaire dans la bouche et à le ramener entre les dents. La déglutition même est très difficile et le malade est obligé de refouler dans le pharynx, à l'aide du doigt, le bol alimentaire, qui resterait sur la base de la langue ou serait peut-être même rejeté sur les arcades dentaires (glossoplégie masticatoire). Les expressions de glossoplégie articulatoire et masticatoire s'appliquent surtout à la paralysie bilatérale incomplète ; car c'est surtout dans ces cas de paralysie partielle que la parole ou la mastication est difficile. Dans la glossoplégie articulatoire partielle, le malade se fait encore comprendre, mais bien des sons manquent de netteté : ce sont surtout les lettres et les combinaisons de lettres suivantes, s, sch, l, e, i, alsh, g, r, n, w.

La paralysie de l'hypoglosse peut reconnaître une *cause* périphérique ou centrale, celle d'origine périphérique est très rare. Parmi les diverses causes de cet ordre il faut citer les contusions et traumatismes du cou, la compression exercée par les tumeurs de cette région. Les causes centrales sont bien plus nombreuses : les hémorragies, les embolies, la paralysie bulbaire, l'atrophie musculaire progressive, le tabes dorsalis, etc. On peut encore voir survenir la paralysie de l'hypoglosse dans les cas de traumatismes directs de la moelle à sa partie la plus élevée.

Le *diagnostic* de la paralysie unilatérale peut présenter certaines difficultés ; non pas qu'on soit exposé à confondre cette affection avec une autre, mais parce qu'il est facile de la méconnaître complètement, de passer à côté sans la voir. Il n'en est pas de même de la paralysie complète bilatérale qu'on ne pourra ni méconnaître ni confondre avec aucune autre affection. La paralysie de l'hypoglosse est rarement isolée, à moins qu'elle ne soit d'origine périphérique et nous venons de voir que cette forme est de beaucoup la moins fréquente. On pourra confondre la glossoplégie organique avec la forme hystérique et ce n'est qu'une étude attentive du sujet et la considération des symptômes ou lésions concomitantes qui permettront de faire le diagnostic. Il sera beaucoup plus difficile de reconnaître la véritable nature de la cause dans la forme d'origine centrale ; mais nous n'avons pas à nous occuper ici du diagnostic des affections centrales du système nerveux, le seul enseignement que nous ayons à retenir est qu'une paralysie complète ou incomplète de la langue devra toujours éveiller l'attention sur la possibilité de lésions plus ou moins graves des centres nerveux.

Le *pronostic* de la glossoplégie est le plus souvent grave mais dépend de la nature et du siège de la cause qui l'a produite. On peut en dire autant en ce qui concerne le traitement. La galvanisation ou la faradisation du nerf hypoglosse est absolument inutile si la cause est d'origine centrale et à marche progressive. Si au contraire cette cause tend à la résolution, ou que ce soit une section accidentelle du nerf hypoglosse, on pourra employer la faradisation avec espoir de succès.

AFFECTIONS DE LA SENSIBILITÉ

Sensibilité générale. — *Douleur.* — Il ne rentre pas dans le cadre de ce travail d'étudier toutes les formes de névralgie qui s'accompagnent de douleurs de la langue. Aussi, nous proposons-nous de nous limiter aux cas où la langue est le siège unique ou presque unique et principal de la douleur.

La névralgie limitée à la branche linguale du rameau maxillaire inférieur de la cinquième est rhumatismale. Mais cette névralgie quand elle existe est si aiguë, si pénible, si difficile à guérir qu'elle mérite d'appeler toute notre attention.

La cause de cette névralgie linguale est souvent fort difficile à débrouiller. Il arrive quelquefois qu'elle est fort simple, une dent cariée par exemple, et cette névralgie est l'analogue de celle si commune de la face en pareille circonstance. Mais c'est là une cause bien rare de névralgie linguale isolée. On l'a vue se montrer à la suite d'une opération tout à fait bénigne telle que l'ouverture d'un abcès de la bouche, l'action d'un courant d'air en wagon, ou la présence d'une petite excroissance à la base de la langue. D'autres fois, il est impossible de retrouver une cause quelconque.

La *douleur* est quelquefois paroxystique avec des intervalles de bien-être absolu ; mais elle est plus souvent continue et présente des exacerbations à chaque mouvement de l'organe, et même à la simple ouverture de la bouche, ce qui peut s'expliquer peut-être par l'abaissement de température qui est la conséquence de l'ouverture de la bouche et de l'exposition de la muqueuse linguale à l'air. La douleur est tantôt décrite comme aiguë, lancinante, tantôt comme térébrante au contraire et profonde. Le siège de cette douleur n'est pas toujours limité, ainsi qu'on aurait pu le croire, au domaine du nerf lingual, ou du glosso-pharyngien. Chez un malade, cette douleur occupait nettement le bord gauche de l'organe en arrière des piliers antérieurs. Chez un autre, la surface douloureuse s'étendait depuis le niveau de la dernière molaire en arrière et, en avant, le point de jonction du tiers antérieur avec les deux tiers postérieurs de l'organe. Mais dans la plupart des cas, la douleur occupait toute la moitié de la langue depuis la dernière dent molaire en arrière jusques et y compris la pointe.

En général, il n'y a ni gonflement ni modification visible

dans l'aspect de la langue ; il n'existe pas non plus de plaies, d'aphthes, d'ulcérations qui s'accompagnent si souvent de douleur. Albert, dans un article intéressant sur les affections de la langue, dit avoir rencontré plusieurs malades se plaignant de sensation de brûlures, de picotements, de véritables névralgies dans la langue et qui tous étaient porteurs d'une petite excroissance sur le bord de la langue au point de contact avec les piliers. Cette excroissance était très sensible et semblait être le point de départ de l'accès de névralgie. Elle avait la forme d'un condylome mais ne semblait pas être d'origine syphilitique. Albert semble avoir vu plusieurs cas de ce genre, car il dit : « A l'exception de deux fois c'est toujours chez des femmes que j'ai rencontré cette lésion. » Pour notre part, nous n'avons jamais rien vu de semblable, ni n'avons pu découvrir dans la littérature médicale une description qui s'y adapte.

Il n'est pas douteux que la langue puisse être le siège de douleurs rhumatismales, car Chomel en a rapporté un exemple tout à fait typique. Mais cette affection est si rare que c'est à peu près le seul exemple qui existe. La douleur siégeait dans la langue mais se propageait jusque dans le pharynx. Elle était très vive, augmentait à chaque mouvement de la langue et surtout dans l'acte de la déglutition. Il n'y eut pas de gonflement des parties douloureuses et tout rentra dans l'ordre au bout de vingt-quatre heures. Ce qui démontrait la nature rhumatismale de cette affection, c'est qu'il s'agissait d'une femme de trente-deux ans qui avait beaucoup souffert de rhumatismes depuis son premier accouchement et qui présentait un accès de rhumatisme articulaire aigu au moment où survint l'affection de la langue ; l'articulation temporo-maxillaire avait été prise la veille. L'apparition et la disparition subites de la douleur plaidaient également en faveur de son origine rhumatismale.

Le seul cas de névralgie linguale isolée qu'il nous ait été donné de voir nous fut fourni par le Dr Sawtell. Il mérite d'être signalé comme exemple typique. Il s'agissait d'une dame de soixant-sept ans qui jouissait en général d'une bonne santé mais qui était d'un caractère irritable et s'alarmant facilement. Depuis quelque temps sa santé laissait un peu à désirer sans que pour cela elle fût vraiment malade. Il s'était formé trois mois auparavant un bouton sur la pointe de la langue et sur la ligne médiane; il était très douloureux et avait persisté pendant plusieurs jours. Quand il eut disparu il survint du gonflement de la langue ou du moins une sensation de gonflement car il ne nous a pas semblé bien démontré que ce gonflement eût existé. Cette sensation de gonflement qui d'ailleurs ne dura que quelques jours se limita à la moitié droite de l'organe et n'était accompagnée d'aucune espèce de douleur. Mais depuis cette époque, il y avait eu plusieurs accès de sensation de gonflement de cette moitié droite et toujours accompagnée de douleur et de raideur de l'organe. Ces accès survenaient à intervalles très irréguliers et duraient un temps variable, quelquefois une heure ou deux quelquefois plusieurs jours. Cette douleur était aiguë et lancinante et parfois tellement violente que le sommeil était impossible. Il n'existait aucun symptôme prémonitoire des accès et il ne semblait pas qu'il y eût de circonstances qui en favorisassent l'éclosion; la malade n'avait rien trouvé non plus qui en diminuât la durée ni l'intensité. Elle montrait comme siège de la douleur le bord droit de la langue depuis la pointe jusqu'au niveau de de la dernière grosse molaire et elle affirmait très nettement n'avoir jamais ressenti de douleur dans les régions anatomiques voisines ni dans les joues. Les mouvements de la langue n'influençaient en rien l'apparition des accès. Entre les accès elle se plaignait d'une légère sensation de gêne sur la moitié droite de la langue mais sans sensibilité ni douleur.

J'examinai sa bouche avec le plus grand soin mais ne pus découvrir aucune lésion dela langue, ni rien d'anormal d'ailleurs dans tout le domaine de la cinquième paire. Quand je la vis, elle ne souffrait pas et semblait même jouir d'une très bonne santé, mais, au dire de ses amis, pendant les accès elle était pâle, ne se nourrissait pas et avait un aspect malade. C'était plutôt l'état de souffrance générale que la sensibilité de la langue qui l'empêchait de manger.

Nous considérâmes ce cas comme un exemple de névralgie simple du nerf lingual, due probablement à quelque altération ayant eu pour point de départ le petit bouton de la pointe. Nous prescrivîmes de la quinine à l'intérieur et du menthol en applications topiques, et, si cela ne donnait pas un prompt soulagement, la faradisation ou une intervention chirurgicale. Depuis la rédaction de cette observation j'ai appris du Dr Sawtell que sa malade a complètement guéri.

On peut traiter la névralgie linguale pendant de longs mois avant d'arriver à un résultat; mais d'après tout ce qu'on a écrit sur ce sujet, il semble que même les cas les plus invétérés peuvent guérir. Il est de la plus haute importance de découvrir, si c'est possible, la cause du mal. Si la névralgie est de nature rhumatismale, on ne retirera aucun bénéfice d'un traitement topique ; mais au contraire on se trouvera très bien du traitement général ordinaire de cette diathèse. Si on découvre une excroissance dans le genre de celles décrites par Albert il faudra l'exciser ou la détruire au galvano-cautère. Cette destruction devra être aussi complète que possible. Il est à peine nécessaire d'appeler l'attention sur la nécessité dé veiller à l'état de santé générale qu'il sera quelquefois bon de tonifier. Malheureusement, il arrive souvent que malgré un traitement approprié et bien suivi la douleur persiste sans la moindre amélioration. C'est alors qu'on aura recours aux divers traitement locaux jusqu'à ce qu'on en vienne à bout.

Demarquay raconte qu'il a guéri un malade, un homme vigoureux, en injectant de la morphine dans l'épaisseur de la langue du côté malade. Quoique que la dose fut très petite, il y eût des symptômes d'empoisonnement morphinique. Demarquay ne donne pas d'autres détails sur ce cas et nous ne savons pas combien de temps dura le traitement et quelle fut la quantité de morphine injectée. Nous ne connaissons pas d'autre cas qui ait été guéri par ce traitement, mais il mérite d'être essayé, à cause d'abord de sa simplicité, et puis, parce que nous savons le soulagement considérable qu'on obtient souvent avec les injections de morphine dans la sciatique et autres névralgies. On pourra faire l'injection avec une seringue ordinaire et comme dose de la première injection, on fera bien de s'en tenir à un centigramme.

Le liquide devra être injecté dans l'épaisseur de l'organe du côté malade et le plus près possible du point d'où la douleur semble s'irradier. Ce point sera le plus souvent dans les environs de la dernière grosse molaire. On pourra renouveler la dose d'un centigramme dans le courant de la journée et même la nuit si cela est nécessaire, ce qui est rare. On surveillera attentivement l'effet de la morphine; car s'il est vrai que le malade de Demarquay présentait peut-être une susceptibilité idiosyncrasique il ne faut pas oublier qu'on n'a employé qu'une très faible dose et que l'homme était très vigoureux. Il est possible que la grande vascularité de la langue favorise l'absorption et l'action du médicament; d'ailleurs si avec la dose d'un centigramme on n'obtient pas de résultat on ira jusqu'à deux et trois centigrammes.

Si au bout de quelques jours la douleur n'a pas cédé aux injections de morphine combinée, à tel traitement général que semblera comporter chaque cas individuel, on devra essayer de l'électricité. De Neffe a rapporté le cas d'un homme de trente ans chez qui la névralgie linguale fut guérie par la faradisation de la corde du tympan. Quatre séances de vingt minutes chacune en deux jours ont suffi. Barwinkel qui raconte ce cas dans le *Jahrbucher* de Schmidt, prétend que la faradisation de la corde du tympan dans ce cas n'avait pas de raison d'être et que l'effet produit doit être mis sur le compte de l'action de la faradisation sur les nerfs sensitifs. Cette critique semble juste. Il est certain que si on a recours à l'électricité il faut l'appliquer sur le trajet du nerf lingual. Pour la faradisation on se servira d'une petite batterie, celle de Grenet par exemple; pour l'électricité galvanique celle de Stohrer ou celle de Leclanché à trente éléments et même moins, pourra suffire. Dans les cas rebelles, on fera bien d'essayer des deux espèces d'électricités. Le pôle positif sera appliqué au cou ou derrière l'oreille et le pôle négatif sur le bord de la langue ou sur le trajet du nerf du goût le long de la mâchoire, ou bien si l'on adopte la méthode polaire, le pôle positif sera appliqué aux points spécialement douloureux et maintenu en ce point pendant que le pôle négatif sera appliqué à la partie postérieure du cou ou en un point quelconque du corps; on fera une séance de dix à quinze minutes par jour. Le courant, qu'il soit faradique ou galvanique, devra être d'intensité moyenne, suffisante cependant pour être appréciable au malade.

Quand on se trouvera en face d'un cas de névralgie linguale rebelle, la question d'une intervention opératoire sur la langue ou sur un des nerfs s'imposera au médecin. On peut même dire qu'avec les résultats qu'a donnés dans ces cinq dernières années l'élongation des nerfs il est probable qu'on réclamera et qu'on conseillera une intervention chirurgicale même dès le début pour peu que les douleurs soient sévères et que tout autre traitement ne donne pas de résultat. Vanzetti rapporte le cas d'une névralgie linguale intense à propos duquel il fit une incision sur le bord de l'organe du côté malade. Le malade fut soulagé pendant quelques jours, puis la douleur reparut. On ne se rend pas bien compte pourquoi le chirurgien a adopté ce mode de traitement, car s'il a dû s'étonner de quelque chose ce n'est pas du retour de la douleur, mais bien de la disparition, même pendant quelques jours. L'intervention chirurgicale directe sur le nerf est une opération tout autre et basée sur des données physiologiques ; elle se présente sous trois formes : la section, la résection ou l'élongation.

C'est Hilton le premier, croyons-nous, qui fit l'opération de la section du nerf lingual ; non pas dans un cas de névralgie mais pour supprimer des douleurs intenses produites par un cancer de la langue. Le soulagement fut complet pendant le premier mois, moins complet pendant le second, puis les douleurs et la salivation revinrent aussi intenses et aussi pénibles qu'avant l'opération. Et il en est de même presque toujours. La guérison est complète, mais temporaire. Aussitôt que les deux bouts se sont suturés et que le nerf a repris ses fonctions, les douleurs reparaissent. On ne devait pas s'attendre d'ailleurs à un autre résultat dans un cas de cancer, car l'affection primitive n'est nullement modifiée par cette section du nerf ; le processus ulcératif n'en continue pas moins et aussitôt que la conductibilité est rétablie dans les filets nerveux les douleurs reparaissent. Il n'en est pas de même dans le cas d'une névralgie idiopathique, mais il faut avouer que par ces temps où l'élongation est à l'ordre du jour, il est peu de chirurgiens qui auront recours à la section. Voici comment procéda Hilton dans le cas que nous venons de citer. Le malade fut couché, la tête légèrement élevée et bien éclairée. La langue fut tirée en avant, en haut et du côté opposé. On fit alors avec un bistouri court une incision verticale au niveau des dents molaires et qui intéressait toute l'épaisseur de la muqueuse et du tissu sous-muqueux. L'incision, qui avait à peu près deux centimètres se trouvait être au niveau du muscle hypoglosse et perpendiculaire au bord supérieur de la glande sublinguale ; on la prolongea en profondeur à travers l'extrémité supérieure de cette glande et on mit ainsi à nu le nerf lingual. On le saisit avec une pince et on le sectionna avec des ciseaux. Le procédé de Moore est plus facile que celui que nous venons de décrire. On fait avec un bistouri courbe une incision intéressant toute l'épaisseur de la muqueuse et s'étendant de la dernière molaire à l'angle de la mâchoire. Ensuite avec le doigt introduit dans la bouche, on recherche au delà de la dernière molaire le rebord alvéolaire que l'on sent très mince et qui va en s'amincissant vers l'apophyse coronoïde. Le nerf se trouve en dessous et en arrière sur un trajet parallèle à ce rebord alvéolaire. Une ligne passant à la face interne de la mâchoire inférieure de son angle à la couronne de la dernière molaire croise le nerf à un centimètre et demi de la dent. Aussi une incision faite sur cette ligne et ayant deux centimètres de longueur sectionnera le nerf si elle intéresse toute l'épaisseur de la muqueuse jusqu'à l'os. Il vaut mieux se servir d'un bistouri courbe parce que le rebord alvéolaire protège le nerf et qu'on n'y atteindrait pas avec la pointe d'un bistouri droit.

Roser et Vanzetti ont publié tous deux des cas de guérison de névralgie linguale par l'excision d'une portion du nerf ; et la guérison fut absolument complète au moins en ce sens que plus d'une année après les douleurs n'avaient pas reparu. Quoique nous n'ayons pas le droit dans l'état actuel de la science, d'affirmer qu'il s'agit là de guérison radicale, cependant, il faut bien reconnaître que le résultat obtenu a parfaitement justifié l'intervention chirurgicale. Un des malades souffrait de névralgie linguale depuis de longs mois, l'autre depuis cinq mois, et tous deux avaient eu recours à divers traitements parfois douloureux, et sans le moindre succès. Roser excisa à peu près de quatre à cinq millimètres du nerf ;

Vanzetti en enleva deux centimètres. Le procédé que recommande Roser a peu de chance d'être adopté souvent : en effet, il consiste à fendre la joue jusqu'à la branche montante du maxillaire, à mettre le nerf à nu et à enlever un bout suffisant. Roser semble même croire que c'est le seul moyen d'arriver infailliblement à découvrir le nerf ; il recommande que l'incision de la joue soit continuée en arrière jusqu'à la base de la langue. Il publia son procédé d'excision quatre ans après que Hilton eut fait connaître le sien mais il ne semble pas avoir eu connaissance du procédé du chirurgien anglais. Puisque dans ce procédé le nerf est mis à nu et saisi dans une pince il est aussi facile d'en exciser un morceau que de le sectionner. En ce qui concerne la valeur relative de ces deux opérations, il est certain que l'excision ou la résection est celle qui présente le plus de chances de guérison définitive. Si on a soin d'enlever un bout d'une certaine longueur, il n'est pas possible que les deux extrémités se réunissent et il n'existe dès lors que la possibilité, fort aléatoire, du rétablissement de la conductibilité nerveuse et, par suite, du réveil de la douleur, par l'intermédiaire du glosso-pharyngien qui présente peut-être quelques filets anastomotiques avec le lingual. Quand la névralgie est d'origine périphérique, on peut espérer obtenir un bon résultat avec cette opération. Dans la très grande majorité des cas la névralgie linguale idiopathique est d'origine périphérique ; quand le cancer est central il y a presque toujours concomitance de douleurs dans les parties voisines, ou d'autres symptômes de nature névropathique, et même la plupart du temps d'affection à marche progressive.

On n'a pas encore pratiqué, à notre connaissance, l'élongation du nerf pour la névralgie linguale. Mais il est probable qu'on y aura recours la première fois qu'on se trouvera en ce d'un cas assez sérieux pour réclamer une intervention irurgicale. L'élongation du nerf peut se faire par le procédé opératoire de Hilton, et c'est une opération plus facile à faire que la résection. On peut aussi mettre ce nerf à nu par l'incision préconisée par Moore pour sa section, mais on fera passer l'incision un peu en avant de la ligne allant de la molaire à l'angle de la mâchoire. Cette incision devra partir du rebord alvéolaire et croiser la direction du nerf en intéressant toute l'épaisseur de la muqueuse jusque dans le tissu sous-muqueux. Si on écarte fortement les lèvres de la plaie le nerf se présentera sous l'aspect d'un cordon blanc que l'on pourra saisir et allonger en l'attirant du côté de la langue au moyen d'une aiguille de Dechamp. La seule difficulté opératoire consiste à reconnaître les divers tissus au milieu d'un écoulement de sang qui est toujours abondant. On administrera nécessairement du chloroforme et on maintiendra la bouche ouverte par un fort bâillon ; on aura également soin de s'éclairer avec une très bonne lumière et de bien attirer la langue du côté opposé. Les succès obtenus par l'élongation dans les cas de névralgie d'autres nerfs font bien augurer de l'application de ce traitement à la névralgie linguale ; mais en attendant qu'on l'ait appliquée au moins une fois, il est inutile d'en discuter les avantages ou d'en faire la comparaison avec la résection du nerf. Par la simple élongation, on peut espérer éviter la perte de sensibilité et de sens spécial du goût qui suit fatalement la résection, quoique cette perte de sensibilité tactile et gustative ne soit pas bien gênante pour le malade, et je n'ai vu nulle part que l'excision ait été suivie de désordres trophiques sérieux.

Le vœu que nous formulons dans le paragraphe précédent vient d'être rempli, car nous lisons dans le *British médical Journal* du 15 novembre 1884 que M. Clément Lucas a pratiqué l'élongation du nerf lingual ou gustatif à Guy's Hospital le 11 novembre dans un cas de névralgie très sévère. Nous ne connaissons pas encore les détails de cette observation et il est encore trop tôt pour se faire une idée juste de la valeur de l'opération au point de vue du résultat, car le soulagement, si soulagement il y a, peut n'être que temporaire. M. Lucas a appelé l'attention sur un point qui a présenté une grande importance au point de vue pratique, c'est que « si on saisit « la langue par sa pointe et qu'on l'attire fortement hors de la « bouche et du côté sain, le nerf lingual se présente du côté « opposé sous forme d'un cordon qui se dessine nettement « sous la muqueuse et qu'il est facile de saisir et d'immobi- « liser. » On procèda à l'opération de la façon suivante : on fit passer un fil à travers la pointe de la langue à droite du raphée médiane, pour permettre d'attirer la langue dehors du côté gauche; on introduisit ensuite sous le nerf un crochet pointu pour le bien fixer, puis on incisa la muqueuse recouvrant le nerf sur une longueur de un centimètre et demi pour le bien mettre à nu, et enfin, après avoir contourné immédiatement le nerf avee une aiguille de Dechamp on retira le crochet pointu : on put ensuite pratiquer l'élongation avec la plus grande facilité.

Perte de la sensibilité de la langue. — Nous ne parlons pas de la perte de sensibilité à l'égard des divers excitants et dont les malades ne se plaignent presque jamais. Presque toujours, quand il y a perte de la sensibilité tactile, il y a perte aussi de la sensibilité gustative dans les points innervés par le lingual. D'ailleurs, la perte de la sensibilité tactile est très rare, à moins qu'il n'y ait en même temps de l'anesthésie dans le domaine des autres filets de la branche inférieure de la cinquième aire. Ce sont autant de raisons jointes au peu de gêne qui résulte ordinairement de ce symptôme pour que nous ne nous arrêtions pas à son étude.

Sensibilité spéciale. — *Goût.* — Il est si rarement donné au chirurgien d'avoir à soigner des désordres de la sensibilité spéciale du goût, que toutes nos connaissances sur ce point, nous devons l'avouer, se bornent à ce que nous avons pu apprendre dans les auteurs qui s'occupent de médecine et plus spécialement des affections nerveuses. Il m'en coûte d'autant moins de faire cet aveu que, même chez ces auteurs, on ne trouve que des descriptions bien imparfaites, ce qui est dû probablement à ce que l'attention du corps médical n'a pas été jusqu'ici suffisamment attirée de ce côté et que ces désordres de la sensibilité spéciale du goût ont été bien moins étudiés que ceux de la sensibilité générale ou de la motilité. La meilleure description de ce que l'on sait sur ce sujet et des difficultés que présente cette étude se trouve dans *Ziemssens Handbuch* par Erb.

Il faut reconnaître tout d'abord que l'anatomie et la physiologie des nerfs du goût n'a pas encore été faite d'une façon absolument satisfaisante. D'après ce que l'on sait, il paraîtrait que la partie postérieure de la langue, le palais, les parois du pharynx reçoivent leurs filets gustatifs du glosso-pharyngien et que les deux tiers antérieurs de la langue et la pointe doivent leur sensibilité gustative aux rameaux du lingual. Mais les filets gustatifs du lingual se jettent en grande partie dans la corde du tympan puis parcourent le trajet du nerf facial jusqu'aux corps géniculés et, enfin, vont se terminer par des trajets encore inconnus dans le nerf trijumeau et parcourent alors le trajet du tronc du trijumeau jusqu'au cerveau.

La sensibilité gustative réside à la pointe et sur les bords de la langue mais atteint son maximum à la base.

Erb recommande de procéder de la façon suivante à l'exploration de la sensibilité gustative: « Le malade ouvrira la bouche toute grande, la langue dehors, et fermera les yeux. On touchera les parties que l'on veut explorer avec un bâton de verre ou un pinceau trempé dans une solution concentrée de la substance à essayer. Le malade devra faire un signe de tête, sans rentrer la langue, indiquant qu'il a senti le goût et il dira ensuite quel est le goût. Il est de la plus grande importance de limiter ses recherches à une petite surface à la fois, et entre chaque nouvelle exploration la langue sera nettoyée à grande eau. Pour le goût amer, on pourra se servir de la quinine, de la quassia, de l'acide picrique ; pour le goût sucré du sucre, du sirop, du miel ; pour les acides, du vinaigre, d'acides dilués, de vin ; pour le goût salé, du sel de cuisine, du bromure ou de l'iodure de potassium, du bicarbonate de soude.

On peut aussi explorer la sensibilité gustative mieux même qu'avec ces diverses substances, au moyen de l'électricité. Voici le procédé de Neumann décrit par Erb : On prend deux fils métalliques assez fins, renflés à leur extrémité libre, on les isole parfaitement au moyen d'une enveloppe de cire et on les renferme tous deux, séparés l'un de l'autre de quelques millimètres, dans un manche non conducteur ; ces fils qui sont les deux électrodes sont mis en communication avec les pôles d'un élément galvanique. Si on vient à toucher la langue avec les extrémités renflés le malade éprouve une petite sensation de brûlure accompagnée d'un goût très net qu'il décrira tantôt comme aigre, ou salé, ou métallique, ou cuivré, et qui sera quelquefois plus marqué au niveau du pôle positif qu'au pôle négatif. On obtient ainsi une localisation bien précise de la sensibilité gustative et on peut déterminer à un millimètre près, en manœuvrant les deux électrodes, là où s'arrête la surface de sensibilté, de même qu'on peut s'assurer de la variations dans l'intensité de cette sensibilité sur deux points symétriques.

Une classification exacte des diverses formes de troubles de la sensibilité gustative comprend trois divisions. Les deux premières n'offrent aucun intérêt. Ce sont les suivantes :

1° L'*hypéresthésie gustative*, très rare et qui n'a été observée jusqu'ici que sur des sujets hystériques;

2° La *paresthésie gustative* qui comprend les sensations subjectives que l'on rencontre quelquefois sur la moitié antérieure de la langue dans la paralysie faciale rhumatismale, et que produit chez certains malades l'administration de quelques médicaments. Erb cite comme exemple de cette perversion gustative l'amertume qui persiste après qu'on a pris de la santonine et qui fait que de l'eau même a le goût amer ;

3° L'*anesthésie gustative* souvent désignée sous le nom d'*aguestis* ou plus proprement, d'après Erb, *aguesis.* Elle peut être complète ou incomplète, plutôt qualificative que quantitative, elle peut affecter exclusivement certaines régions délimitées de la langue.

L'anesthésie gustative peut reconnaître comme origine une cause centrale, mais on ne sait que très peu de chose jusqu'à présent sur la nature de ces causes centrales ou sur leur siège précis.

La perte du goût peut être due aussi à des causes périphériques, telles que le froid, la chaleur, la sécheresse de la surface muqueuse, l'épaisseur de l'enduit, ou toute autre cause qui apporte un obstacle au contact de la substance sapide avec les nerfs du goût.

La perte du goût peut résulter d'un défaut de conductibilité des nerfs du goût; cette catégorie renferme de beaucoup le plus grand nombre de cas, car cette impuissance fonctionnelle peut atteindre le glosso-pharyngien, le lingual, le trijumeau, la corde du tympan et le facial.

En ce qui concerne le glosso-pharyngien, on ne connaissait pas encore au moment où Erb a publié son travail d'exemple de paralysie isolée de ce nerf accompagnée de perte du goût et nous ne sachions pas qu'il en ait été publié un depuis.

Dans les affections du lingual, du trijumeau, de la corde

du tympan et de quelques points du facial, la perte du goût siège sur la moitié antérieure de la langue, à la pointe et sur les bords.

Maintes fois, on a eu la preuve que la section du lingual était suivie de la perte du goût.

Souvent on a constaté l'insensibilité gustative dans des cas de lésion intracranienne affectant le trijumeau; mais il n'est pas bien prouvé que ce symptôme se rencontre à la suite de lésions de quelqu'une des branches de ce nerf.

En ce qui a trait à la corde du tympan, disons qu'on en a souvent signalé des cas de destruction plus ou moins complète dans les affections de l'oreille moyenne ou dans la carie de la portion pétreuse de l'os temporal; on ne constate pas toujours de l'anesthésie gustative, mais tout médecin que cette question intéresse devrait explorer attentivement le sens du goût quand il se trouve en face d'un cas de ce genre.

La paralysie du facial, quelle qu'en soit la cause, s'accompagne souvent de la perte du goût et presque toujours alors la cause de la paralysie se trouve dans l'aqueduc de Fallope audessous des corps géniculés. Dans les cas où l'insensibilité gustative se trouve liée à des affections de la branche externe du facial, cela ne peut s'expliquer qu'en admettant que les filets récurrents de la corde du tympan soient intéressés, filets qui par l'intermédiaire de l'auriculo-temporal vont gagner le cerveau. On n'a pas constaté que les lésions du facial au niveau de la base du crâne aient produit d'anesthésie gustative et il n'est pas probable que cela ait lieu.

Erb est d'avis que dans l'état actuel de la science, il est très difficile, pour ne pas dire impossible, de faire le diagnostic exact de la cause de la perte du goût dans un cas donné, ni même le diagnostic du nerf lésé. Pour les mêmes raisons, il n'est pas possible, dans l'immense majorité des cas, de faire un pronostic sérieux puisque ce pronostic se basera nécessairement sur le genre et le siège de la lésion.

Aussi le traitement est-il surtout symptomatique. On fera toujours bien d'essayer de la faradisation ou du galvanisme.

Heureusement qu'on a rarement recours au médecin pour une simple perte de la sensation du goût, car l'anesthésie n'envahit en général qu'une étendue plus ou moins limitée du domaine gustatif et peut très bien échapper au malade lui-même. La perte de la sensibilité gustative acquiert dans la majorité des cas une grande importance en tant qu'indication d'une lésion centrale et, à ce point de vue, mérite d'attirer toute notre attention.

Il ne faut jamais perdre de vue que quand un malade se plaint d'avoir perdu la sensation du goût, la cause de ce désordre peut se trouver non pas seulement dans la bouche ou dans le cerveau ou sur le trajet d'un des nerfs cités plus haut, mais aussi dans les cavités nasales et parties avoisinantes ; il peut dépendre aussi de la suppression de la communication entre les cavités buccale et nasale.

Il ne semble pas que la perte de l'odorat, même la plus absolue, amène l'anesthésie gustative, mais cette anesthésie est néanmoins plus marquée que s'il existait une anesthésie absolue sur une surface limitée par la lésion du nerf. Car, ainsi que Morell Mackenzie l'a bien démontré, le malade ne perçoit plus la saveur de la viande, des fruits, le bouquet du vin, etc. L'appréciation de ces goûts complexes exige l'action de l'odorat. Le malade reconnaîtra bien encore les substances amères, salées, acides, sucrées, mais il a perdu le goût des saveurs les plus délicates. En procédant avec soin d'après les méthodes que nous venons d'exposer, on arrivera facilement à faire la distinction entre une anesthésie gustative incomplète et une anesthésie complète s'étendant à une partie ou à toute la muqueuse gustative.

TABLE DES MATIÈRES

CHAPITRE PREMIER.

CHAPITRE II.

TRAUMATISMES DE LA LANGUE.

CHAPITRE III.

VICES DE CONFORMATION.

CHAPITRE IV.

VARIATIONS DE COULEUR DE LA LANGUE.

CHAPITRE V.

INFLAMMATION DE LA SUBSTANCE PROPRE DE LA LANGUE.

CHAPITRE VI.

ÉRUPTIONS SUR LA LANGUE.

CHAPITRE VII.

CHAPITRE VIII.

ULCÈRES DE LA LANGUE.

CHAPITRE IX.

TACHES ET PLAQUES.

CHAPITRE X.

NODOSITÉS ET NODULES.

CHAPITRE XI.

CHAPITRE XII.

CHAPITRE XIII.

HYPERTROPHIE DE LA LANGUE.

CHAPITRE XIV.

KYSTES DE LA LANGUE.

CHAPITRE XV.

KYSTES SUBLINGUAUX ET CALCULS SALIVAIRES.

CHAPITRE XVI.

TUMEURS BÉNIGNES.

CHAPITRE XVII.

CANCER.

CHAPITRE XVIII.

TRAITEMENT CHIRURGICAL DU CANCER DE LA LANGUE.

CHAPITRE XIX.

CHAPITRE XX.

TRAITEMENT POST-OPÉRATOIRE.

CHAPITRE XXI.

CHAPITRE XXII.

CHAPITRE XXIII.

AFFECTIONS PARASITAIRES DE LA LANGUE.

CHAPITRE XXIV.

AFFECTIONS NERVEUSES.

Imp. de la Soc. de Typ.— Noizette, 8, r. Campagne-1re, Paris.

www.ingramcontent.com/pod-product-compliance
Ingram Content Group UK Ltd.
Pitfield, Milton Keynes, MK11 3LW, UK
UKHW020315200726
13857UKWH00001B/180

9 782012 974760